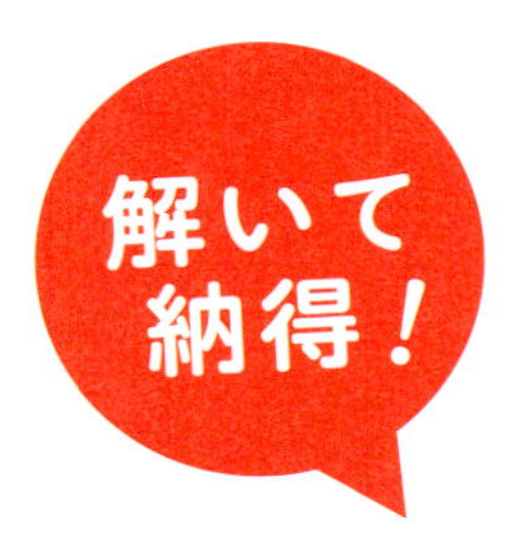

身につける理学療法
内部障害の症例検討

エキスパート
PTが出会った
20症例の問題点と
効果的な
リハプログラム

編集 玉木 彰
編集協力 森沢知之　宮本俊朗

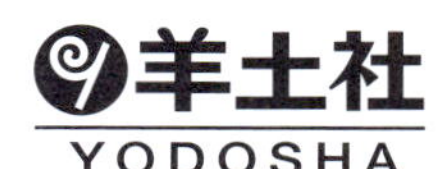

序

本邦に理学療法士（PT）が誕生して50年が経過し，われわれ理学療法士が治療対象とする疾患や病態も以前に比べ多種多様となり，その分リスクの高い症例も増加してきました．そして現在では集中治療室（ICU）や冠動脈疾患集中治療室（CCU）などに収容されている超急性期患者に対する介入も当たり前となり，理学療法士に求められる知識や技術，責任は格段に高くなっています．その一方で，地域包括ケアシステムの構築などが進められ，地域や在宅で介入する機会も増加し，その傾向は今後ますます増加することが予想されています．しかしこれらのさまざまな臨床場面における多種多様な患者に対する介入方法をすべて卒前教育で身につけることは難しく，多くは卒後に各施設の指導者のもと，さまざまな患者を担当して経験を積んでいくことになります．ただし，担当症例の介入に難渋した場合，先輩などから十分な指導を受けられるかどうかは施設によって大きく異なるのではないでしょうか？

このような背景をかんがみ，編者が学術集会長を務めた2016年の第3回日本呼吸理学療法学会学術集会（第51回日本理学療法学術大会）において「若手会員のための役立つ症例検討会」という企画を行い，エキスパートPTから急性呼吸不全および慢性呼吸不全症例の2例を提示してもらい，それらの症例に対してどのような評価（アセスメント）を実施し，評価結果をどのように解釈し，そして理学療法プログラムを立案していくかという一連の流れを解説してもらいました．この企画は若手PTにとってエキスパートPTはどのように患者を診ているのかを知る，とてもよい機会になったと思います．本書はまさしくこの症例検討会を書籍化し，多くの若手PT，あるいは養成校の学生諸君に，エキスパートPT達はどのような視点をもち，どんな考え方で治療しているのかを明確に示し，臨床の参考にしてもらおうという考えから企画されました．

本書の特徴は次の通りです．①内部障害において呼吸器疾患7症例，循環器疾患7症例，代謝疾患6症例を，急性期から在宅までと幅広い臨床場面で選択した．②各症例にはそれぞれポイントとなるタイトルをつけ，その症例を通じて何を理解してもらいたいかを明確にした．③各報告はすべて「症例紹介⇒アセスメント⇒アセスメント結果の解釈⇒問題点⇒介入方法とその根拠⇒介入による変化⇒まとめ」といった共通の流れで書いた．④各症例に対する理解度のチェック，臨床での思考力向上のための「能力養成問題」を途中に入れた．⑤文中に出てくる用語などは極力説明を加え，さらに巻末には付録として検査データの正常値とその説明をまとめた一覧を付けた．

このように本書は内部障害をこれから勉強する方やすでに臨床で経験しているがさらにステップアップしたい方に参考となる書であると確信しています．

本書を企画するにあたり，本学の同僚であり，私が絶大な信頼をおいている森沢知之先生には循環器分野を，宮本俊朗先生には代謝分野の編集をそれぞれ担当していただきました．

最後に本書の企画から発刊まで多大なるご尽力をいただいた羊土社の原田様，吉田様に深謝いたします．

平成29年10月

編者を代表して
玉木　彰

解いて納得！ 身につける理学療法

内部障害の症例検討

CONTENTS

第3章 代謝

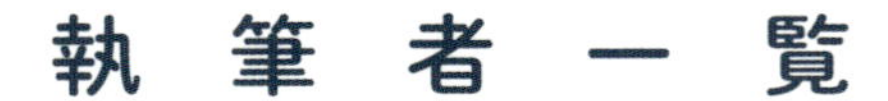

執筆者一覧

編　集

玉木　彰　兵庫医療大学大学院医療科学研究科／兵庫医療大学リハビリテーション学部理学療法学科

編集協力

森沢知之　兵庫医療大学リハビリテーション学部理学療法学科

宮本俊朗　兵庫医療大学リハビリテーション学部理学療法学科

執筆者（50音順）

池永千寿子　製鉄記念八幡病院リハビリテーション部

猪熊美穂　下北沢病院リハビリテーション科

大浦啓輔　関西電力病院リハビリテーション部

大島洋平　京都大学医学部附属病院リハビリテーション部

岡本貢一　下北沢病院リハビリテーション科

小川智也　公立陶生病院中央リハビリテーション部

加藤倫卓　常葉大学健康科学部静岡理学療法学科

河辺信秀　城西国際大学福祉総合学部理学療法学科／下北沢病院リハビリテーション科

岸本圭司　筑波大学附属病院リハビリテーション部

小薗愛夏　日本心臓血圧研究振興会附属榊原記念病院理学療法科

齊藤正和　日本心臓血圧研究振興会附属榊原記念病院理学療法科

櫻田弘治　心臓血管研究所付属病院心臓リハビリテーション科

塩見耕平　筑波大学附属病院リハビリテーション部

清水如代　筑波大学附属病院リハビリテーション科

鈴木康裕　筑波大学附属病院リハビリテーション部

瀬崎　学　新潟県立新発田病院リハビリテーション科

武田直人　下北沢病院リハビリテーション科

玉木　彰　兵庫医療大学大学院医療科学研究科／兵庫医療大学リハビリテーション学部理学療法学科

俵　祐一　聖隷クリストファー大学リハビリテーション学部理学療法学科

中島真治　愛知医科大学病院リハビリテーション部

花房祐輔　埼玉医科大学国際医療センターリハビリテーションセンター

堀田　旭　関西電力病院リハビリテーション部

本田寛人　藍野大学医療保健学部理学療法学科

宮崎慎二郎　KKR高松病院リハビリテーションセンター

宮本俊朗　兵庫医療大学リハビリテーション学部理学療法学科

森沢知之　兵庫医療大学リハビリテーション学部理学療法学科

森下辰也　保善会田上病院リハビリテーション科

横山仁志　聖マリアンナ医科大学病院リハビリテーション部

渡辺恵都子　ゆみのハートクリニック訪問リハビリテーション部

渡邉文子　公立陶生病院中央リハビリテーション部

第 1 章　呼吸

1 安定期COPD患者に対する外来呼吸リハビリテーション 低頻度のリハビリテーションでどのように効果を出すのか？

玉木　彰

- 安定期のCOPD患者に対して，どのような評価（アセスメント）を行ったらよいのかを理解する
- アセスメントの結果をどう解釈し，リハビリテーションプログラムを立案するかを理解する
- 外来呼吸リハビリテーションで実施する運動療法とその効果判定について理解する

1 症例提示

i）概略

年齢	66歳
性別	男性
診断名	慢性閉塞性肺疾患（COPD）
身長	171.6cm
体重	67kg
BMI	22.7kg/m^2
趣味	ゴルフ．急性増悪前までは月に2～3回．
職業	数年前まで会社の管理職．現在は嘱託となり，週1回ほど事務処理のために行っている．通勤は電車を利用している．
既往歴	7年前に緑内障を治療
喫煙歴	40本/日を41年間（Brinkman指数※1：1,640）．COPDと診断を受けてからは禁煙．

※1　**Brinkman指数**：喫煙指数ともいい，1日の平均喫煙本数に喫煙年数を乗じた値である．例えば1日に平均20本で喫煙年数が20年だとすると，Brinkman指数は400（20×20）となる．Brinkman指数が高いほど，慢性閉塞性肺疾患（COPD）や肺がんなどに罹患する危険性が高くなるとされ，400以上は要注意である．

ii）現病歴

数年前から坂道や階段を上る際に呼吸困難を感じるようになっていたが放置していた．その後，徐々に日常生活における呼吸困難が悪化したため呼吸器内科を受診した．呼吸機能検査および画像所見などから慢性閉塞性肺疾患（COPD）※2と診断され，長時間作用型β_2刺激薬

(LABA) および長時間作用型抗コリン薬 (LAMA) が処方された. 2年ほど呼吸器内科へ定期的に外来通院していた. そして半年前に激しい呼吸困難および発熱のため救急車で病院へ行った結果, 肺炎によるCOPD急性増悪と診断され2週間ほど入院した. 入院中および退院後も内科的治療のみで, 呼吸リハビリテーションは実施しなかった.

その後, 以前に比べ日常生活における呼吸困難や体力の低下を強く感じるようになったため主治医に相談した. 病状も安定していることから, 週1回の外来呼吸リハビリテーション (以下, 外来リハ) を実施することとなった.

※2 **慢性閉塞性肺疾患** (Chronic Obstructive Pulmonary Disease : COPD) : 「タバコ煙を主とする有害物質を長期に吸入曝露することで生じた肺の炎症性疾患である. 呼吸機能検査で正常に復することのない気流閉塞を示す. 気流閉塞は末梢気道病変と気腫性病変がさまざまな割合で複合的に作用することにより起こり, 通常は進行性である. 臨床的には労作時の呼吸困難や慢性の咳, 痰を特徴とするが, これらの症状に乏しいこともある.」[1]. つまり, 喫煙習慣を背景に中高年に発症する生活習慣病といえる.

コラム COPDの急性増悪[1]

急性増悪とは, 日常の変動の範囲を超えて, 息切れの増加, 咳嗽, 喀痰の増加, 胸部不快感・違和感の出現あるいは増悪などを認め, 安定期の治療の変更あるいは追加を余儀なくされる状態のことである. 原因は感染と大気汚染が最も多いが, 3分の1は原因不明とされている. 増悪は患者のQOLや呼吸機能を著しく低下させ, 生命予後も悪化させる. 増悪が身体機能に与える影響は大きく, 異化亢進により下肢筋を中心とした骨格筋機能障害を起こし, 著しい筋力低下につながるため, ADL能力も低下する.

2 初期評価

i) 問診

主訴：坂道や階段昇降時の呼吸困難と明け方の咳込み

ニード：日常生活における呼吸困難を軽減し, できればまたゴルフをしたい

ii) フィジカル・アセスメント

安静時の呼吸状態は安定しており, 呼吸数は18回/分程度であったが, 吸気時間に比べ呼気時間がやや長かった. 胸鎖乳突筋などの呼吸補助筋の収縮は安静時にはあまり認められなかったが, 少し歩いた後などには顕著であった. 胸郭はビア樽状の変形が認められ, 触診において胸郭可動性の低下が認められた. また僧帽筋や肩甲挙筋, 菱形筋などの肩甲帯周囲筋, 大胸筋, 小胸筋などの前胸筋, 腰方形筋などの筋緊張の亢進および圧痛を認めた.

打診では, 肺野全体にやや鼓音が認められ, 聴診では安静時の呼吸音は肺野全体で若干減弱しているものの, 努力呼気時には下肺野で閉塞音 (wheeze) が聴取された.

iii) 初期評価時の呼吸機能検査結果

VC	2.92L	**%VC**	73.9%	**FVC**	2.36L
FEV1	0.84L	**%FEV1**	27.7%	**FEV1%**	35.6%
PEF	2.49L/s (25.9%)				

能力養成問題　解答は次ページ以降に

問1　COPDの診断と治療のガイドラインであるGOLD（Global Initiative for Chronic Obstructive Lung Disease）[2)] によるCOPDの重症度分類では，呼吸機能のどの測定値が使われているか？

❶ FEV1
❷ %FEV1
❸ FEV1%

iv）画像所見

胸部X線画像では，肺野全体が黒く透過性が亢進し，肋間腔が拡大しており，肺の過膨張所見が認められる．肋骨横隔膜角も鈍角となっており，横隔膜の平底化が進んでいる（図1）．

v）その他の計測結果

① 運動機能検査

安静時 SpO_2	96%
安静時心拍数	78回/分
呼吸困難	安静時 Borg Scale 1～2
NRADL	79/100点
修正MRC	Grade 1
CATスコア	13点

NRADL：長崎大学呼吸器日常生活質問紙
CAT：COPD Assessment Test

② 運動能力テスト

6分間歩行試験	歩行距離	450m
	最低 SpO_2	88%
	最高心拍数	118回/分
	最高 Borg Scale	8
自転車エルゴメーターによる簡易な運動負荷試験	最大仕事率（WR max）	78W
	最低 SpO_2	87%
	最高心拍数	138回/分
	最高 Borg Scale	呼吸：7，脚：10
1日の平均歩数		6,780歩

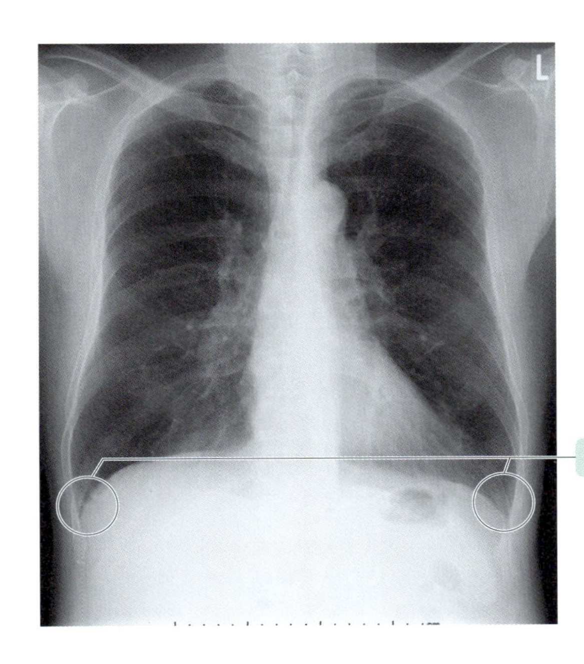

図1　COPD患者の胸部X線画像

③ 身体計測

体脂肪率	27.3%
大腿周径	右：41.2cm，左：40.8cm
下腿周径	右：34.4cm，左：34.6cm
膝伸展筋力	右：25kgf（WBI 0.37），左：28.5kgf（WBI 0.43）
握力	右：41.0kg，左：32.5kg

WBI：体重支持力指数（Weight Bearing Index）といい，一般的な活動を行う人は0.6～0.8である．0.6以下となると，ADL上何らかの支障が生じるとされている．

コラム　COPD患者におけるフレイルとサルコペニア

近年，COPDにおいてもフレイルやサルコペニアが注目されている（**第1章-2**参照）．フレイルとは，加齢に伴うさまざまな機能変化や予備能力の低下によって健康障害に対する脆弱性が増加した状態であり[3]，高齢者のCOPD患者が多い日本では，フレイルの問題は患者の身体機能や生命予後に大きく影響している．またサルコペニアは全身の骨格筋量および骨格筋力の低下を特徴とする症候群であり，COPD患者における骨格筋量の低下はサルコペニア様の変化と関係し，フレイルの発症につながっていく可能性が高くなる．

能力養成問題　解答は次ページ以降に

問2　本症例の情報および評価結果から，労作時の呼吸困難に最も大きく影響していると考えられる問題点はどれだろうか？

❶ 呼吸機能
❷ 労作時の呼吸パターン
❸ 下肢筋力

3 問題点

呼吸機能検査の結果，FEV1は1L未満であり，FEV1%も35.6%と重度の閉塞性障害を有しており，%FEV1が27.7%であることから，GOLDの重症度分類でもきわめてⅣ期（最重症）であることがわかる．またそれらは胸部X線画像からも肺の過膨張や横隔膜の平底化などの所見が認められることと一致している（**図1**）．

i）主要な問題点

では本症例の主訴である坂道や階段昇降時の呼吸困難の主な原因はなんであろうか？重症な呼吸機能障害を有していることは間違いないが，本症例は安静時にはほとんど呼吸困難を感じておらず，またSpO_2も問題はない．しかし6分間歩行試験では450m歩けるものの，SpO_2は88%まで低下し，そのときの最高Borg Scaleは8であった．さらに自転車エルゴメーターによる運動負荷試験では，最大運動時の最低SpO_2は87%であるものの，そのときの最高Borg Scaleは呼吸が7に対し脚は10であった．つまり運動負荷試験における運動が継続できなくなった要因は呼吸の問題ではなく，下肢疲労感が主であったと考えられる．これは膝伸展筋力の値が左右ともに低値であることからも裏付けられる．またNRADLの減点項目は，階段昇降，外出，荷物の運搬，軽作業などであり，CATスコアでも坂や階段での息切れの点数が高くなっている．

以上のことから本症例の主要な問題点は，COPD急性増悪による異化亢進によって発生した下肢筋の萎縮や筋力低下などの骨格筋機能障害が労作時の乳酸産生を促進させ，それによる代謝反応の結果としての換気亢進が呼吸困難につながっていると考えられた．

ii）副次的な要因

また副次的な要因としては，日常生活において呼吸困難時の呼吸努力や，横隔膜の平底化などによって横隔膜機能が低下しており胸式優位の呼吸パターンになっているため呼吸補助筋の筋緊張が亢進していること，さらに肺の過膨張によって経年的に変化してきたビア樽状の胸郭の可動性が低下しており効率の悪い呼吸パターンになっていることがあげられる．

なお，本症例はBMIが22.7と標準的な体型のように思われるが，体脂肪率が27.3%と多かった．正確な下肢筋肉量は計測できていないものの，膝伸展筋力の低下や大腿部の筋萎縮などから，全身の筋肉量が少ないサルコペニア様の変化が認められると考えられた．

したがって，理学療法においてはこれらの問題を解決するために，下肢筋力トレーニングを中心とし，そのためのコンディショニングを実施することがよいと思われる．

能力養成問題 解答

問1 ❷の%FEV1（対標準1秒量）が使われている

GOLDでは%FEV1によってⅠ期（mild：軽症），Ⅱ期（moderate：中等症），Ⅲ期（sever：重症），Ⅳ期（very sever：最重症）に重症度が分類されている．

問2 ❸下肢筋力

3－i）を参照．

能力養成問題　解答は次ページ以降に

問3　本症例の問題点から，限られた時間内に実施する介入方法の優先順位をつけなさい．

❶ コンディショニング
❷ 下肢筋力トレーニング
❸ ADL トレーニング

4 介入

i ）理学療法プログラム

❶コンディショニングとしての呼吸補助筋を中心とした筋のストレッチおよびリラクセーション
❷胸郭可動域運動（胸郭ストレッチ）
❸重錘を利用した自動運動による下肢筋力トレーニング（股関節屈曲，膝伸展）（図2）
❹自重を利用したスクワット運動
❺上肢に重りを負荷した状態での30cm台からの立ち座り運動（スクワット運動）（図3）
❻40cm台を利用した片脚スクワット運動（図4）
❼自転車エルゴメーターによる定常負荷の持久力トレーニング

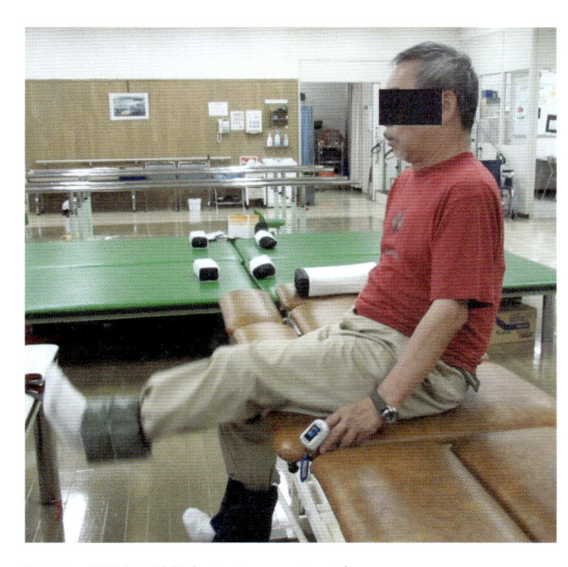

図2　膝伸展筋力トレーニング
重錘ベルトを利用している．運動と呼吸を同調させている．

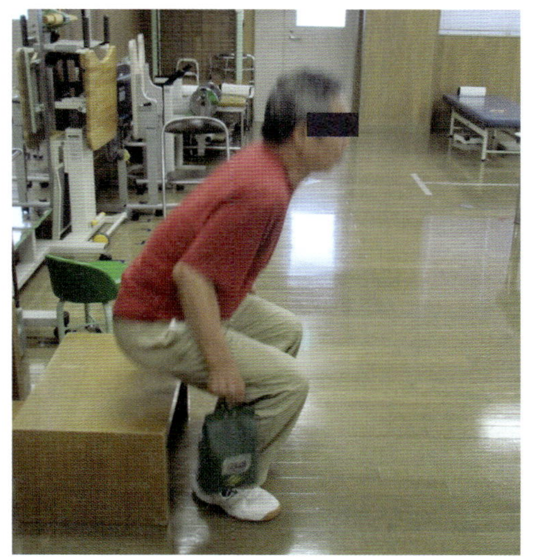

図3　立ち座り運動（スクワット運動）
上肢に重りを負荷した状態で，運動と呼吸を同調させている．

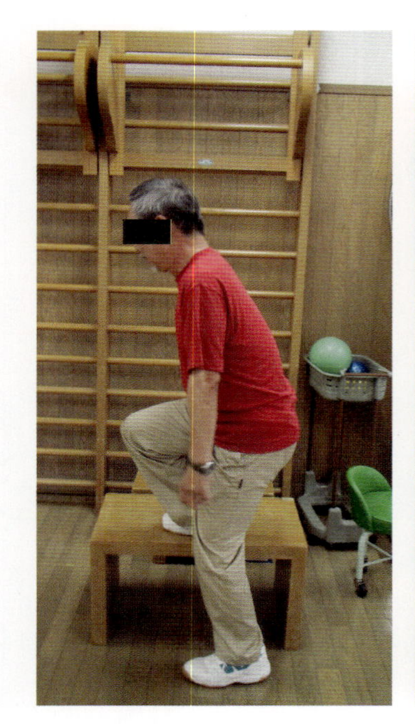

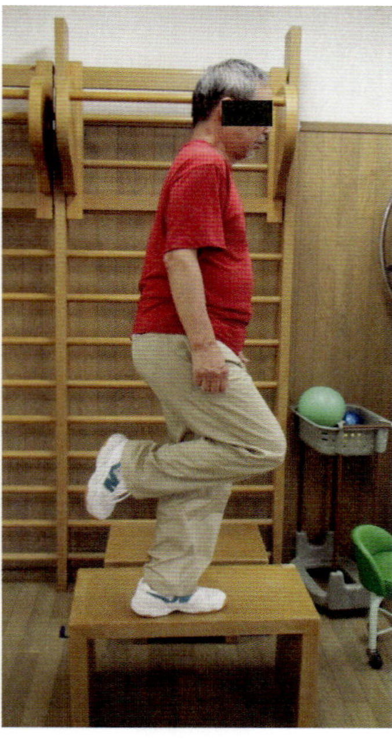

図4　片脚スクワット運動

40cm台を利用している．運動と呼吸を同調．

ⅱ）理学療法プログラムの根拠と内容

本症例は安静時の呼吸状態は安定しているものの，触診により肩甲帯周囲筋，前胸部筋，腰方形筋など，呼吸補助筋の筋緊張が高く，また圧痛が認められた．したがって，まずコンディショニングとして呼吸補助筋を中心としたストレッチによるリラクセーションを行った（❶，❷）．次に，下肢筋の萎縮および筋力低下に対して，簡便で在宅でも実施可能である重錘や自重，段差などを使用した下肢筋力トレーニングを中心に実施した（❸〜❻）．筋力トレーニング時は，力を入れる際に呼吸を止めてしまうことで呼吸困難や低酸素血症，血圧上昇などを惹起する可能性があるため，必ず運動と呼気を同調させるよう指導した．さらに自転車エルゴメーターを使用して，最大仕事率（78W）の約60％負荷である48Wの定常負荷にて20分間の持久力トレーニングを実施した（❼）．

運動療法実施中は常にSpO_2をモニタリングし，急激な低下が認められないかを注意深く観

能力養成問題解答

問3 ❷→❶→❸

限られた時間内では最も重視すべき介入方法を中心に行い，その他は主要な介入に対する副次的なものとして位置づけるべきである．

本症例の主要な問題点は下肢筋力の低下であることから，下肢筋力トレーニングを中心とした介入を行い，リラクセーションや呼吸練習などのコンディショニングは，あくまでも下肢筋力トレーニングを行う前の準備として実施する．またADLトレーニングについては呼吸と動作を同調させるなど，エネルギー効率のよい動作方法の指導を行うが，これも副次的な位置づけとなる．

察し，適宜Borg Scaleによる呼吸困難の聴取を行った．

運動療法終了後は，血圧，SpO_2，呼吸困難を聴取し，下肢筋のストレッチなどのクーリングダウンを実施した．

> **注意点　COPD患者へのコンディショニング**
> COPD患者に対するコンディショニングはすべての症例に行う必要はない．あくまでも必要と思われる患者に対してのみ実施すべきである.「呼吸リハビリテーションマニュアル一運動療法一 第2版」[4] によると，コンディショニングは軽症例にはあまり必要ではなく，重症例にはその適用比率が高くなっている．どんな患者に対してもコンディショニングを実施するといったプログラムを立てないよう，また限られた時間内に何の比率を高くするかを十分考えるようにしなければならない．

能力養成問題　解答は次ページ以降に

問4　呼吸リハビリテーションにおける運動療法は週に何回の実施が望ましいとされているか？

❶ 週1回
❷ 週2回
❸ 週3回

iii）ここがポイント！

外来リハでは，病院という設備が整った環境においても，可能な限り自宅でも実施可能な運動を指導した方がよい．効率よく筋力トレーニングを実施するためには，トレーニングマシンや電気刺激装置などを利用するのも必要であるが，週1回程度の頻度での外来リハではいかに在宅で運動してもらうかが大切である．したがって，在宅にあるものを利用できるようなトレーニング方法を指導しておくべきである．

① 自宅でのセルフエクササイズ指導

自宅においてのセルフエクササイズとして以下の運動を指導した．

❶セルフストレッチ（上肢筋，下肢筋など）
❷階段を利用した反復登り下り運動
❸活動量計を装着し，1日に8,000歩を目標にした歩行練習

一般的に週1回という低頻度では呼吸リハビリテーションの効果は認められない．通常，呼吸リハビリテーションの効果を得るためには，週3回以上で6週間以上の継続が推奨されている．そのため，外来リハの場合は在宅での自主的なトレーニングや身体活動性の維持・向上への指導が非常に重要である．

本症例に対しては，外来リハ時に行っているストレッチ（❶）や段差を利用した下肢筋力トレーニング（❷）に加え，活動量計を装着してもらい1日8,000歩を目標にして歩くよう指導した（❸）．8,000歩は，厚生労働省が発表している60代の1日の平均歩数である7,200歩を少し上回ることを目標に設定した．

② 身体活動量に関するエビデンス

近年，COPDに対する呼吸リハビリテーションでは，筋力トレーニングなどの身体機能向上のみでなく，日常生活における身体活動性をいかに高めるかが大きな課題となっている．それはこれまでの研究により，呼吸機能よりも身体活動性の方がCOPD患者の生命予後に大きく影響していることが明らかとなってきたからである．特に1日の身体活動性や歩数などが生命予後に最も関係していること[5)]から，活動量計や万歩計などを携帯してもらって活動性をモニタリングすることの重要性が強調されている．

5 介入結果（6週間の外来リハによる変化）

i）フィジカル・アセスメント

安静時の呼吸数および呼吸パターンには大きな変化は認められなかったが，労作時の呼吸補助筋の筋収縮は高い強度になったときのみ，認められた．胸郭可動性は著明な変化は認められなかったが，頸部～肩甲帯周囲筋，前胸筋，腰方形筋などの筋硬結および圧痛は軽減していた．打診および聴診所見には変化は認められなかった．

ii）介入前後の計測結果

	介入前	介入後
安静時 SpO_2，心拍数	SpO_2：96%，心拍数：78回/分	SpO_2：97%，心拍数：77回/分
安静時呼吸困難	MRC Grade 1	MRC Grade 1
膝伸展筋力	右：25kgf（WBI 0.37） 左：28.5kgf（WBI 0.43）	右：33kgf（WBI 0.49） 左：34.5kgf（WBI 0.51）
体脂肪率	27.3%	25.6%
大腿周径	右：41.2cm，左：40.8cm	右：42.2cm，左：42.4cm
下腿周径	右：34.4cm，左：34.6cm	右：34.6cm，左：34.9cm
CATスコア	13点	10点
NRADL	79/100点	95/100点
6分間歩行試験の歩行距離	450m	522m
最大仕事率（WRmax）	78W	84W
1日の平均歩数	6,780歩	8,760歩

能力養成問題解答

問4 ③週3回

「呼吸リハビリテーションマニュアル－運動療法－ 第2版」[4)]では，運動療法を実施する場合はFITT（頻度，強度，時間，種類）を設定することが重要とされており，週3回以上，1回20分以上のトレーニングが推奨されている．

iii）6週間の介入によって

本症例に対し，週1回の外来リハを実施することで，身体機能やADL，QOLなどにある程度の効果が認められた．特に膝伸展筋力の増加が認められ，これは大腿部の周径や体脂肪率の変化などにも現れている．6分間歩行距離は介入前の450mから522mと臨床的に意味のある最小差（MCID）※3を大幅に超える改善が認められている．これには下肢筋力の増加などが大きく影響しており，ADL能力やQOLの改善にもつながっていると考えられる．

前述したように一般的に呼吸リハビリテーションの効果を出すには，週3回以上のトレーニングが推奨されているが，本症例は週1回という低頻度にもかかわらずある程度の効果が認められた．これは万歩計を装着することによる日々の身体活動性の確保と，在宅で簡便に実施可能な筋力トレーニングを指導し，患者自身がそれを着実に継続してきたことによる効果であろう．

このように**外来で低頻度の呼吸リハビリテーションの場合は，在宅での身体活動性を維持することや，簡便な自主トレーニングメニューの指導が非常に重要である．**

※3　**MCID**：Minimal Clinically Importance Difference．6分間歩行試験のMCIDは最近のレビューで[6)] 25～33mと報告されている．

■ 文献

1）「COPD（慢性閉塞性肺疾患）診断と治療のためのガイドライン 第4版」（日本呼吸器学会COPDガイドライン第4版作成委員会/編），p105，メディカルレビュー社，2013
2）GOLD（Global Initiative for Chronic Obstructive Lung Disease）（http://goldcopd.org/）
3）荒井秀典：フレイルの意義．日本老年医学会雑誌，51：497-501，2014
4）「呼吸リハビリテーションマニュアル－運動療法－第2版」（日本呼吸ケア・リハビリテーション学会，他/編），照林社，2012
5）Waschki B, et al：Physical activity is the strongest predictor of all-cause mortality in patients with COPD: a prospective cohort study. Chest, 140：331-342, 2011
6）Puente-Maestu L, et al：Use of exercise testing in the evaluation of interventional efficacy: an official ERS statement. Eur Respir J, 47：429-460, 2016

■ 参考文献

・「15レクチャーシリーズ理学療法テキスト 内部障害理学療法学 呼吸 第2版」（玉木 彰/責任編集，石川 朗/総編集），中山書店，2017
・「動画でわかる呼吸リハビリテーション 第4版」（高橋仁美，他/編），中山書店，2016

2 栄養障害を有する重症COPD患者の入院リハビリテーション
COPDとサルコペニアの併発をどう評価し，どう介入するのか？

宮崎慎二郎

目標

- 栄養障害やサルコペニアの評価をどのように行ったらよいのかを理解する
- COPDにおける栄養障害やサルコペニアの影響を理解する
- 栄養障害を有するCOPD患者に対する入院呼吸リハビリテーションで実施する理学療法と栄養療法について理解する

1 症例提示

i）概略

年齢	74歳
性別	男性
身長	157cm
体重	32kg
BMI	13.0kg/m^2
趣味	特になし
職業	農業．70歳ごろまでは作業を行っていたが現在は行っていない．
診断名	慢性閉塞性肺疾患（COPD），鉄欠乏性貧血
既往歴	高血圧（降圧剤を内服している）
喫煙歴	30本/日を52年間（Brinkman指数：1,560），2年前から禁煙．

ii）現病歴

5年前くらいから労作時の息切れは自覚していたが医療機関への受診などは行っていなかった．1年前に風邪症状および呼吸困難の増強にて近医を受診し入院した．そのときにCOPDと診断され，長時間作用型抗コリン薬（LAMA）のチオトロピウム，長時間作用型β_2刺激薬（LABA）のサルメテロールおよび吸入ステロイド（ICS）のフルチカゾン配合薬の吸入療法を開始した．また低酸素血症を認めたため在宅酸素療法（HOT）を導入し退院した．退院後，近医に月1回の外来通院を継続していたが，医師の診察のみで呼吸リハビリテーションは実施していなかった．労作時の呼吸困難が増強し，痩せも進行したとのことで，呼吸リハビリテーション目的にて当院紹介入院となった．

当院に入院する前は，息切れを避けるため自宅内で安静にする時間が多く，外出はほとんどしていなかった．屋内移動も数メートルの歩行で呼吸困難が増強していた．食事は２人暮らしの妻が準備し３食とも席には着くが半分食べればいい方で，間食などはほとんどしなかった．

2 初期評価

i ）問診

主訴：屋内での動作でも息切れがする

ニード：息切れなく日常生活を過ごし，散歩くらいはできるようにしたい

ii ）フィジカル・アセスメント

安静時の呼吸困難は弱く，呼吸数は12回/分．吸気1：呼気３程度の呼吸リズムで呼気の延長を認めた．胸郭運動は低下しており，胸郭コンプライアンスの低下，上部胸郭優位の呼吸運動であった．吸気時には頸部筋群の著明な収縮，呼気時には腹筋群の軽度収縮などの呼吸補助筋の活動が認められた．呼吸音は左肺野にて減弱しているが全肺野にわたって副雑音は認められなかった．四肢および体幹の視診上の痩せは著明であった（**図1**）．

iii ）初期評価時の検査結果

① 呼吸機能検査

VC	2.24L	%VC	72.4%	FVC	2.1L
FEV1	0.76L	%FEV1	31.7%	FEV1%	36.2%

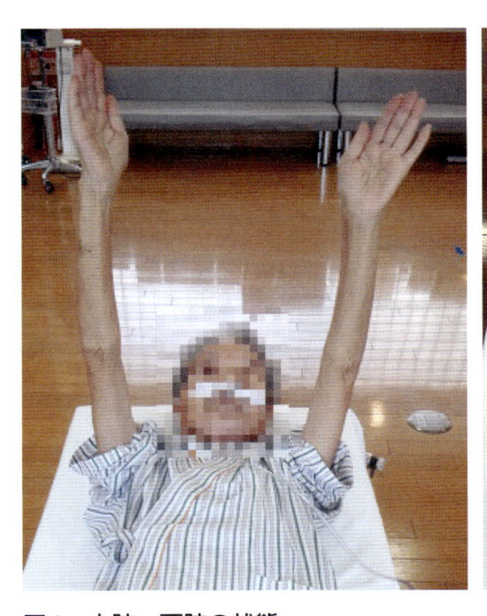

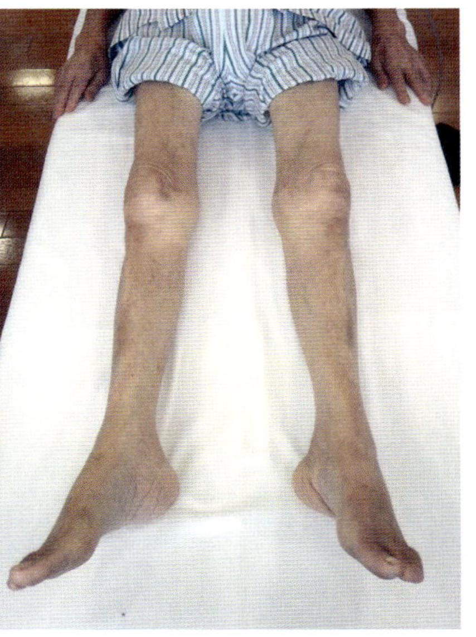

図1　上肢・下肢の状態

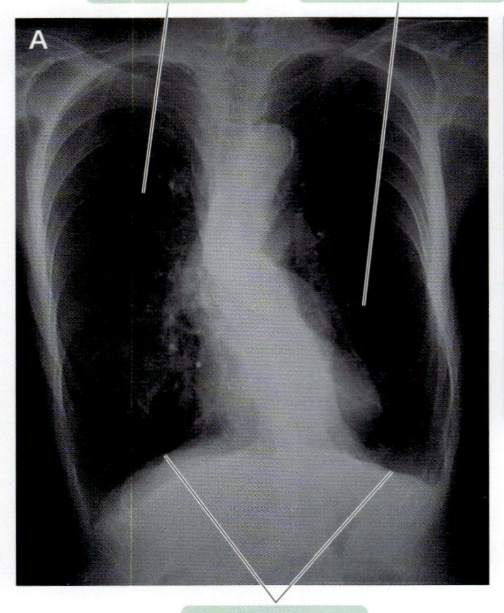

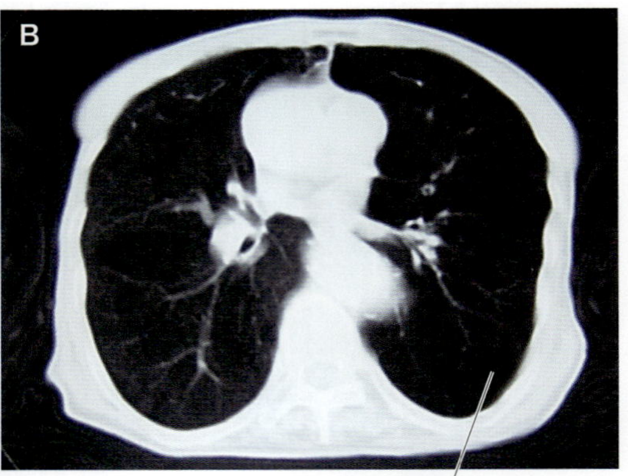

図2　胸部X線画像（A）およびCT画像（B）

② 生化学検査

CRP	0.88mg/dL	BUN	24.0mg/dL	Cre	0.95mg/dL
T-cho	139mg/dL	ALB	3.2g/dL	TLC	810/μL
HGB	8.4g/dL	Fe	16μg/dL		

iv）画像所見

胸部X線画像およびCT画像を示す（**図2**）．X線では横隔膜の平坦化，肋間腔の拡大，肺野の透過性亢進，CTでは胸郭前後径の拡大，気腫性変化およびBulla（特に左肺野）といった進行したCOPDに特徴的な所見が認められた．

v）その他の計測結果

① 運動機能検査

修正MRC息切れスケール		Grade 4
6分間歩行試験	歩行距離	110m（検査中の休憩2回）
	SpO_2（酸素2L投与）	安静時：98%，最低時：92%
	修正Borg Scale	呼吸困難：2→8，下肢疲労：1→6
10m歩行速度		0.55m/秒
NRADL（入院版）		27/100点

② 身体計測

BMI	13.0kg/m^2	上腕筋肉面積	19.1cm^2
%標準体重	59%	下腿周径	24cm
体重減少率	9%（2カ月間）	膝伸展筋力	右：13.2kgf（WBI 0.41），左：11.4kgf（WBI 0.36）
上腕周径	16.4cm		
上腕三頭筋皮下脂肪厚	3mm	握力	右：13.2kg，左：11.8kg
上腕筋肉周径	15.5cm	SMI（四肢骨格筋指数）	2.61kg/m^2

③ 必要・摂取エネルギー量

消費エネルギー量	742kcal/日（Harris-Benedictの式より算出）
必要エネルギー量	1,447kcal/日（活動係数1.3，ストレス係数1.5で算出）
必要タンパク質量	64g/日（体重1kgあたり2gで算出）
摂取エネルギー量	1,050kcal/日（入院後食事状況から算出）
摂取タンパク質量	50g/日（入院後食事状況から算出）

能力養成問題

解答は次ページ以降に

問1 サルコペニアの診断基準に含まれない項目はどれか？

❶ 筋肉量
❷ 握力
❸ 膝伸展筋力
❹ 歩行速度

問2 本症例における労作時呼吸困難および身体機能低下の原因として，影響が低いと考えられるものはどれか？

❶ FEV1（1秒量）
❷ 労作時SpO_2
❸ 膝伸展筋力
❹ 筋肉量

3 問題点

i）呼吸困難とサルコペニア

本症例は，%FEV1が31.7%と重度の気流閉塞をきたし，すでに在宅酸素療法を必要とし，修正MRC息切れスケールはGrade 4，屋内での生活でも呼吸困難を生じることによるADLの低下を生じた重症のCOPD患者であった．それに加え，生体電気インピーダンス法（BIA）で測定した筋肉量が2.61kg/m^2，握力が右は13.2kg，左は11.4kg，10m歩行速度が0.55m/秒とそれぞれ低い値を認め，サルコペニアの診断基準を満たしていた※．

※ サルコペニアの原因は，加齢，活動（廃用性筋萎縮），栄養（エネルギーとタンパク質の摂取不足），疾患（炎症・侵襲・悪液質）である．

ii）栄養障害

本症例の場合，74歳という加齢因子，呼吸困難による活動量の低下，全身性慢性炎症を生じるCOPDに加え，栄養障害の有無を評価した．栄養評価としては，2で示した項目のうち，身体計測および必要・摂取エネルギー量を参考に判定した．BMIは13.0kg/m²，％標準体重は59％といずれもかなり低い値であった．また2カ月間で9％の体重減少を認めており，重度の体重減少と判定できた．四肢の測定では，上腕筋肉周径が15.5cmと対基準値の66％まで低下しており，中等度の筋消耗状態であった．必要・摂取エネルギー量をみてみると，入院後食事を勧めているにもかかわらず，計算上必要なエネルギー・タンパク質量の70％程度の摂取に留まっており，摂取量不足の状態は改善に至っていなかった．これらを総合的に判断し，本症例では重度の栄養障害を生じていると判定した．

以上のことから，本症例においては，重度の労作時呼吸困難，運動耐容能およびADLの低下，サルコペニア，栄養障害を重要な問題点とし，これらの問題を解決するための理学療法介入を行った．

注意点　COPDにおける栄養評価

栄養評価といえばアルブミン値を指標としがちだが，COPDのように緩徐に進行する栄養障害では必ずしも低下を認めないため，アルブミン値のみで栄養障害を判断することは難しい．COPDにおける栄養評価には，体重，食事摂取時の症状や食事摂取量，身体計測を用いることが重要である．

能力養成問題解答

問1　❸膝伸展筋力

サルコペニアの診断基準には❶筋肉量，❷握力，❹歩行速度が用いられる（図3）[6]．筋肉量の測定が困難な場合，BMI：18.5kg/m²未満や下腿周径28cm未満で代用する場合もある．

問2　❷労作時 SpO_2

FEV1（1秒量）の低下は労作時呼吸困難を招く．また膝伸展筋力や筋肉量の減少など骨格筋不全は身体機能の低下のみでなく，労作時呼吸困難の原因となる．本症例では，酸素吸入により SpO_2 は90％以上を維持できており問題となるような低酸素血症は生じていない．

A

筋肉量	DXA：男7.0，女5.4（kg/m²） BIA ：男7.0，女5.7（kg/m²）
筋力	握力：男性26kg 握力：女性18kg
身体機能	歩行速度：0.8m/秒

B

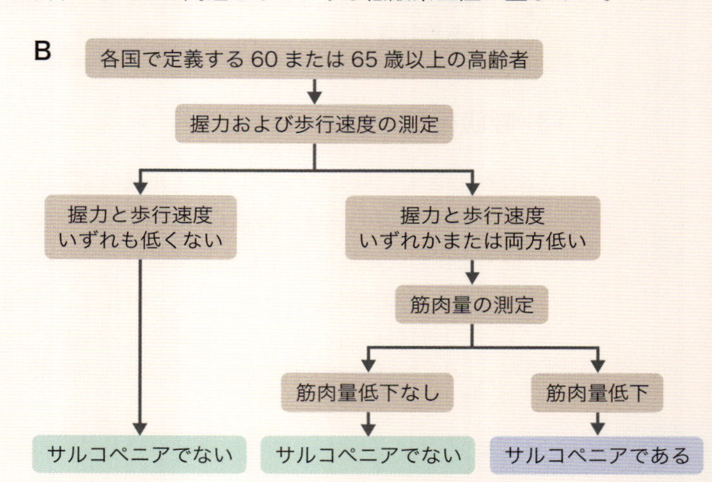

図3　サルコペニア診断のためのカットオフ値（A）とアルゴリズム（B）

AWGS（Asian Working Group for Sarcopenia）による規準．文献6をもとに作成．DXA：二重エネルギーX線吸収測定法（Dual Energy X-ray Absorptiometry）．BIA：生体電気インピーダンス法（Bioelectrical Impedance Analysis）．

能力養成問題 解答は次ページ以降に

問3 本症例の理学療法を開始するにあたり，適切な方法はどれか？

❶ サルコペニア，運動耐容能の改善を図るため，高負荷での運動療法を開始する

❷ 栄養状態が改善するまで理学療法は行わない

❸ コンディショニングを中心に開始し，栄養療法と理学療法を組合わせて行う

4 介入

i）理学療法プログラム

❶コンディショニングとして，口すぼめ呼吸の練習，呼吸筋ストレッチ，
動作（運動）前後の呼吸介助

❷胸郭可動域練習

❸運動時における呼吸－動作同調練習

❹軽負荷レジスタンストレーニング（徐々に抵抗増大）

❺歩行運動（短距離頻回から開始し，修正Borg Scale 5を目安に延長）

❻運動療法後のタンパク質摂取

❼栄養補助食品を用いたエネルギー摂取

ii）理学療法プログラムの根拠と内容

① コンディショニングと運動療法

本症例は，重度の気流閉塞により安静時においても軽度の呼吸困難を呈していた．呼気の延長を認めたが口すぼめ呼吸は行えておらず，動作時には呼吸リズムの乱れが認められた．また胸郭の柔軟性は低く常に努力様呼吸があったため，コンディショニングとして口すぼめ呼吸の練習，呼吸筋のストレッチを含む胸郭可動域練習，動作（運動）前後の呼吸介助，呼吸－動作同調練習を中心に開始した（図4）（❶～❸）．また気流閉塞の緩和を目的に医師の指示のもと，理学療法開始前の短時間作用型β_2刺激薬（SABA）プロカテロールの吸入を行った．運動療法は，レジスタンストレーニングと歩行運動を中心に実施した（❹，❺）．高負荷による労作時呼吸困難や疲労の増強，またエネルギー消費量の増大による栄養障害の進行を避けるため軽負荷から開始した．大腿四頭筋トレーニングは自重から開始し，3日ごとに重錘での負荷を1kgずつ増大させた．歩行運動は修正Borg scale 5を目安に連続歩行距離を延長させた．運動中はSpO_2（90％以上）および心拍数（120回/分以下）のモニタリングを行い，過剰な負荷となっていないかを確認した．

② 栄養療法

栄養療法として，食事摂取のみでは不十分であったため，補食として脂質強化栄養補助食品を追加した（図4）（❼）．また，タンパク質同化作用を促進させることを目的に，理学療法後

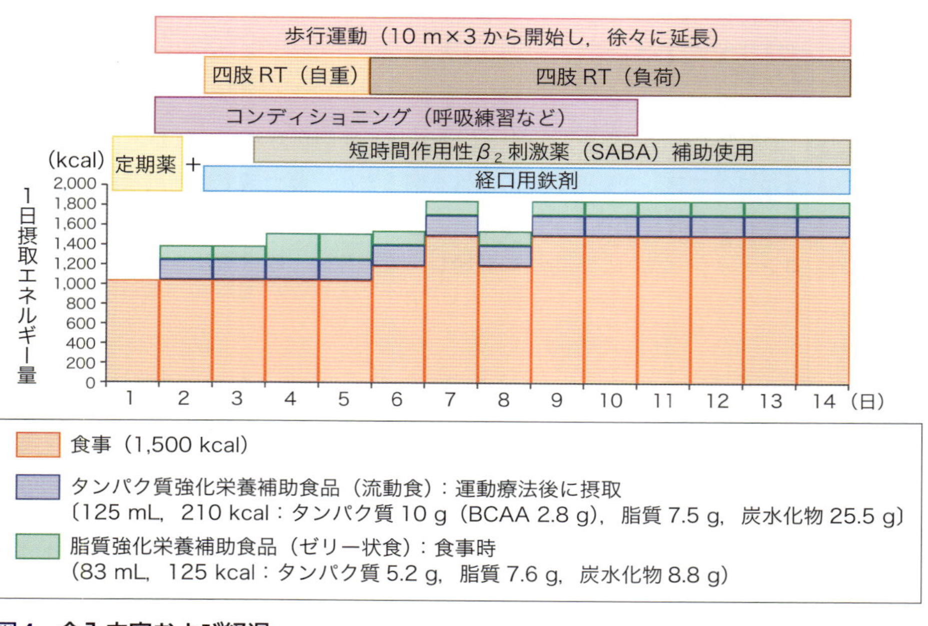

図4　介入内容および経過

グラフの横軸は入院後の日数．RT：レジスタンストレーニング．

（30分以内）にBCAAを含むタンパク質強化栄養補助食品を摂取してもらい，1,500～1,800kcal/日の摂取エネルギー量を確保しつつ運動負荷量を漸増した（❻）．

iii）ここがポイント！

① 重症COPDにおける運動療法の導入

労作時呼吸困難の強い重症COPDにおいてはコンディショニングを中心としたプログラムから開始し，徐々に運動療法の比率を高めていくことが推奨されている[1]．運動療法はCOPDの呼吸リハビリテーションにおいて重要な柱ではあるが，その導入の際にはコンディショニングなどを用いて，極力呼吸困難を軽減させ，徐々に運動負荷量を増加していくなどの工夫が必要である．

② COPDにおけるサルコペニアと栄養障害

本症例におけるサルコペニアには栄養障害が大きく影響しており，理学療法と合わせて栄養療法も重要なプログラムであった．摂取エネルギー量が消費エネルギー量に満たない場合，体

能力養成問題 解答

問3　❸コンディショニングを中心に開始し，栄養療法と理学療法を組合わせて行う．

コンディショニングは重症のCOPDや運動療法の導入時などに必要となる場合がある．また栄養障害を有する場合，運動療法単独でのサルコペニアの改善は難しく，栄養療法との同時介入が有効である．

重減少は進行し，筋タンパク質の異化亢進を生じる．その状況下にて運動療法を実施しても効果が得られないばかりでなく，消費エネルギー量のさらなる増加をきたし，筋タンパク質のさらなる異化亢進や易疲労の悪化，機能低下を招く可能性がある．本症例のように栄養障害を有するCOPD患者に対し，栄養補助食品による栄養療法を行うことで運動耐容能の改善，骨格筋量の増加などの効果が認められている[2)]．ただ，これらの栄養評価や栄養療法を理学療法士のみで行うことは難しく，医師や看護師，管理栄養士などチームによる介入がより現実的かつ効果的であり，理学療法士としてはこれらの視点をもちつつ，COPD患者に取り組むことが重要である．

コラム 骨格筋量の低下は予後不良因子

COPD患者において，年齢，呼吸機能，BMIとは独立して骨格筋量は有意な予後規定因子である[3)]．また，BMIが維持されていたとしても骨格筋量の低下を生じていれば生命予後は不良となる[4)]．COPD患者における理学療法として，骨格筋の評価・介入は，身体機能のみならず予後にも影響する可能性があり，その重要性が増している[5)]．

5 介入結果（3週間の入院治療による変化）

i）介入前後の身体計測結果

	介入前	介入後
体重	32kg	34kg
BMI	13.0kg/m^2	13.8kg/m^2
上腕周径	16.4cm	17.7cm
上腕皮下脂肪厚	3mm	4mm
上腕筋肉周径	15.5cm	16.4cm
上腕筋肉面積	19.1cm^2	21.4cm^2
下腿周径	24cm	24.8cm
膝伸展筋力	右：13.2kgf（WBI 0.41） 左：11.4kgf（WBI 0.36）	右：16.5kgf（WBI 0.49） 左：14.1kgf（WBI 0.41）
握力	右：13.2kg 左：11.8kg	右：15.4kg 左：12.4kg
SMI	2.61kg/m^2	2.80kg/m^2

ii）介入前後のその他の計測結果

① 運動機能検査

	介入前	介入後
修正MRC息切れスケール	Grade 4	Grade 3
6分間歩行距離	110m	250m
10m歩行速度	0.55m/秒	0.78m/秒
NRADL（入院版）	27/100点	43/100点

② 生化学検査

	介入前	介入後
CRP	0.88mg/dL	0.31mg/dL
BUN	24.0mg/dL	18.3mg/dL
Cre	0.95mg/dL	0.84mg/dL
T-cho	139mg/dL	156mg/dL
ALB	3.2g/dL	3.3g/dL
TLC	810/μL	897/μL
HGB	8.4g/dL	8.9g/dL
Fe	16μg/dL	36μg/dL

ⅲ）3週間の介入によって

本症例に対し，入院での理学療法と栄養療法の介入によって，身体計測値や身体機能，ADL能力などに改善がみられた．

特に身体計測値では，体重および四肢骨格筋量の増加，筋力の改善が認められた．3週間という短期間のため，それぞれ数値的な改善幅は大きくないが，入院前に進行性の体重減少を認めていた本症例において，体重減少を止め，さらに骨格筋量も含めて増加に転じることができた点は重要な効果である．また，呼吸困難の軽減，運動耐容能の向上を得たことにより，ADLの改善につながる結果となった．

骨格筋量，握力，歩行速度は著しく低下していたため短期間にサルコペニアの状態から脱することは困難であるが，退院後も継続することが重要であり，本人および家族に自宅での理学療法プログラムおよび栄養補助食品を含めた栄養指導を行った．

本症例のような場合，**より高い理学療法の効果を得るためにも，栄養療法や薬物療法の追加などいわゆる包括的呼吸リハビリテーションによる介入が重要である．**

■ 文献

1）Ⅱ-2．効率的な運動療法のためのコンディショニング．「呼吸リハビリテーションマニュアル－運動療法－第2版」（日本呼吸ケア・リハビリテーション学会，他/編），pp35-41，照林社，2012
2）Ferreira IM, et al：Nutritional supplementation for stable chronic obstructive pulmonary disease. Cochrane Database Syst Rev, 12：CD000998, 2012
3）Marquis K, et al：Midthigh muscle cross-sectional area is a better predictor of mortality than body mass index in patients with chronic obstructive pulmonary disease. Am J Respir Crit Care Med, 166：809-813, 2002
4）Schols AM, et al：Body composition and mortality in chronic obstructive pulmonary disease. Am J Clin Nutr, 82：53-59, 2005
5）Schols AM：Nutritional advances in patients with respiratory diseases. Eur Respir Rev, 24：17-22, 2015
6）Chen LK, et al：Sarcopenia in Asia: consensus report of the Asian Working Group for Sarcopenia. J Am Med Dir Assoc, 15：95-101, 2014

■ 参考文献

・宮崎慎二郎，若林秀隆：呼吸リハビリテーションの栄養管理．MB Medical Rehabilitation, 189：79-86, 2015
・高橋浩平，他：慢性閉塞性肺疾患．「悪液質とサルコペニア リハビリテーション栄養アプローチ」（荒金英樹，若林秀隆/編著），pp122-132，医歯薬出版，2014
・Maltais F, et al：An official American Thoracic Society/European Respiratory Society statement: update on limb muscle dysfunction in chronic obstructive pulmonary disease. Am J Respir Crit Care Med, 189：e15-e62, 2014

人工呼吸管理中のCOPD患者に対する呼吸リハビリテーション

3 集中治療中の患者に対して どのようにアプローチすべきか？

瀬崎 学

目標

- 人工呼吸管理中の患者に対して，どのような評価（アセスメント）を行うべきかを理解する
- アセスメント結果の解釈から，理学療法プログラムの立案について理解する
- 呼吸リハビリテーションで実施する運動療法とその効果判定について理解する

1 症例提示

i）概略

年齢	72歳
性別	男性
診断名	慢性閉塞性肺疾患（COPD），重症肺炎
身長	167cm
体重	52kg
BMI	18.3kg/m^2
趣味	自動車の運転
職業	農業．数年前から同居する長男に主な仕事は任せており，現在は週2～3回自分の畑で半日程度作業をしている．
既往歴	3年前にCOPDと診断され，近医にて内服（吸入薬）治療中．
喫煙歴	30本/日を40年間（Brinkman指数：1,200）．70歳ごろから禁煙をしている．

ii）現病歴

もともと喫煙家である以外，他の特記すべき既往はなかった．3年前から強い労作で息切れを感じるようになり，近医での呼吸機能検査や画像所見などからCOPDの診断を受け，長時間作用型抗コリン薬（LAMA）のチオトロピウム（スピリーバ）を処方されていた．週2～3回畑作業なども行い，日常生活は自立していた．

救急搬送の1週間前から発熱・感冒症状が生じ，かかりつけの近医を受診，点滴による抗菌薬投与などの外来内科治療を行うも寛解せず．搬送の前日から経口摂取困難，ぐったりと活気なく臥床するようになり，39℃台の発熱もみられたことから家人が救急要請した．○月3日に当院に救急搬送された．当院救急外来受診時に重度の呼吸不全を認めたため，集中治療室

（Intensive Care Unit：ICU）に入院後，挿管下人工呼吸管理を開始した．徐々に容態が安定してきた入院3日目（○月6日）に，ICUからのリハビリテーション開始となった．

コラム　人工呼吸管理中のリハビリテーション

2000年当時，ICUにおける人工呼吸管理中のリハビリテーションに対するシステマティック・レビュー[1]によれば，科学的根拠があるとされていたのは体位ドレナージおよび急性無気肺に対する取り組みのみであった．しかし，その後に積み重ねられた知見により，入院期間・ICU在室期間の短縮，非人工呼吸管理期間の増加，せん妄発症の軽減など種々の効果が示唆されるようになった[2]．2017年には日本集中治療医学会からエキスパートコンセンサス[3]が刊行され，本邦においてもその確立・標準化が求められている．

2 初期評価

i）問診（筆談にて実施）

主訴：呼吸が苦しい，喉に入った管の違和感がある

ニード：人工呼吸器を外し，歩いて家に帰りたい

ii）フィジカル・アセスメント

体温	37.4℃	心拍数（HR）	89回/分	呼吸回数	15回/分
血圧（BP）	105/58mmHg	SpO_2	95％		

自発的に開眼していた．セラピストの口頭指示が入り，アイコンタクトは10秒以上持続できた．興奮した様子はみられなかった．安静時の呼吸回数は15回/分程度．吸気・呼気時間の比率は人工呼吸器により設定されており，吸気：呼気比率＝1：2となっていた．吸気時の胸郭拡張において左右差は認められなかった．吸気時に胸鎖乳突筋などの頸部周辺の筋収縮を認めた．胸郭はビア樽状に変形しており，触診上，胸郭可動性の低下も認められた．四肢のチアノーゼはみられなかったが，両手指にばち指変形を認めた．聴診では両肺野の背側に水泡音（coarse crackle）が聴取されたが，左右差はなかった．打診では，肺野全体に鼓音を認めた．

iii）初期評価時の検査結果

① 血液ガス分析

pH	7.389	$PaCO_2$	52torr	PaO_2	126torr	HCO_3^-	29.8mEq/L	BE	8.6mEq/L

② 生化学検査

WBC	11.5×10³/μL	RBC	2.9×10⁶/μL	Hb	9.0g/dL	PLT	26.1×10³/μL
BUN	30.4mg/dL	Cre	0.54mg/dL	AST	30U/L	ALT	28U/L
LDH	194IU/L	TP	5.6g/dL	CRP	6.8mg/dL		

iv）画像所見

胸部X線画像を**図1**に示す．肺野全体が黒く透過性の亢進が認められる．また肋間腔も拡大しており肺の過膨張所見が認められる．両側下肺野を中心に浸潤影を認め，肋骨横隔膜角～横

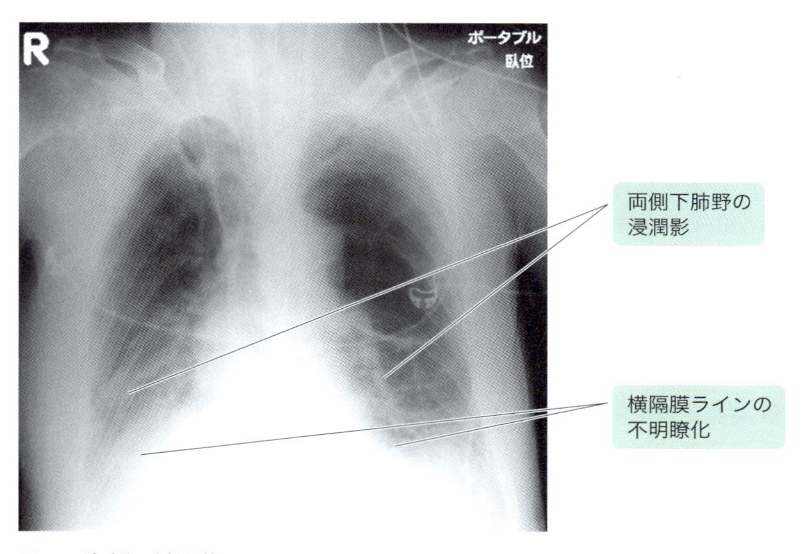

図1　胸部X線画像

隔膜のラインの不明瞭化がみられる．

v）人工呼吸管理とその他の計測結果

人工呼吸器設定（SIMV）	吸入器酸素濃度（FiO_2）	40％
	設定呼吸回数	12回/分
	PS	15cmH_2O
	PEEP	7cmH_2O
昇圧剤		ノルアドレナリン使用（体重あたり2γ相当量）
鎮静度・意識レベル		RASS：−1（自発的に開眼，10秒以上アイコンタクトがある）（表2参照）
関節可動域		四肢に制限なし
筋力：MMTにて（括弧内は右/左を示す）		肩関節外転（3/3），肘関節屈曲（4/4），手関節背屈（4/3），股関節屈曲（3/3），膝関節伸展（3/3），足関節背屈（4/4），MRC sum score[4] 41点（コラム「人工呼吸管理症例の筋力をどうやって評価するか？」参照）
呼吸困難感（修正BS）		3
FIM		25点
疼痛（NRS）		2

SIMV：Synchronized Intermittent Mandatory Ventilation，PS：Pressure Support，PEEP：Positive End-Expiratory Pressure，MRC：Medical Research Council，BS：Borg Scale，NRS：Numeric Rating Scale，FIM：Functional Independence Measure．

コラム　人工呼吸管理症例の筋力をどうやって評価するか？

MRC sum scoreは上肢3つ（肩関節外転・肘関節屈曲・手関節背屈），下肢3つ（股関節屈曲・膝関節伸展・足関節背屈）の左右の筋をMMTにて評価し，その合計点（12×5＝60点満点）を表したものである[4]．近年着目されている集中治療に起因する神経筋障害であるICU-acquired weakness[5]は急性・左右対称に発症する四肢筋力低下症候群である．その診断方法は「24時間以上間隔をとり2回，MRC sum score＜48点」でもあり，人工呼吸管理中の症例では定期的に，MRC sum scoreを評価し筋力低下の分布を把握することも大切である．

能力養成**問題**　解答は次ページ以降に

問1 人工呼吸管理中の症例の鎮静度・意識レベル評価には，どのスケールを使用すべきか？

❶ Japan Coma Scale（JCS）
❷ Glasgow Coma Scale（GCS）
❸ Richmond Agitation-Sedation Scale（RASS）

問2 人工呼吸管理中に昇圧剤を使用している場合，離床は可能か？

❶ 昇圧剤使用中，離床は行うべきでない
❷ 低用量程度なら血圧などに留意しつつ離床可能
❸ 昇圧剤使用量にかかわらず，早期離床を進めるべき

3 問題点

i ）生化学検査・胸部X線画像・鎮静度・意識レベル

生化学検査において，WBC：11.5 × 10^3/μL，CRP：6.8mg/dLと炎症高値を示していた．Hb：9.0g/dLとやや低下がみられるもPLTは26.1 × 10^3/μLと低下はなかった．Cre：0.54mg/dLと腎機能の悪化は認めなかったが，BUN：30.4mg/dLと上昇傾向にあり留意する点であった．肝機能障害はなく，LDH：194IU/Lも基準値内であった．TP：5.6g/dLと代謝反応・異化亢進状態の影響と考慮される栄養状態の悪化がみられ，離床を進める際には注意が必要であった．胸部X線画像においては，肺野全体の透過性亢進や肋間腔拡大からCOPDによる変化が認められ，また両側下肺野を中心とした浸潤影から肺炎が指摘され，体位管理などを行っていく際の留意点となった（図1）．

鎮静度・意識レベルは，RASS：－1程度．自発的に開眼しており，10秒以上のアイコンタクトが可能であった．また，興奮した様子などもなく，せん妄悪化の所見もなかった．疼痛に関しては，NRSを使用した本人への聞きとりで2と，疼痛コントロールも良好であった．

ii ）呼吸状態・循環動態・関節可動域

呼吸状態の評価としては，人工呼吸器設定でのFiO_2は40％，そして血液ガスにおけるPaO_2は126torrであった．人工呼吸管理中に汎用される酸素化係数であるP/F ratio（PaO_2/FiO_2）を算出すると，126 ÷ 0.4 = 315と，呼吸不全の目安となるP/F ratio＜300を脱してきていた．血液ガス上からはpH 7.389，$PaCO_2$：52torr，HCO_3^-：29.8mEq/Lと高炭酸ガス血症によるアシデミア※を代償するために重炭酸イオンの増加がみられた．またフィジカル・アセスメント上では呼吸回数15回/分，SpO_2 95％であり，頻呼吸もなく酸素飽和度も保たれていた．呼吸困難感は修正Borg Scaleにて3（weak）と弱い程度に留まっていた．

循環動態の評価として，使用されている昇圧剤はノルアドレナリン単剤であり，使用量も2γと低用量で維持されていた．心拍数は89回/分と100回/分以下で推移しており，心電図波形も洞調律であり新たな不整脈の出現はみられなかった．血圧は105/58mmHgであったが，臓器還流の指標として重要となる平均血圧を算出すると，平均血圧＝（収縮期血圧－拡張期血圧）÷3＋拡張期血圧＝（105－58）÷3＋58＝73.7となった．臓器還流障害の危険性が高いとされる平均血圧＜65mmHgはクリアしており，循環動態は安定しつつあると判断された．

関節可動域の評価において，著明な制限はみられなかった．筋力の評価においては，MRC sum score 41点と軽度の低下がみられていた．特に股関節周囲や膝伸展筋を中心に低下がみられ，離床を進めていく際，下肢支持性の低下に留意する必要があった．

※**アシデミア**：アシデミアとは，血液ガスにおけるpHが基準値（7.4±0.05）よりも低下した状態，つまり血液が酸性に傾いた状態のことを示す．血液ガスをみて，pH＜7.35であれば“アシデミア”ということができる．一方，臨床の場で汎用されるアシドーシスとは「血液が酸性に傾く原因となった病態・変化」のことを指し示すので，血液ガスを評価する際には，この2つの言葉の違いを把握しておくことが重要である．

iii）本症例の問題点

以上のことから本症例の問題点を統括すると，重症肺炎による呼吸循環動態悪化，炎症高値による栄養状態の低下，鎮静剤使用による活動性低下に惹起される筋力低下などが考慮される．この問題点を解決するための理学療法介入として，ベッド上での合併症予防に加え，人工呼吸管理中ではあるが意識レベル・呼吸循環動態などは安定しつつあるため，全身状態に留意のうえ，可能な範囲で離床を進めていく視点も必要と考えられる．なお，ICUでの早期離床開始基準[3)]を表1に示す．

表1　早期離床の開始基準

	指標	基準値
意識	RASS	－2≦RASS≦1
疼痛	NRS（Numeric Rating Scale） VAS（Visual Analog Scale）	NRS≦3 VAS≦3
呼吸	呼吸回数（RR） SpO_2	≦33回/分が一定時間持続 ≧90%が一定時間持続
人工呼吸器	FiO_2 PEEP	＜60% ＜10cmH_2O
循環	心拍数 平均血圧 カテコラミン投与量 不明脈・虚血	50≦心拍数≦120回/分 ≦65mmHg 24時間以内に増量なし 新たな所見なし
その他	ショック状態の安定 出血傾向なし 離脱への取り組みの実施 頭蓋内圧（＜20cmH_2O） 患者・家族の同意	

4 介入

i）理学療法プログラム

❶コンディショニングとして呼吸補助筋を中心とした筋のストレッチおよびリラクセーション
❷胸郭可動域運動（胸郭ストレッチ）
❸四肢関節可動域運動
❹ベッド上での四肢筋力トレーニング（セラピストの徒手を利用した抵抗運動）（図2）
❺車椅子への移乗運動（図3）
❻車椅子を利用した10分間座位保持運動

ii）理学療法プログラムの根拠

本症例は救急外来からICUに入院後3日目になっても，依然として人工呼吸療法を併用しながら全身状態の管理が続けられていた．

したがって，まずはコンディショニングとして呼吸補助筋を中心としたストレッチによるリラクセーションや胸郭・四肢関節可動域運動（❶〜❸）など，軽度の運動負荷から理学療法を

能力養成問題 解答

問1 ❸ Richmond Agitation-Sedation Scale（RASS）

2002年に提唱されたRASS（“ラス”と読む）はその簡便性・信頼性に加え，不穏・興奮の判定もできることから各種ガイドラインでも推奨されている[7]．表2にRASSを示す．

表2　Richmond Agitation-Sedation Scale（RASS）

スコア	用語	説明
＋4	好戦的な	明らかに好戦的・暴力的な
＋3	非常に興奮した	チューブ・カテーテル類を自己抜去
＋2	興奮した	頻繁・非意図的な運動，人工呼吸器ファイティング
＋1	落ち着きのない	不安で絶えずそわそわしている
0	意識清明	
－1	傾眠状態	完全に清明でない， 呼びかけに10秒以上のアイコンタクトで応じる
－2	軽い鎮静状態	呼びかけに10秒未満のアイコンタクトで応じる
－3	中等度鎮静	呼びかけに応答あるも，アイコンタクトなし
－4	深い鎮静	声かけでは無反応，身体刺激で開眼・動き
－5	昏睡	声かけ・身体刺激でも無反応

問2 ❷ 低用量程度なら血圧などに留意しつつ離床可能

昇圧剤の使用量が体重あたり4〜5 γ以下であれば，全身状態・血圧の値などに留意しながら離床を進めることは可能である．それ以上の投与量の際には安全管理の観点から，床上での介入を中心に行うことが望ましい．

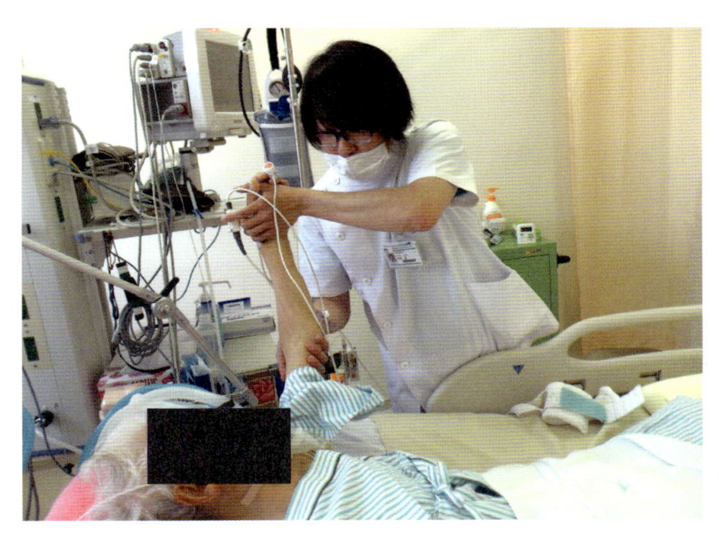

図2　ベッド上での四肢筋力トレーニング（徒手抵抗運動）

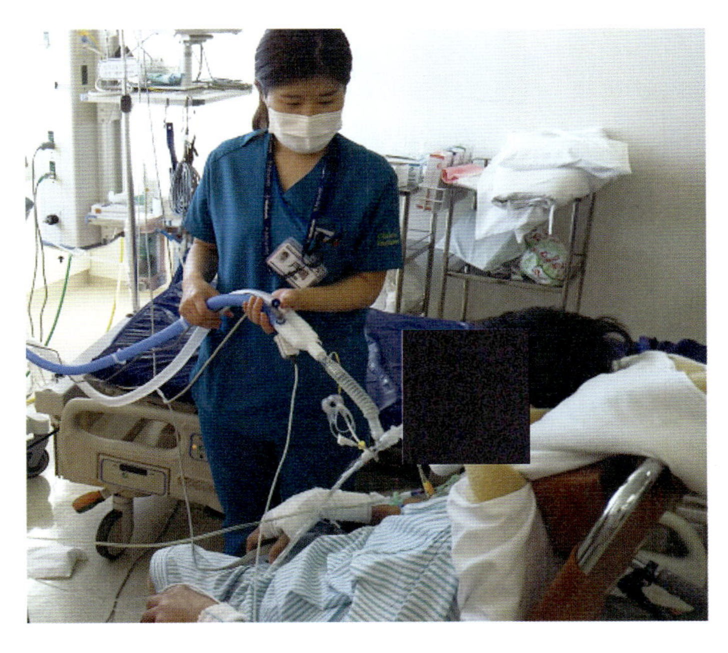

図3　車椅子への移乗運動

スタッフとの連携でチューブやコードが絡まないように保持しつつ，症例が介助でベッドから車椅子へ移乗したところ．

開始するよう立案した．❹の実施においては，息こらえによる呼吸困難感や低酸素血症悪化，血圧変動などを防止するため，必ず運動と呼吸を同調させることを指導した．そして❺❻などの離床を進めていく際には，セラピストがICUでのセントラルモニタから心拍数・血圧・SpO_2・呼吸数などバイタルサインの観察に加え，人工呼吸器の動作状況をモニタリングすること，症例自身の自覚的運動強度を修正Borg Scaleにて随時評価し，修正Borg Scale＜5で実施するように留意しながら，ベッドから車椅子へ移乗後10分間座位保持運動を施行した．

運動療法終了後，心拍数・血圧・SpO_2・呼吸数の確認，そして症例から修正Borg Scaleを聴取し，下肢筋のストレッチなどのクーリングダウンを実施し，終了した．

能力養成問題　解答は次ページ以降に

問3 人工呼吸管理中の症例，運動療法の段階を上げ離床を進める指標となるのは？

❶ SpO_2
❷ RASS
❸ 平均血圧

iii）ここがポイント！

ICUにおける集中治療，かつ人工呼吸管理を要する症例への理学療法実施に関しては，従来ベッド上での体位ドレナージや関節可動域運動など他動運動に偏向する場面が多々みられたが，ベッド上からの離床やADL拡大に向けた早期的かつ積極的な運動療法をとり入れていくことも重要である．しかし，あくまで対象は集中治療を要する状態でもあり，呼吸循環動態など全身状態の評価に加え，各種薬剤の使用状況や人工呼吸器設定など，並行する医学的治療の把握に常時努めることが肝要となる．

① 人工呼吸管理症例の運動療法の展開

問3でも提示した通り，現在ではRASS評価（**表2**）を中心とした段階的離床プログラムが提唱され注目されている[6)]（**表3**）．これはRASSの値に応じて床上から座位・立位・歩行へと離床を進めていくものだが，当然RASSのみではなく，せん妄の有無や呼吸循環動態など他の評価基準も十分に吟味したうえで活用してくことが望ましい（② **積極的運動療法の中止基準**も参照）．

② 積極的運動療法の中止基準

人工呼吸管理症例においては，全身状態が刻一刻と変化することから，理学療法の実施にあたるセラピストは適宜バイタルサインなどを観察しながら治療の継続・または中止を評価する必要がある．積極的運動療法の中止基準には種々の報告[3)]があるので，それらを活用し各施設に適合した基準を創案することも必要であろう．一例として当院での中止基準を**表4**に示す．

表3　RASSに応じた離床の段階

レベル	レベル1	レベル2	レベル3	レベル4
RASS	−5～−2	−2～−1	−1～+1	−1～+1
筋力			抗重力で上肢を挙上可能	抗重力で上下肢挙上可能
プログラム	他動運動	自動介助運動， 呼吸訓練， バランス練習	レベル2のプログラム＋自動運動	レベル3と同じプログラム， 荷重練習
動作	45度以上のギャッジアップ	ハイ・ファーラー， チェアポジション	端座位， 介助で立位	移乗動作， 歩行

表4　当院での早期離床の中止基準

	指標	基準値・状態
意識	RASS	RASS －1～＋1から外れる， 口頭指示にしたがえない， せん妄の悪化
自覚症状	修正Borg Scale	＞5， 運動中止の訴え
呼吸	呼吸回数（RR）	≦5回/分，≧40回/分
	SpO_2	＜88%
	FiO_2	≧55%
循環	心拍数	≦40回/分，≧140回/分
	収縮期血圧	≧180mmHg
	平均血圧	≦65mmHg，≧110mmHg
	不整脈・虚血	新たな不整脈・虚血所見
その他	頭蓋内圧	＞20mmHg
	消化管出血	新たな消化管出血所見
	創部	創部離開の所見

5　介入結果（ICUにおける3日間の理学療法介入による変化）

i）フィジカル・アセスメント

安静時の呼吸回数は18回/分．呼吸パターンには大きな変化は認められなかったが，吸気時にみられた胸鎖乳突筋などの頸部周辺の過剰努力は減少した．触診上胸郭可動性の改善を認め，聴診では両肺野背側の水泡音が消失した．打診所見には変化は認められなかった．すべてのアセスメントにおいて左右差はみられなかった．

ii）介入前後の計測結果

	介入前	介入後
SpO_2	95%	97%
心拍数	89回/分	76回/分
血圧	105/58mmHg	125/72mmHg
FiO_2	40%	25%
呼吸困難感（修正Borg Scale）	3	2
RASS	－1	0
関節可動域	制限なし	制限なし
MRC sum score	41点	48点
FIM	25	33
疼痛（NRS）	2	1

iii）3日間の介入によって

本症例に対し，ICUにて3日間の理学療法介入を行うことで，呼吸状態や身体機能，ADLなどにある程度の効果が認められた．

介入後のフィジカル・アセスメントでは呼吸補助筋の過剰努力の減少，両側肺野の水泡音も改善が認められている．呼吸状態の改善が人工呼吸器設定でのFiO_2漸減につながり，鎮静剤投与量の減少も可能となった．日中はRASS：0でも問題なく管理できるようになり，離床など活動性の向上からMRC sum scoreも48点まで改善がみられた．FIMでは33点と多くの介助を要してはいるが，鎮静レベルの改善から整容・更衣などのADL場面において患者自身が協力する姿勢もみられるようになった．理学療法介入4日目（○月10日）には人工呼吸器からの離脱が成功した．

このように，**人工呼吸管理における呼吸リハビリテーションの場合は，全身状態の把握に加え薬物療法など医学的治療の進捗，人工呼吸器設定などを十分に勘案したうえで，積極的な運動療法の遂行も重要である．**

文献

1）Stiller K：Physiotherapy in intensive care: towards an evidence-based practice. Chest, 118：1801-1813, 2000

2）Stiller K：Physiotherapy in intensive care: an updated systematic review. Chest, 144：825-847, 2013

3）「集中治療における早期リハビリテーション 根拠に基づくエキスパートコンセンサス　ダイジェスト版」（一般社団法人日本集中治療医学会/編），医歯薬出版，2017

4）Kleyweg RP, et al：Treatment of Guillain-Barré syndrome with high-dose gammaglobulin. Neurology, 38：1639-1641, 1988

5）Kress JP & Hall JB：ICU-acquired weakness and recovery from critical illness. N Engl J Med, 370：1626-1635, 2014

6）Morris PE, et al：Early intensive care unit mobility therapy in the treatment of acute respiratory failure. Crit Care Med, 36：2238-2243, 2008

7）Sessler CN, et al：The Richmond Agitation-Sedation Scale: validity and reliability in adult intensive care unit patients. Am J Respir Crit Care Med, 166：1338-1344, 2002

参考文献

・「呼吸リハビリテーション最前線 身体活動の向上とその実践」（塩谷隆信，高橋仁美/編），医歯薬出版，2014

・「リハビリテーション リスク管理ハンドブック 第3版」（亀田メディカルセンターリハビリテーション科リハビリテーション室/編），メジカルビュー社，2017

能力養成問題解答

問3 ②RASS

SpO_2・平均血圧ともに運動療法中のバイタルサインとして重要な指標となるが，現在ではRASS評価を中心とした段階的な離床プログラムが提唱され[6]，実臨床でも活用されている（**表2，3**）．

4 肺がん摘出手術前後の急性期呼吸リハビリテーション 呼吸器合併症リスクを管理しながらADL回復をめざすには？

大島洋平

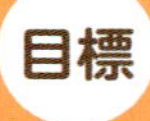

- 肺がんの術式とリスクについて理解する
- 肺がん摘出手術前後の患者に対する理学療法評価について理解する
- 評価結果の解釈と理学療法プログラム立案について理解する
- 肺がん摘出前後に実施する理学療法の技術と効果について理解する

1 症例提示

i）概略

年齢		60歳代前半
性別		男性
診断名		原発性肺がん（扁平上皮がん）
TNM分類		T4N1M0（コラム「TNM分類，Stage分類について」参照）
Stage分類		Ⅲ A
身長		170.6cm
体重		75.1kg
BMI		25.8kg/m^2（軽度肥満）
腹囲		96cm
生活背景		2階建ての1軒屋に妻と2人暮らし，2階が寝室，寝具はベッド．
職業		自営業，最大で20kg程度の荷物をもち運んでいた．
趣味		ゴルフ（月1回程度）
PS		0〔コラム「PS（Performance Status）について」参照〕
既往歴		特になし
喫煙歴		20本/日×40年．Brinkman指数：800．手術の約半年前から禁煙．
手術情報	術式	後側方切開（皮切長：25cm） 開胸左上葉スリーブ切除＋S6区域切除 肺動脈形成術
	手術時間	5時間38分
	出血量	330mL

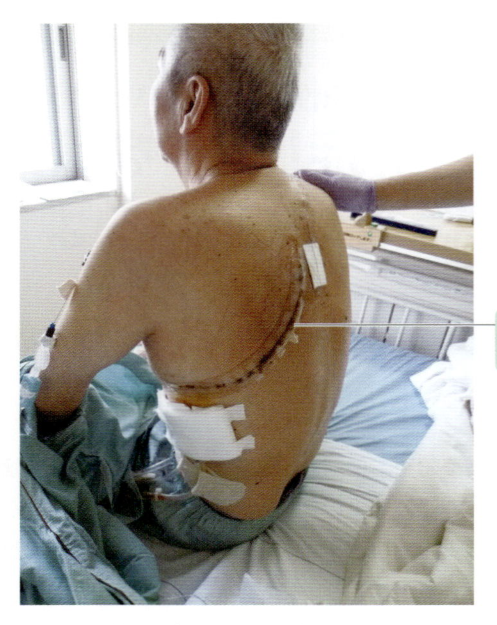

図1　術創部（後側方切開）
左上葉スリーブ切除＋S6区域切除，肺動脈形成術後.

ii）現病歴

無症状で生活していたが，健康診断で胸部X線画像にて異常陰影を指摘された．FDG-PETにて左肺門上部から縦隔までの腫瘤部位に集積を認め，肺がんの疑いがあるとして，当院を紹介され受診した．気管支鏡下での生検を施行し，縦隔リンパ節に悪性所見を認め，T4N1M0，StageⅢA（扁平上皮がん）との診断にて，化学放射線療法〔シスプラチン/ビノレルビン（CDDP/VNR）併用療法2コース，放射線60Gy〕が施行された．化学放射線療法にて腫瘍の縮小を認めたため，左上葉スリーブ切除＋S6区域切除術が施行された（**図1**）．

コラム　TNM分類, Stage分類について

TNM分類とはがんの進行度を一定の基準を設けて分類したものであり，各臓器別に定められている．T＝腫瘍の大きさ，N＝リンパ節転移の有無，M＝遠隔転移の有無によって分類され，病期（Stage）が決定される．肺がんの治療方針はStageによって異なるが，TNM分類およびStageの判定基準は適宜修正がなされているため，最新のバージョンを参照されたい．本症例では，日本肺癌学会における「EBMの手法による肺癌診療ガイドライン2016年版」[1)] を参考にしている．

2 術後初期評価

i）問診

主訴：疼痛および痰の喀出困難，体動困難

ニード：痰がからむと息が苦しく，咳込むと傷が痛いので何とかしてほしい
退院後はできれば仕事に復帰したい

ii）フィジカル・アセスメント

術前評価においては，呼吸状態に関して視診・触診・聴診上は特に異常所見なし．胸郭の柔軟性はやや硬めであり，下肢筋は触診上萎縮を認めなかったが，内臓脂肪優位型肥満の傾向を認めていた．

術後1日目における安静時の呼吸数24回/分，呼吸パターンは上部胸式優位であり，左胸郭運動は減弱していた．呼吸音は聴診にて右肺野は清音，左肺野は特に背側部で減弱しており，呼気時に水泡音（coarse crackle）が聴取された．左肩甲骨を他動的に動かすと肩甲骨周囲筋の過剰な防御性収縮を認めた．また，顔面は発汗が多く，表情は険しかった．

iii）術前呼吸機能検査の結果

VC	4.87L（123.3％）	PEF	600L/min
FVC	5.00L（130.2％）	PCF	660L/min
FEV1	3.61L（113.9％）	DLco	22.2mL/min/mmHg（84.8％）
FEV1％	72.2％	DLco/VA	3.84mL/min/mmHg/L（84.4％）

括弧内は対標準値.

能力養成問題 解答は次ページ以降に

問1 本症例の術前呼吸機能検査および術式から，予測される残存肺活量はいくらか？

❶ 2.22L
❷ 3.33L
❸ 4.44L

iv）画像所見（図2）

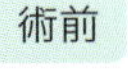

術前

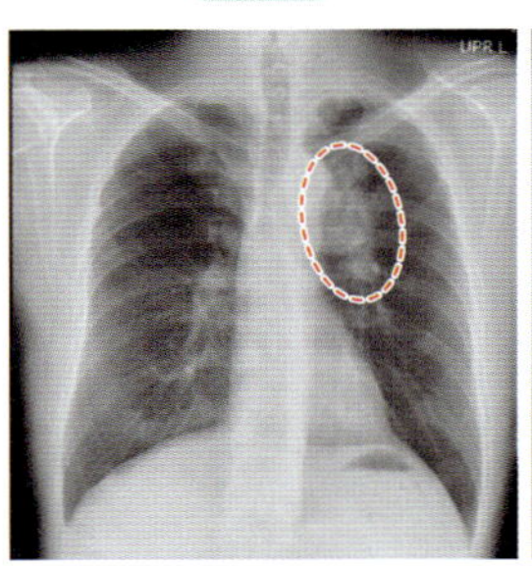

左肺門部に淡い陰影を認める（◌）

術後1日目

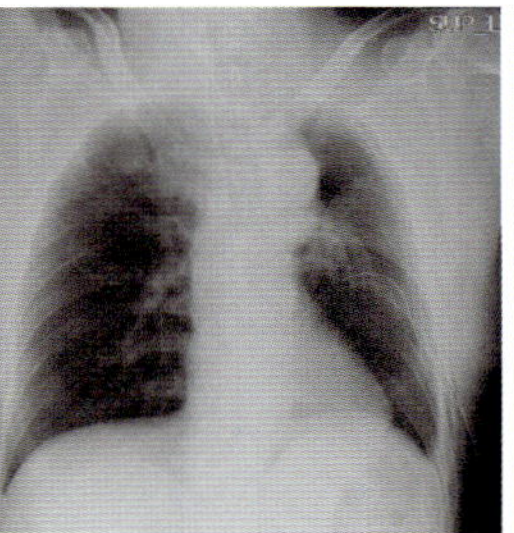

左肺含気不良を認める

術後2日目

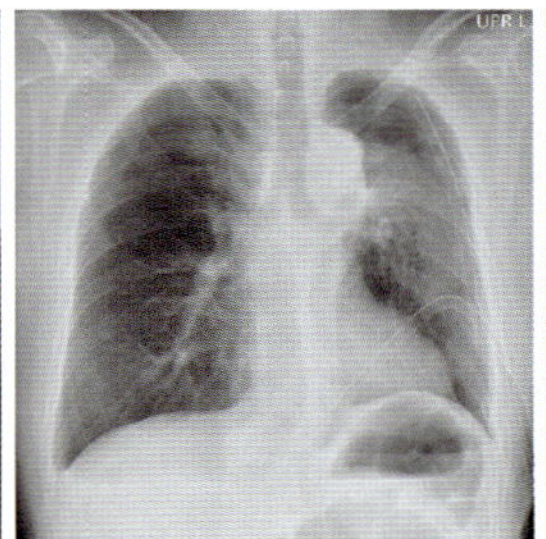

左肺含気の改善を認める

術後3日目

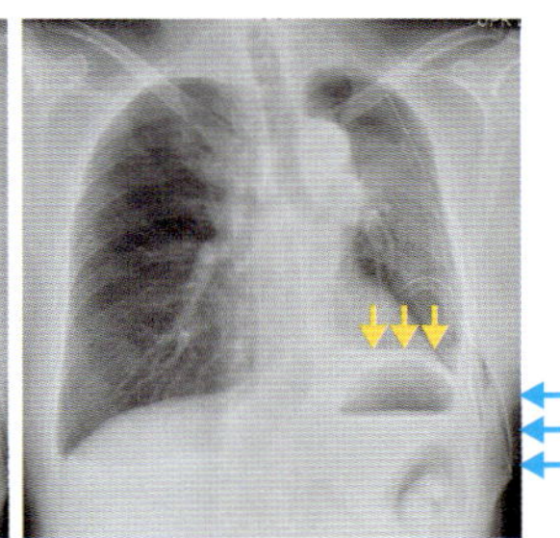

左肺底にニボー（鏡面像）（⇨）と側胸部に皮下気腫（→）を認める

図2 術前から術後3日目までの胸部X線画像

v）その他の臨床所見および理学療法検査結果

① 術前の評価

左肩関節可動域（肩甲骨面挙上）		問題なし
左肩関節筋力（肩甲骨面挙上）		MMT5レベル
喀痰量		ほとんどなし
インセンティブ・スパイロメトリー		4,000mL（Coach2）
下肢筋力		MMT5レベル
安静時バイタルサイン	SpO_2	97％（RA）
	心拍数	86回/分（SR）
	血圧	122/68mmHg
	6分間歩行距離	612m
	最低SpO_2	96％
	最高心拍数	136回/分
	最高修正Borg Scale	息切れ：4，下肢疲労：5
フィジカル・アセスメント	呼吸状態	視診・触診・聴診上問題なし
	胸郭柔軟性	やや硬い
	下肢筋	萎縮なし
	肥満	内臓脂肪優位型

RA（room air）：室内と同じ酸素濃度.
SR（sinus rhythm）：洞調律.

② 術後1日目の評価

バイタルサイン	体温	37.2℃
	SpO_2	97%（酸素；鼻カニューレ2L/分投与）
	心拍数	114回/分
	血圧	132/65mmHg
疼痛（NRS）		安静時は7，起き上がり時/咳嗽時は10
鎮痛剤		フェンタニル（硬膜外），アセリオ，ロピオン，カロナール
胸腔ドレーン	胸水	淡血性，280mL（8hr）
	エアリーク	安静時なし，会話時あり
生化学検査	WBC	13.3×10^9/L
	CRP	11.0×10^{12}/L
	Hb	11.5g/dL
	Na	140mEq/L
	K	4.5mEq/L

$-10cmH_2O$から$-5cmH_2O$に吸引圧を変更.

vi）他部門情報

① 医師からの情報

術前化学放射線療法による腫瘍の縮小効果により全摘を免れ，左下葉の一部を温存できたが，放射線療法の影響で気管支および肺動脈の吻合部は脆弱であり，吻合部離開による気管支漏や出血には注意が必要であった．開胸手術のため疼痛が強く，肺炎や無気肺などのリスクも高かった．術後は発声時・咳嗽時にエアリークがあるが，S6区域の切離面からのリークと考えており，胸腔ドレーンの吸引圧を−5cmH_2Oに変更して保存的に経過をみた．

② 看護師からの情報

疼痛が強く，トイレ移動が困難のため，尿道バルーンカテーテルの抜去は見送った．手術した晩は不眠の状態で，日中も傾眠や不穏の状態をくり返しており，精神状態は不安定であった．高齢とまではいかないが，せん妄に注意が必要であった．また，痰の喀出に難渋しており，適宜吸引で対応した．

3 問題点

i）放射線照射部位の組織の脆弱化

本症例の場合，術前の身体機能・ADLは特に低下を認めなかったが，放射線はほぼ最大量の60Gyを照射しており，照射部位およびその周囲の気管支および肺動脈は組織が脆弱化している可能性が高く，術後に吻合部の離開による気管支漏や出血には十分な注意を要した．このような場合，介入時にはエアリークや血性胸水が遷延あるいは増大していないかどうか，胸腔ドレーンを注意深く観察する必要がある．また，それらを極力予防するために，リハビリテーションの際に胸腔内におよぼす影響をできるだけ減少させる工夫が必要である．

ii）深吸気不十分および排痰困難

術後1日目の所見から問題点を抽出すると，まずは深吸気不十分および排痰困難による無気肺・肺炎などの呼吸器合併症の発症リスクが高いことがあげられる．深吸気が不十分であると判断したのは，胸部X線画像で左肺の含気が不十分であること，フィジカル・アセスメントでも左の胸郭運動や呼吸音の減弱を認めること，呼吸数24回と頻呼吸であることなどの所見からである．深吸気が不十分の場合や強い疼痛がある場合は，咳嗽力は著しく低下し，さらに手術時の全身麻酔や術後の鎮痛剤の影響，術前の喫煙による線毛機能の低下などが相まって排痰

能力養成問題解答

問1 ② 3.33L

手術による切除区域数から術後の残存肺機能は概算できる．本症例の場合，左上葉スリーブ（5区域）＋S6区域（1区域）の計6区域が切除されているため，残存区域数は13区域である．よって予測される残存肺活量は4.87×13/19＝3.33Lとなる．

ドレナージが不良となりやすい．さらに，内臓脂肪の蓄積は臥床時に横隔膜を押し上げることから，肺の含気不良を招きやすい．本症例の場合は前述の点から，排痰ドレナージ不良につながっていると考えた．

iii）不眠と不穏

また，不眠や不穏はせん妄発症の前駆症状であり，せん妄を発症すると点滴ルート・胸腔ドレーンの自己抜去や転倒などのリスクが高まることから，それらを予防するために鎮静や身体拘束などの対策をとらざるを得なくなる．その結果，呼吸器合併症や廃用症候群の発症リスクがさらに増加するため注意を要する．

iv）周術期の方針

本症例の場合，肺がんのStageはⅢAであり，周術期を乗り切れば補助化学療法の追加治療が推奨される．もし，術後にPS（Performance Status，**コラム**参照）の著しい低下が生じてしまった場合は，今後の追加治療に影響をおよぼしうる．また，将来的には復職を希望しており，その場合は高い身体機能が必要となるため，周術期は全身状態をすみやかに改善させ，ADLの低下を可能な限り予防していくことが重要であった．

コラム　PS（Performance Status）[2)]について

がん患者の全身状態の指標の1つで，日常生活の制限の程度を示す．PSは0～4の5段階で評価される．通常，抗がん剤による全身治療の適応はPS：0～2であり，PS：3は患者ごとに適応が考慮され，PS：4は適応外とされる．抗がん剤治療を受けるためにはPS：2以下を保つ必要がある．近年，腫瘍学的観点からも，リハビリテーションへの期待が高まってきている．

PS0：全く問題なく活動できる．発症前と同じ日常生活が制限なく行える

PS1：肉体的に激しい活動は制限されるが，歩行可能で，軽作業や座っての作業は行うことができる

PS2：歩行可能であり，身の回りのことはすべて可能だが，軽作業はできない．日中の50％以上はベッド外で過ごす

PS3：限られた自分の身の回りのことしかできない．日中の50％以上をベッドか椅子で過ごす

PS4：全く動けない．自分の身の回りのことは全くできない．完全にベッドか椅子で過ごす

能力養成問題　解答は次ページ以降に

問2　本症例の問題点を整理したうえで，理学療法の進め方として早期離床の他に適しているプログラムの組合わせはどれか？

1. 左側臥位，胸式呼吸練習，咳嗽による排痰，鎮静剤を依頼
2. 右側臥位，腹式呼吸練習，ハフィングによる排痰，鎮痛剤を依頼
3. ヘッドアップ座位，腹式呼吸練習，咳嗽による排痰，鎮静剤を依頼
4. 右側臥位，胸式呼吸練習，ハフィングによる排痰，鎮痛剤を依頼

4 介入

i）理学療法プログラム

	術前	術後1日目	術後2日目	術後3日目	術後4日目	術後5日目	術後6日目	術後7日目	術後8日目
胸腔ドレーン		吸引	水封	クランプ	水封	水封	抜去		
PTによるリハ	リハ室	病棟	病棟			リハ室	リハ室	リハ室	リハ室
Nsによる病棟リハ				●	●				
オリエンテーション	●								
身体機能評価	●								●
腹式呼吸練習	●	●	●	●	●	●	●	●	●
Coach2（図3）	●						●	●	●
咳嗽指導	●								
ハフィング指導	●	●	●						
肩甲帯周囲筋のリラクセーション（図4）		●	●						
肩関節可動域練習（図5）		●	●	●	●	●	●	●	●
体位変換		●	●						
起き上がり		●	●	●	●	●	●	●	●
歩行			●	●	●	●	●	●	●
胸郭ストレッチ							●	●	●
上肢筋力トレーニング							●	●	●
自転車エルゴメーター							●	●	●
階段昇降							●	●	●
生活指導								●	●

PT：理学療法士，Ns：看護師，Coach2：Smiths Medical社のインセンティブ・スパイロメトリーCoach2を用いた腹式呼吸練習．

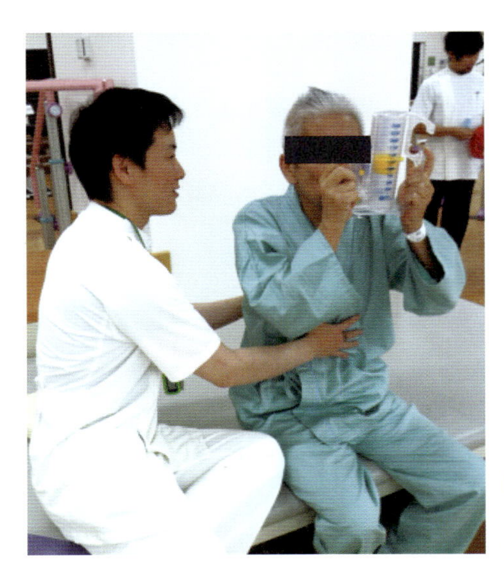

図3　腹式呼吸練習

インセンティブ・スパイロメトリー（Coach2，Smiths Medical社）を用いた腹式呼吸練習．

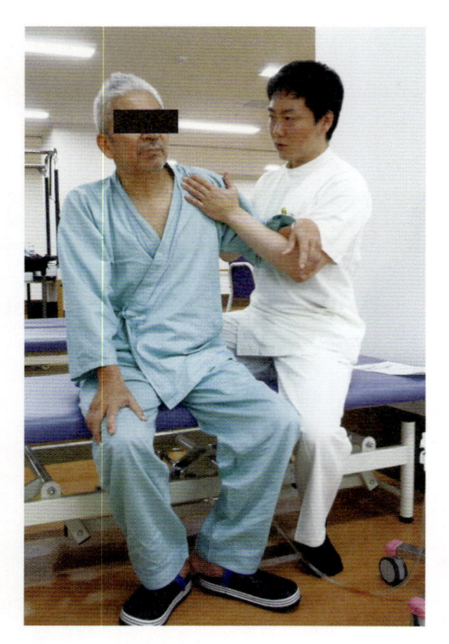

図4　肩甲帯周囲筋のリラクセーション

上肢が脱力できているか，肩甲帯周囲筋のスパズムはないかを触診しながら行う．

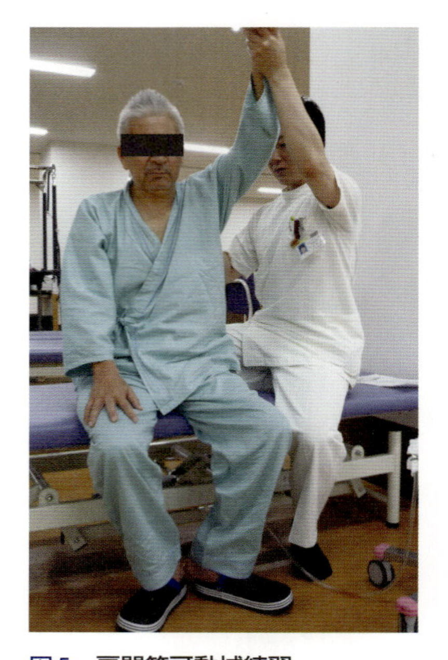

図5　肩関節可動域練習

肩甲骨の浮き上がり（winging）や回旋不良がないかを確認しながら行う．

ii）経過と理学療法プログラムの根拠

① 術前

術後呼吸器合併症の予防や在院日数短縮に対して，術前の呼吸理学療法の有効性がメタアナリシスによって証明されている[3)]．本症例においては，手術2日前の入院であり十分な介入期間がなかったが，入院日から介入を行った．具体的な内容としては，肺を拡張させるための腹式呼吸や痰を喀出するためのハフィング・咳嗽練習などを行った．腹式呼吸の練習に関しては，インセンティブ・スパイロメトリー※（Coach2，Smiths Medical社）を用いながら実施した（図3）．また，本症例は開胸での手術が予定されており，術後は強い創部痛を生じることが予想されたため，ハフィング・咳嗽練習については，創部を枕やクッションで押さえて保護しながら行う方法を指導した．また，術後は呼吸困難や疼痛が強いほど臥床傾向になりやすいため，呼吸困難が生じた際の対策としては創部が動きにくい腹式での呼吸法を指導し，疼痛に対しては適切に鎮痛剤を使用したうえで，早期離床に努めることの重要性を十分に説明した．

能力養成問題解答

問2 ❷が適している

左肺の含気不良があり，肥満があるためベッド上の体位はヘッドアップ座位か右側臥位を選択する．臥床による無気肺は背側下肺野に生じやすいため呼吸練習は腹式呼吸を主体とする．疼痛が強く，吻合部の脆弱性やエアリークを認めるためハフィングによる排痰を指導する．術後は鎮静ではなくまずは十分な鎮痛を図ることが重要である．

※**インセンティブ・スパイロメトリー**：手術前後の深呼吸練習の際に用いる器具の1つであり，術後呼吸器合併症の予防や改善を目的として使用される．その種類には容量型と流速型があり，術後は容量型が肺の拡張効果を得られやすく主流となっている．本症例で使用しているCoach2も容量型の器具であり，吸気量が視覚的に確認できるため，患者のモチベーションを引き出しやすく，日々の変化も把握しやすいという特徴がある．

② 術後

胸腹部の外科術後はERAS（Enhanced Recovery After Surgery）[4) 5)] やFast-Track Rehabilitation[6)] など，エビデンスにもとづいた多職種での包括的なリハビリテーション介入の有効性が示されている．そのなかで，早期離床はプログラムの重要な構成要素の1つを担っている．本症例における術後の呼吸理学療法はこれらのエビデンスにもとづき，早期離床を中心に介入を行った．

③ 術後1日目

本症例の場合，まず疼痛による咳嗽力の低下や体動困難があり，排痰や離床を妨げていると考えられた．すなわち疼痛が呼吸器合併症や廃用症候群発症のリスクを高める根幹的な原因となっていると考えた．したがって，医師サイドでは鎮痛剤を調整して十分な鎮痛を図りながら，看護師と理学療法士では早期離床を第一選択としたリハ介入を開始した．しかしながら，起き上がり時に疼痛の増強（NRS：10）を認め，端座位で様子をみるも疼痛が軽減しなかったため，術後1日目での離床は断念せざるを得なかった．そこで，離床の代替手段として，ベッド上でのヘッドアップ座位や側臥位による体位変換の練習，指導を行った．側臥位への体位変換では術創部への捻転が加わらないように体幹を丸太様にして動作を行うようにした．また，特に痰の貯留があると患者自身が感じた場合には右側臥位による体位ドレナージと術創部の疼痛が出にくい腹式での深呼吸，咳嗽よりも胸腔内圧の変動が少ないハフィングを指導し，疼痛やエアリークが増強しないように工夫をしながら排痰を促した．開胸手術のため肩甲帯周囲筋のスパズムが強く，胸郭運動を阻害していると考え，リラクセーションや肩関節可動域練習といったコンディショニングをプログラムにとり入れた．また，患者自身でできるコンディショニングの方法（非術側上肢で術側上肢を介助して挙上する運動，両肩挙上保持後に脱力するホールドリラックス運動）を疼痛が増強しない範囲で行うように指導した．インセンティブ・スパイロメトリー（Coach2，Smiths Medical社）はエアリークが完全に停止するまでは実施しないようにした．

④ 術後2日目

術後2日目にドレーンが水封管理となり，エアリークは安静時・会話時には停止したものの，咳嗽時に認めたため，喀痰の際は引き続きハフィングを指導した．疼痛が軽減し（安静時NRS：4），表情にも落ち着きがみられた．起き上がりには介助を要したが，離床が可能となった．離床の際は心房細動などの不整脈や起立性低血圧症状，疼痛の増悪に注意し，心拍数：120回/分以下，SpO_2：90％以上，自覚的運動強度は修正Borg Scale：3～4の範囲で実施した．

⑤ 術後3～4日目

術後3日目の胸部X線画像においてニボー（鏡面像）と皮下気腫の出現を認めたため（図2），クランプしていた胸腔ドレーンを再解放し水封管理となった．医師からは，エアリークが停止するまでは過度な呼吸練習は避け，息が上がりすぎないように注意しながら日常生活やリハビリテーションでの運動負荷を調整するようにとの指示があった．土日（術後3～4日目）は理学療法士が休診であるため，病棟の看護師に離床の際の注意点について伝達したうえで，座位時間の確保と歩行練習時の付き添いを依頼し，離床時間の拡大をめざした．

⑥ 術後5日目

術後5日目になると，十分な時間，車椅子に腰かけることが可能となったため，リハビリテーション室で練習を実施した．また，胸腔ドレーンの胸水は淡々血性で量は少量，エアリークは水封管理で認めなかったため，院内歩行の自立をめざして歩行距離の拡大を図った．

⑦ 術後6日目

術後6日目には，クランプテストを行った後に胸腔ドレーンが抜去された．また，リハビリテーション室まで独歩が可能となったため，退院に向けて自宅での生活に必要な動作（フラットなベッドにて非術側方向への起き上がり，床からの立ち上がり，階段昇降）の練習を行い，自転車エルゴメーターでの全身持久力トレーニングを開始した．なお，一般的にドレーン抜去後は活動性が一気に増加することが多く，それに伴い肺に加わる負荷も急激に増すことから，運動負荷量の増加に伴う肺の再虚脱や皮下気腫の再燃，症状の増悪がないか注意深く観察しながら実施した．

⑧ 術後7～8日目

術後7～8日目には，退院前の生活指導，自主トレーニング指導を行った．生活指導は規則正しい生活を送り禁煙継続を徹底すること，自主トレーニングでは肺活量増加のためのインセンティブ・スパイロメトリーを用いた深呼吸練習，胸郭柔軟性改善のための愛護的なストレッチ体操，術側上肢の可動域・筋力トレーニング，運動耐容能・身体活動量増加のためのウォーキングを指導し，周術期のPSの低下予防に努めた．仕事復帰のタイミングは外来受診の際に主治医と相談する必要があるが，まずはデスクワーク主体のものから再開し，重い荷物を抱える動作は開胸手術の場合は創部の安定が得られる2～3カ月後から，ゴルフなどのスポーツは3～6カ月後から許可されることが多いため，それに向けて自主トレーニングを行うように指導した．

iii）ここがポイント！

胸腹部の外科術後における理学療法では早期離床を介入の中心とし，これに適宜インセンティブ・スパイロメトリーやPEP療法などの機器を用いた呼吸練習や排痰練習を交えながら治療を実施することが推奨されている．

特に，肺切除後は手術侵襲に加えて肺実質を失うことに起因する呼吸機能の低下があることから，残存肺の機能を可及的早期に回復させ，呼吸状態の安定化を図ることが重要である．しかしながら，その一方で，手術操作により多少なりとも残存肺に脆弱化がみられるため，術後早期はエアリークや出血，乳びなどの合併症のリスクと介入効果のバランスを常に考えながら介入を心掛ける必要がある．無論，経験を積むにつれてそれらの判断能力は自然と身につくようになる面もあるが，常々情報収集を怠らず，疑問に思ったときは自己解決ですませずに，経験のある理学療法士や医師，看護師などの他職種含めて幅広く意見・助言を得るように心掛けることで，臨床力が養われていくものであると考える．

また，急性期のリハビリテーションは理学療法士だけで完結できるものではない．特に急性期病院における365日診療体制は回復期リハビリテーション病院ほど整っていないことが現状であるため，休診日のリハビリテーションを医師，看護師と連携をとって実施していくこともリハビリテーションの効果を出すうえでは重要であろう．

注意点　早期離床の安全性

近年，早期離床についての重要性がさまざまな分野でとり上げられているが，若手の理学療法士が陥りやすいのは，患者の病状や治療方針を理解しないままに盲目的な離床を行ってしまうことである．医療においてまず最も重要なことは安全性であり，ひとたび患者に不利益が生じれば，リハビリテーション自体が医療から信用を失うことになりかねない．2017年に集中治療医学会から「集中治療における早期リハビリテーション〜根拠に基づくエキスパートコンセンサス〜」[7] が刊行された．これには早期リハビリテーションの現状や最も標準的な治療指針（早期離床の開始基準や中止基準，禁忌）がまとめられているため，若手の理学療法士はぜひ参考にしてほしい内容となっている．

能力養成問題　解答は次ページ以降に

問3「開胸・開腹手術を施行された患者に対して，呼吸器合併症が減少するので，肺を拡張させる手技を含めた呼吸リハビリテーションを行う」という内容の推奨グレードは？

1. A（行うよう強く勧められる）
2. B（行うよう勧められる）
3. C1（行うことを考慮してもよいが，十分な科学的根拠がない）

5 介入結果

i ）術後入院経過

術後呼吸器合併症（肺炎，無気肺）の発症：なし

術後在院日数：9日

ii ）術前・術後の理学療法評価結果

		術前	退院前
PS		0	2
安静時バイタル	SpO_2	97 %	97 %
	心拍数	86回/分	104回/分
	血圧	122/68mmHg	128/70mmHg
%VC		123.3 %	未計測
Coach2		4,000mL	2,200mL
自己喀痰		可能	可能
左肩関節	可動域	問題なし	150°
	筋力（MMT）	5	4
下肢筋力（MMT）		5	5
6分間歩行試験	距離	612m	455m
	最低 SpO_2	96 %	95 %
	最高心拍数	136回/分	138回/分
	最高修正Borg Scale 息切れ/下肢疲労	4/5	7/4

iii）考察

① 術前・術後

本症例は術前の呼吸機能および身体機能は問題なかったが，原発性肺がん（Stage ⅢA）に対して左上葉スリーブ＋S6区域切除術を施行しており，放射線照射による吻合部組織の脆弱性がある患者であった．また，内臓脂肪優位型の肥満や喫煙歴があり，術後は開胸手術による創部痛が強く，せん妄や呼吸器合併症の発症リスクが高い状態であった．術前から開胸手術に備えて早期離床の意識付けと深呼吸・咳嗽練習を十分に行い，術後1日目は創部痛や全身状態を考慮し，離床から体位変換やハフィング，腹式呼吸といったコンディショニング主体のメニューに変更して，合併症の予防を図った．その結果，術後2日目には疼痛が軽減し，自己喀痰が可能となり，離床することができた．その後はエアリークや吻合部のトラブルに注意しながら介入を継続し，術後は呼吸器合併症を発症することなく標準的な入院日数[8) 9)]での退院が可能となった．

② 退院前

退院前評価では，安静時・労作時の低酸素は認めなかったものの，肺活量の改善はまだ不十分（Coach2の術後予測値4,000 × 13/19 ＝ 2,737mLに対して退院前2,200mLのため）であり，労作時の息切れは修正Borg Scale 7と強い息切れが残存していた．したがって，退院後も引き続き深呼吸練習を自主トレーニングとして継続していただき，肺活量および運動耐容能の回復をめざした．また，退院前のPSは2（歩行可能で，身の回りのことはすべて可能だが，軽作業はできない．日中の50％以上はベッド外で過ごす）であり，術後の補助化学療法を受けることが可能な全身状態までは回復しているが，仕事や趣味活動など社会参加・社会交流への復帰をめざすためには，呼吸機能や運動耐容能に加えて，術側上肢機能のさらなる回復が必要と考え，退院時には肩関節可動域練習と筋力トレーニングの指導も行い，理学療法を終了した．

本症例のような場合，**呼吸器合併症リスクを管理しながらADL回復をめざすには，まず術前情報や手術情報からリスクを事前に予測し，そのうえで術後は刻々と変化する状況を正確に評価し，多職種で連携をとりながら適切に介入することが重要である．**

能力養成問題解答

問3 ❶ A（行うよう強く勧められる）

「がんのリハビリテーションガイドライン」[10)]によると，がんによる開胸・開腹手術後の呼吸リハビリテーションの有効性に関しては十分なエビデンスがあり，強く推奨されている．なお，インセンティブ・スパイロメトリーについては単独での効果は証明されておらず，その他のプログラムと組合わせて行う必要がある．

■ 文献

1）EBMの手法による肺癌診療ガイドライン2016年版（悪性胸膜中皮腫・胸腺腫瘍含む）（https://www.haigan.gr.jp/modules/guideline/index.php?content_id=3），日本肺癌学会，2017

2）ECOGのPerformance Status（PS）の日本語訳（http://www.jcog.jp/doctor/tool/ps.html），JCOG，1999

3）Sebio Garcia R, et al：Functional and postoperative outcomes after preoperative exercise training in patients with lung cancer: a systematic review and meta-analysis. Interact Cardiovasc Thorac Surg, 23：486-497, 2016

4）Fearon KC, et al：Enhanced recovery after surgery: a consensus review of clinical care for patients undergoing colonic resection. Clin Nutr, 24：466-477, 2005

5）Ljungqvist O, et al：Enhanced Recovery After Surgery: A Review. JAMA Surg, 152：292-298, 2017

6）Das-Neves-Pereira JC, et al：Fast-track rehabilitation for lung cancer lobectomy: a five-year experience. Eur J Cardiothorac Surg, 36：383-392, 2009

7）日本集中治療医学会早期リハビリテーション検討委員会：集中治療における早期リハビリテーション～根拠に基づくエキスパートコンセンサス～．日本集中治療医学会雑誌，24：255-303，2017

8）柴崎隆正，他：COPD合併非小細胞肺癌に対する胸腔鏡手術の治療成績．日本呼吸器外科学会雑誌，31：141-147，2017

9）高橋正彦，他：呼吸器外科手術における在院日数短縮に対するクリニカルパスの効果．日本クリニカルパス学会誌，10：183-187，2008

10）第2章 食道がん，肺がん，胃がん，肝臓・胆嚢・膵臓がん，大腸がん，前立腺がんと診断され，治療が行われる予定の患者または行われた患者．「がんのリハビリテーションガイドライン」（日本リハビリテーション医学会，がんのリハビリテーションガイドライン策定委員会/編），pp17-28，金原出版，2013

■ 参考文献

・「理学療法MOOK 21　がんの理学療法」（井上順一朗，神津 玲/責任編集，福井 勉，他/シリーズ編集），三輪書店，2017

・「呼吸リハビリテーションマニュアル－運動療法－第2版」（日本呼吸ケア・リハビリテーション学会，他/編），照林社，2012

第1章 4

5 急性呼吸促迫症候群（ARDS）患者に対する長時間腹臥位管理 重症呼吸不全に対して合併症を予防しつつ早期離床をめざすには?

横山仁志

目標

- 重症呼吸不全患者に対する評価について理解する
- 評価結果の解釈をもとに，どのように理学療法プログラム立案をするか理解する
- 重症呼吸不全患者に対する長時間腹臥位管理を例として，ICUにおけるチームアプローチについて理解を深める

1 症例提示

i ）概略

年齢	45歳
性別	男性
診断名	急性呼吸促迫症候群（インフルエンザ肺炎）， 右脛骨高原骨折（呼吸状態の改善後，観血的整復固定術予定）， 右大腿部挫傷，多発擦過傷
身長	175cm
体重	108kg
BMI	35kg/m^2
趣味	ツーリング
職業	警備員
既往歴	高度肥満症

ii ）現病歴

インフルエンザに罹患し，オートバイ運転中に意識混濁をきたし，電柱に衝突した．救急車にて当院救命センターを受診し，即日入院となった．入院後，リザーバーマスク10L/分で投与したものの酸素化が維持できず，非侵襲的陽圧換気※1にてICU管理となった．しかし，意識レベルの低下と呼吸状態のさらなる悪化を認め，入院日の夜間，インフルエンザ肺炎の診断にて挿管下人工呼吸管理となった．人工呼吸器装着後も高い陽圧と高濃度吸入気酸素濃度，鎮痛・鎮静状態で呼吸管理を行うが，頻呼吸と強い吸気努力が持続するため，重症の急性呼吸促迫症候群（Acute Respiratory Distress Syndrome：ARDS）※2と診断され，筋弛緩薬を併用して呼吸管理を行った．

※1　**非侵襲的陽圧換気**：気管挿管を行わず，密着度の高いマスクなどを用いて陽圧換気を行う人工呼吸療法である．主に急性の呼吸不全や心不全，慢性呼吸不全の急性増悪時に活用される．容易に着脱が可能なため，食事や飲水，会話が可能であり，気管挿管に伴う肺炎などの合併症の回避が可能であるが，挿管下陽圧換気に比べ呼吸管理が不十分な点，患者の協力が不可欠な点，マスクの圧迫による皮膚トラブルが生じやすい点などのデメリットがある．

※2　**急性呼吸促迫症候群（Acute Respiratory Distress Syndrome：ARDS）**：ARDSは，肺に対して何らかの急性侵襲が加わって生じる肺血管の炎症性変化と血管透過性亢進が主病態である．それにより重度の酸素化障害が生じ，病期が進行するとしだいに肺の線維化が進み，肺コンプライアンス低下，呼吸仕事量増大や換気障害を生じる．ARDSは，直接肺実質に侵襲が加わる直接肺損傷（肺性ARDS）と全身性の炎症反応に起因する間接肺損傷（肺外性ARDS）の2つに大別され，前者は肺炎や誤嚥，後者は敗血症を原因とすることが最も多い．

コラム　急性呼吸促迫症候群（ARDS）に対する筋弛緩薬の投与

30～40年前の人工呼吸管理は，筋弛緩薬の併用が大半であったが，近年では横隔膜や四肢の筋力低下であるICU獲得性筋力低下（ICU-Acquired Weakness：ICU-AW），人工呼吸関連肺炎（Ventilatory Associated Pneumonia：VAP），下肢静脈血栓症・肺塞栓症などの併発リスクを助長する懸念から併用されなくなっている．しかし，急性期の重症なARDSに限って，人工呼吸との同調性，酸素化の改善，呼吸仕事量の軽減，さらには死亡率の改善につながるために，人工呼吸管理後48時間程度併用される場合がある[1) 2)]．

2　初期評価

i）問診

主訴：鎮静・筋弛緩状態にて主訴なし

ニード：事故前の状態に早く回復してほしい（鎮静状態のため家族より聴取）

ii）フィジカル・アセスメント

ICU入室翌日より，酸素化の改善を主とした呼吸状態の改善をめざして呼吸理学療法開始となった．初回介入時の状況は，筋弛緩薬を使用された深い鎮静状態（ベクロニウム5mL/h，ベンゾジアゼピン3mL/h，フェンタニル2mL/h）であり，RASS（Richmond Agitation Sedation Scale）（第1章-3参照）にて－5（呼びかけ・身体刺激にて無反応）であった．そして循環動態はノルアドレナリン0.2 γ投与下にて血圧110/50mmHg（平均血圧70mmHg前後）で維持されていた．呼吸音は両背側において水泡音（coarse crackle）を伴う顕著な気管支呼吸音化で，分泌物は膿性痰まじりの漿液性で多量であった．

iii）検査結果

人工呼吸器設定は補助調節換気（Assist/Control ventilation：A/C-VC）15回 1回換気量430mL，PEEP：16cmH_2O，FiO_2：0.9の設定で同調し，SpO_2：89～92％で推移し，動脈血液ガス（ABG）はpH7.32，$PaCO_2$：50torr，PaO_2：65torr〔PaO_2/FiO_2 ratio（P/F ratio）＝72〕であり，ARDS重症度分類[3)]において重症であった．ABG以外の血液検査の結果は**表1**に示した．

iv）画像所見

画像所見は胸部単純画像にて両側にびまん性に広がる浸潤影を認め，CTにて背側優位のエアーブロンコグラム※3を含むコンソリデーション※4を呈していた（**図1**）．

表1　他の血液検査

WBC	3,500/μL
CRP	15.9mg/dL
PCT	7.22ng/mL
Hb	7.5g/dL
PLT	104,000/μL
Cre	1.53mg/dL
BVN	11.4mg/dL
Mb	2,707ng/mL
CPK	21,007U/L
乳酸値	4.5mmol

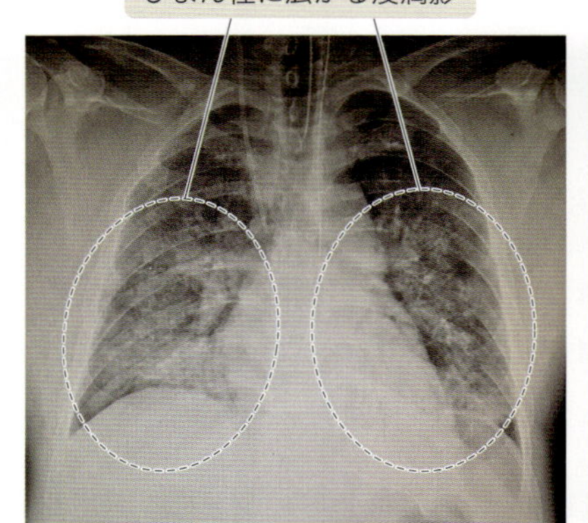

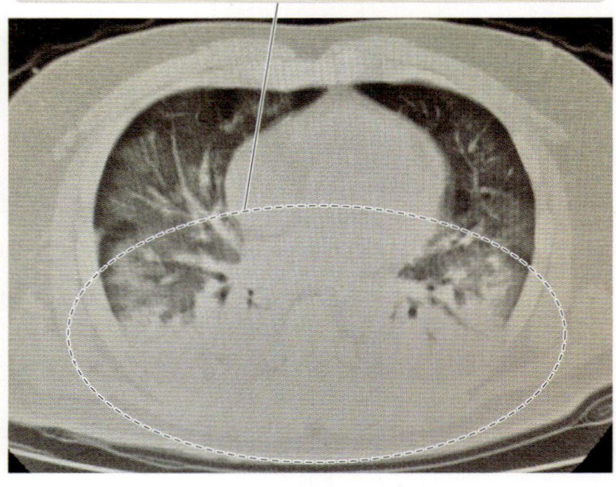

図1　理学療法介入前（ICU入室2日目）の画像所見

※3　**エアーブロンコグラム**：肺水腫・肺炎・ARDSなどの肺胞性の肺病変で含気を失った肺実質内を，含気のある気管支が通る場合，末梢肺野へ向かう樹枝状の気管支透亮像として画像所見上で観察される．

※4　**コンソリデーション**：肺胞や末梢気管支が滲出液や血液などで置換され，その部分のレントゲン透過性が低下（白）した状態をいう．肺炎，肺水腫，肺胞出血，ARDSなどで多く認められ，肺容積の減少は認めないのが一般的である．同義語としてすりガラス陰影，浸潤影などといった用語がある．

3 問題点

本症例における大きな問題点をあげると以下の3つである．

❶重度ARDSによる酸素化不良

❷深鎮静，筋弛緩状態による安静状態

❸高度肥満

本症例は，肺炎による背側優位のびまん性浸潤影を呈しており，人工呼吸管理の状態であった．さらに，酸素化能を維持するための高濃度の吸入気酸素濃度と高い陽圧を付加してもP/F ratio＜100の重度の酸素化不全であり，生命維持が危ぶまれる呼吸状態であった（❶）．そのため，筋弛緩薬を併用した深い鎮静で全身管理された安静の状態におかれていた（❷）．

加えて，本症例はBMI＞35kg/m^{2}と高度の肥満であった（❸）．肥満は，自重によって肺を圧迫し，特に背側の肺拡張を阻害するため，酸素化障害を助長する．このような重症な酸素化能の障害を呈する本症例では，酸素化の新たな改善策がなければ，高度侵襲の治療である体外式膜型人工肺治療（ExtraCorporeal Membrane Oxygenation：ECMO）の導入が検討される症例である．

能力養成問題 解答は次ページ以降に

問1 本症例のような超急性期のARDSにおける理学療法の介入のうち，誤っているのはどれか？

❶ 呼吸状態の改善をめざす呼吸理学療法
❷ 運動機能の低下予防のためのベッド上トレーニング
❸ 覚醒を促進させた積極的な早期離床トレーニング

4 介入

i）理学療法プログラム

❶ポジショニング（長時間腹臥位管理）
❷排痰・肺拡張トレーニング
❸予防的四肢トレーニング

ii）理学療法プログラムの根拠

① 長時間腹臥位管理の有用性

ECMO導入が検討される本症例であるが，発症早期のARDSである点，重度の酸素化障害を有する点，CT画像上背側優位の浸潤影である点で長時間腹臥位管理（図2）の有用性があると考えられた〔コラム「急性呼吸促迫症候群（ARDS）の腹臥位管理」参照〕[4)〜6)]．また，自重によって酸素化障害を助長する高度肥満のARDS患者に対する腹臥位管理の有効性も示されている[7)]．以上の点から，チームカンファレンスにてECMO導入回避目的に，理学療法士から長時間腹臥位管理（❶）を提案し，肺炎治療と水分管理などの全身管理と並行して腹臥位を実施する（チーム）方針となった．

② 排痰・肺拡張の必要性

また，本症例は喀痰過多，鎮痛・鎮静・筋弛緩状態による咳嗽抑制によって気道クリアランスが不十分な状態であった．したがって，腹臥位管理中に背側病変改善の目的で，排痰トレーニングも併用して実施する方向となった（❷）．人工呼吸管理時の無気肺の改善や気道クリア

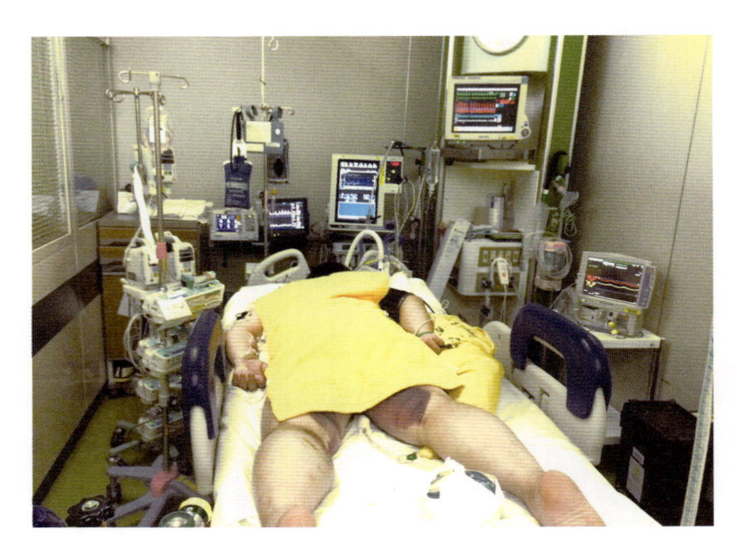

図2　腹臥位管理の実施場面

ランスの促進には，用手的肺過膨張法※5（Manual HyperInflation：MHI）が有効な場合があるが，MHI実施には呼吸器回路を外し，バックを付け替える作業が必要となり，低酸素血症や肺胞虚脱のリスクが懸念される[8) 9)]．そのため，酸素化不良で高い陽圧を維持している症例では実施にリスクが伴う場合がある．したがって本症例に対しては，呼吸理学療法時に一時的に呼吸器設定（1回換気量）を変更し，MHIと同様の効果を認める機械的肺過膨張法※5（Ventilatory HyperInflation：VHI）を医師と協力して実施し，VHI後の肺胞虚脱を予防するために肺胞リクルートメント手技（Recuruitment Maneuver：RM）[10)]も追加して行う方向となった．

※5　**用手的・機械的肺過膨張法**：用手的あるいは機械的肺過膨張法は，無気肺や閉塞気管支の改善や気道クリアランスを促進する目的で行う呼吸理学療法テクニックの1つである．用手的肺過膨張法は，加圧バックを用いて用手的に肺全体や部分的な拡張を促進する方法であり，機械的肺過膨張法は人工呼吸器の設定を一時的に変更して肺拡張を促す方法である．

③ 運動療法について

運動機能・ADLに関しては，鎮痛・鎮静・筋弛緩状態にある期間は，関節運動・筋ストレッチ程度の予防的介入に留めた（❸）．筋弛緩ならびに鎮静状態が解除されるような肺機能の改善が得られれば，覚醒を促し，積極的早期離床・運動へと移行する方針となった．

能力養成問題解答

問1 ❸が誤っている

近年，ICUの人工呼吸器患者に対する早期離床や積極的運動を行う早期リハビリテーションの促進が注目されている[14)]．積極的な介入には，入院や人工呼吸管理に至った原疾患の改善が原則であり，十分な原疾患の改善が認められない本症例のような場合，早期リハビリテーションの開始基準を満たしていないと考えるべきである．したがって優先すべきは重症な酸素化不全の改善である．

コラム　急性呼吸促迫症候群（ARDS）の腹臥位管理[4)～6)]

下側肺障害や重症の酸素化障害に対する腹臥位管理において，背側肺の再拡張（リクルートメント），換気血流比の改善，気道クリアランス効果などによる明白な酸素化の改善は従来から示されているが，生命予後には寄与しないことが一般的であった．近年，多くの研究によって，重症な酸素化障害（P/F ratio＜150）に対して，発症後早期から長時間の腹臥位管理（＞10～16時間）をすることによって生命予後に好影響をおよぼすことが証明されている．一方で，長時間腹臥位管理の実施には，気管チューブの閉塞，褥瘡のリスクが高まることも示され，それらへの配慮が必須となる．

ⅲ）ここがポイント！

長時間の腹臥位管理にはさまざまな調整が必要となる．まず体位変換時のマンパワーの確保である．本症例は高度肥満であり，未治療の脛骨骨折をもち，薬剤を投与するための多くのルートがあるため，安全な体位変換には多くのマンパワーを必要とし，その確保が必須であった．また，重症患者であり，看護ケア，栄養管理，画像評価なども必要であるため，持続した腹臥位管理を行いつつ，それらの時間や時間帯の調整が必要であった．そこで，安全で効率的な腹臥位管理のために，ICUチームへ夜間帯における長時間腹臥位管理を提案した．そして，チーム内で協議し，患者スケジュール（図3）を作成，共有して合併症を回避しながら実施することとなった．このスケジュール表をもとに，長時間腹臥位管理の終了の目安を仰臥位の状態で酸素中毒が回避できる$FiO_2 \leqq 0.5$までの漸減とした．そしてチームの方針を“ECMOを回避し，合併症を起こさず，早期に長時間腹臥位管理から離脱できる肺機能への回復を促進し，早期抜管をめざすこと”として目標を共有して，治療を開始した．

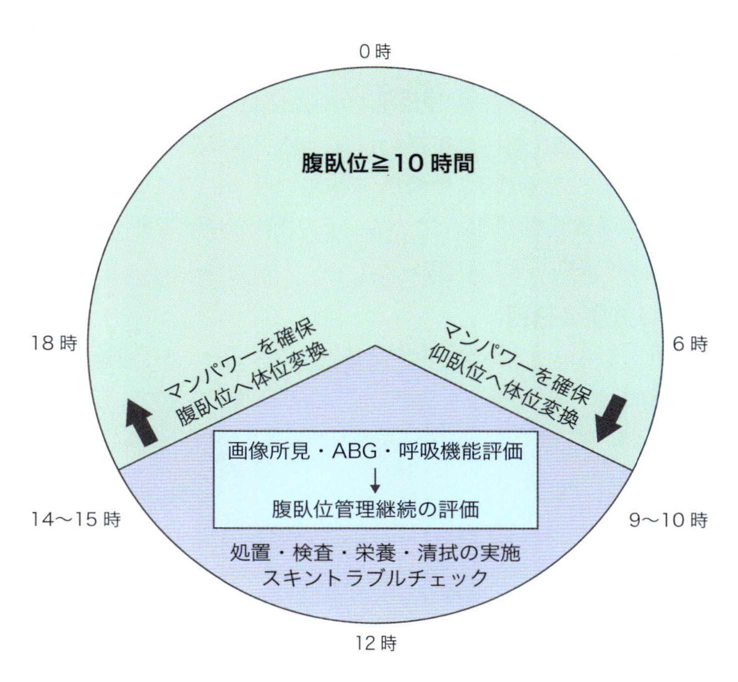

図3　長時間腹臥位管理のタイムスケジュール例

能力養成問題　解答は次ページ以降に

問2 ICUにおける理学療法士の役割について正しいのはどれか？

1. ICUにおいて介入する際に理学療法士は，病状，治療内容，チームの方向性などの理解は不要であり，医師の指示のみにしたがう
2. 理学療法介入時には運動機能の評価，早期離床や運動療法のみを実施する
3. 理学療法士もせん妄に対する評価やアプローチを行う

5 介入結果

i）腹臥位管理時の理学療法（表2）

① ICU入室2日目

ICU入室2日目，仰臥位（人工呼吸器設定は，A/C-VC：15回430mL，PEEP：16cmH_2O，FiO_2：0.9にてP/F ratio：72）にてSpO_2：89～91％であった．スケジュールに則り，マンパワー（6名）を集め，腹臥位管理を開始した（図2）．腹臥位直後，SpO_2には顕著な改善は認められなかった．そこで医師と協力して，排痰目的でVHI（設定は，A/C-PC：15回，吸気圧：20～25cmH_2O，PEEP：5cmH_2O×5～6呼吸×5セット）と用手的な呼気介助を併用して実施する排痰トレーニングを行い，多量の喀痰排出が認められた．喀痰除去後，肺胞再拡張を目的にRM（設定は，PEEP：40cmH_2O×40秒×3セット）を実施し，同設定にてSpO_2：100％へ改善，維持されるようになった．腹臥位管理時の人工呼吸器設定はPEEPをそのまま維持してFiO_2を0.6まで減じ，SpO_2：90～94％を目標としSpO_2をモニタリングしながら長時間腹臥位管理が開始となった．その夜間帯は酸素化・呼吸状態の悪化がなく安定し，翌朝を迎えることが可能であった．

② ICU入室3日目

ICU入室3日目の朝，再度マンパワーを集め，体位を仰臥位に戻すと腹臥位時の人工呼吸器設定ではSpO_2の低下を認め，前日よりは改善を認めるものの呼吸器設定を（A/C-VC：15回430mL，PEEP：16cmH_2O，FiO_2：0.8にてP/F ratio：108）と漸増せざるをえず，日中はそ

表2　ICU入室後からの人工呼吸器設定（仰臥位）とP/F ratioの推移

ICU入室	人工呼吸器設定（仰臥位）			P/F ratio
2日目	A/C-VC：15回430mL	PEEP：16cmH_2O	FiO_2：0.9	72
3日目	A/C-VC：15回430mL	PEEP：16cmH_2O	FiO_2：0.8	108
4日目	A/C-VC：15回430mL	PEEP：16cmH_2O	FiO_2：0.6	150
5日目	A/C-VC：15回430mL	PEEP：16cmH_2O	FiO_2：0.5	238
6日目	PSV：12cmH_2O	PEEP：10cmH_2O	FiO_2：0.5	220

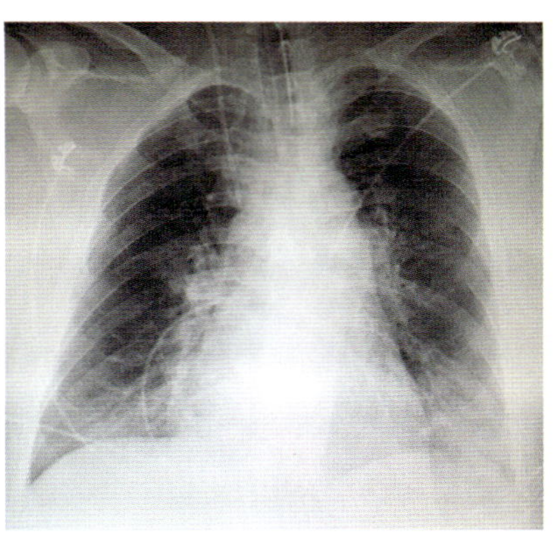
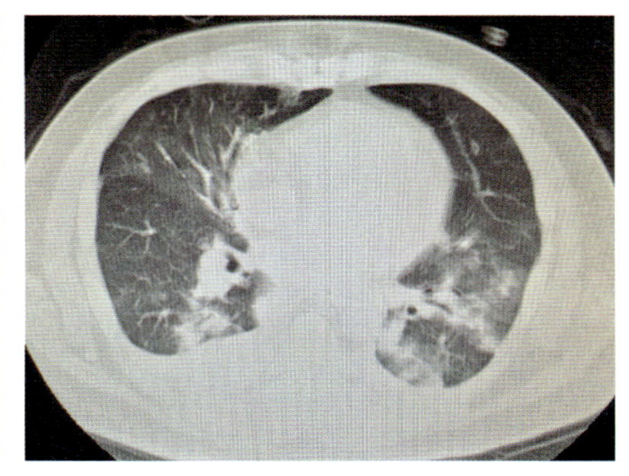

図4　ICU入室5日目の画像所見

の状況でケア，経腸栄養の投与，画像や動脈血液ガス（ABG）の評価などを行った．このような応答から腹臥位管理の有用性が明白となり，チーム方針をECMOの導入を見送り，画像所見の推移を確認しつつ，仰臥位のP/F ratio，仰臥位での人工呼吸器設定の改善が得られるまで，夜勤帯を活用した長時間腹臥位管理とそれに伴う呼吸理学療法を継続することとなった．

③ ICU入室3～5日目

そして，ICU入室3日目，4日目も同様に腹臥位とその直後のVHI＋RMを実施し，翌朝，仰臥位へ戻した際の呼吸器設定が減じられ，仰臥位のP/F ratioも改善傾向を認めた．ICU入室5日目，仰臥位に戻した後，頭部挙上位（head up）を併用することでFiO_2 0.5が維持されはじめたこと，画像所見（図4）にて改善を認めたことを境に，夜間は体位変換時にマンパワーの少ない左右のシムス位に変更し，長時間腹臥位管理は終了となった．

ii）腹臥位管理後の理学療法

同日よりABCDEバンドル[11) ※6]に準じて，筋弛緩薬と鎮静薬を減じ，覚醒を促し，積極的離床を中心とした早期リハビリテーションの導入へとチーム方針を移行した．喀痰過多に対しては頻回なVHIを併用する呼吸理学療法を継続して呼吸管理を行った．

ICU入室6日目にはGCS（Glasgow Coma Scale）でE3-4VTM5-6と意識レベルの改善を認め，自発呼吸モードであるPSV（Pressure Support Ventilation）へと変更が可能となり，人工呼吸器からのウィーニングも開始された．ウィーニングの進行と同時に，午前中にはバイタルサインをみながら理学療法士（2名）を中心として端座位を開始した．端座位は，VHIを活用した排痰・肺拡張トレーニングを併用しながら行った（図5）．午後にはリクライニング車椅子乗車まで実施し，積極的離床を試みた．そしてICU入室7日目には，自発呼吸トライアルを完遂し抜管となった．その後，呼吸状態の悪化，再挿管イベントはなく経過してICUを退室し，骨折後に対するリハビリテーション目的で転院に至ることができた．

※6　**ABCDEバンドル**：ABCDEバンドル（Awakening and Breathing Coordination, Delirium Monitoring/Management, and Early Exercise/Mobility Bundle）とは，人工呼吸患者に対して予後に好影響を与える有効な治療介入を束（バンドル）にして行う治療戦略である．患者の状態をみながら，鎮静薬を中断もしくは漸減し，覚醒の促進とせん妄を調整，早期ウィーニング・抜管の可能性を模索する自発呼吸トライアルを行う．これらと同時に，早期から運動や離床を積極的に促進する介入である．

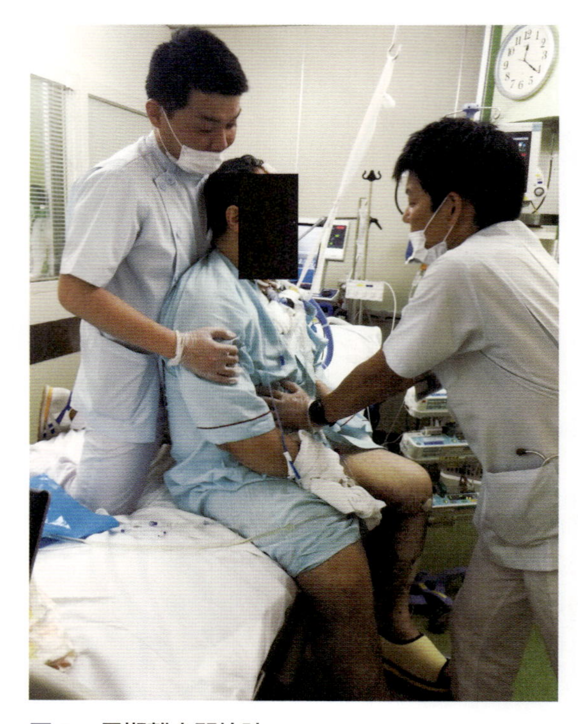

図5　早期離床開始時
VHIを活用した排痰・肺拡張トレーニングを併用しながらの端座位保持.

iii）考察

ICUにおける呼吸理学療法の有効性のエビデンスは乏しく，理学療法単独の介入のみで効果を得るには限界がある[12) 13)]．**本症例のように患者の改善をめざして，ICUチームの体制やチームの一員としての理学療法士の役割の構築，また今後は理学療法士単独の介入に留まらず，他職種と協力して人工呼吸器をはじめとする機器を併用した呼吸理学療法の実施などの工夫や変化が必須となる．**

能力養成問題解答

問2 ❸が正しい

ICUにおけるせん妄は，重要な予後悪化因子にあげられている．その成因は複雑に構成され，薬物療法など有効な治療方法が確立されていない．そのため，せん妄の予防・改善には早期離床やリハビリテーション，環境調整（日時・現状認知の促進，生活リズムの調整，家族の協力等）などの非薬物的介入が最も重要となる[15)]．したがって，せん妄の予防・改善には理学療法士も協力し，チーム全員で対処しなければならない．

■ 文献

1) Papazian L, et al：Neuromuscular blockers in early acute respiratory distress syndrome. N Engl J Med, 363：1107-1116, 2010

2) Alhazzani W, et al：Neuromuscular blocking agents in acute respiratory distress syndrome: a systematic review and meta-analysis of randomized controlled trials. Crit Care, 17：R43, 2013

3) The ARDS Definition Task Force, et al：Acute respiratory distress syndrome: the Berlin Definition. JAMA, 307：2526-2533, 2012

4) Bloomfield R, et al：Prone position for acute respiratory failure in adults. Cochrane Database Syst Rev, CD008095, 2015

5) Guérin C, et al：Prone positioning in severe acute respiratory distress syndrome. N Engl J Med, 368：2159-2168, 2013

6) ARDS診療ガイドライン2016（http://www.jsicm.org/ARDSGL/ARDSGL2016.pdf），日本集中治療医学会・日本呼吸療法医学会・日本呼吸器学会３学会２委員会合同

7) De Jong A, et al：Feasibility and effectiveness of prone position in morbidly obese patients with ARDS: a case-control clinical study. Chest, 143：1554-1561, 2013

8) Paulus F, et al：Benefits and risks of manual hyperinflation in intubated and mechanically ventilated intensive care unit patients: a systematic review. Crit Care, 16：R145, 2012

9) Anderson A, et al：Effects of ventilator vs manual hyperinflation in adults receiving mechanical ventilation: a systematic review of randomised clinical trials. Physiotherapy, 101：103-110, 2015

10) Rival G, et al：Prone position and recruitment manoeuvre: the combined effect improves oxygenation. Crit Care, 15：R125, 2011

11) 氏家良人：ABCDEsバンドル.「ABCDEsバンドルとICUにおける早期リハビリテーション」（氏家良人，他／編），pp41-48，克誠堂出版，2014

12) Andrews J, et al：Nonpharmacologic airway clearance techniques in hospitalized patients: a systematic review. Respir Care, 58：2160-2186, 2013

13) Stiller K：Physiotherapy in intensive care: an updated systematic review. Chest, 144：825-847, 2013

14) 日本集中治療医学会早期リハビリテーション検討委員会：集中治療における早期リハビリテーション～根拠に基づくエキスパートコンセンサス～. 日集中医誌，24：255-303，2017

15) 日本集中治療医学会J-PADガイドライン作成委員会：日本版・集中治療室における成人重症患者に対する痛み・不穏・せん妄管理のための臨床ガイドライン，日集中医誌，21：539-579，2014

6 安定期間質性肺炎患者の外来呼吸リハビリテーション
患者のニードを満たすため，高強度負荷の運動療法をどのように行うのか?

小川智也，渡邉文子

目標

- 間質性肺炎とその安定期における運動療法について理解する
- 間質性肺炎患者に対して，どのような評価を行い，どのように理学療法プログラムを立案するかを理解する
- 運動時に低酸素血症を呈する場合の対処方法，継続的に運動療法を実施していくための工夫を理解する

1 症例提示

i）概略

年齢	69歳	BMI	19.9kg/m^2
性別	男性	趣味	神社参拝
診断名	間質性肺炎	職業	無職
身長	160cm	既往歴	狭心症
体重	51kg		

ii）現病歴

数年前に健康診断で胸部X-P画像の異常を指摘され，当院紹介にて，間質性肺炎と診断された．その後，呼吸器内科を定期通院していた．普段の生活は旅行に出かけるなど活動的で階段や坂道などでは呼吸困難を感じていたが，平地歩行でも呼吸困難を生じるようになってきた．趣味の神社参拝の頻度が減少してきたこともあり，主治医と検討し，外来での呼吸リハビリテーションを導入することとなった．

コラム 間質性肺炎

肺胞隔壁を炎症・線維化病変の基本的な場とする疾患の総称である[1]．特発性間質性肺炎は労作時の呼吸困難と乾性咳嗽，胸部X線所見上のびまん性陰影が主徴である．病識パターンにより種々の独立した疾患群が含まれ，臨床経過や治療反応性が異なることが明らかとなってきた．特発性間質性肺炎のなかでも特発性肺線維症は最も頻度が高く，慢性進行性の経過をたどり，最も予後不良とされている．

2 初期評価

i）問診

主訴：平地歩行での呼吸困難

ニード：平地歩行における呼吸困難の軽減，神社参拝を続けたい

ii）フィジカル・アセスメント

安静時の呼吸数は16～20回/分，呼吸補助筋の使用は認めず，ときどき乾性咳嗽があった．聴診では両側の肺底部背側で吸気終末時に捻髪音（ねんぱつおん）（fine crackle．パチパチ，パリパリという音）が聴取された．安静時のSpO_2：92～94％，心拍数：85回/分であった．

iii）初期評価時の検査結果

① 呼吸機能検査

VC	1.57L
%VC	51.8％
FVC	1.55L
%FVC	51.2％
DLco	8.46mL/min/mmHg
%DLco	71.0％

② 動脈血液ガス分析（室内気）

pH	7.434
$PaCO_2$	40.7torr
PaO_2	74.2torr

iv）画像所見

胸部X線画像では，両側の下肺野の外側優位にびまん性に輪状・網状影がみられ，また肺容量の縮小が認められた（図1）．胸部CT画像では，肺底部，胸膜直下優位に蜂巣肺を認め，牽引性気管支拡張がみられた（図2）．

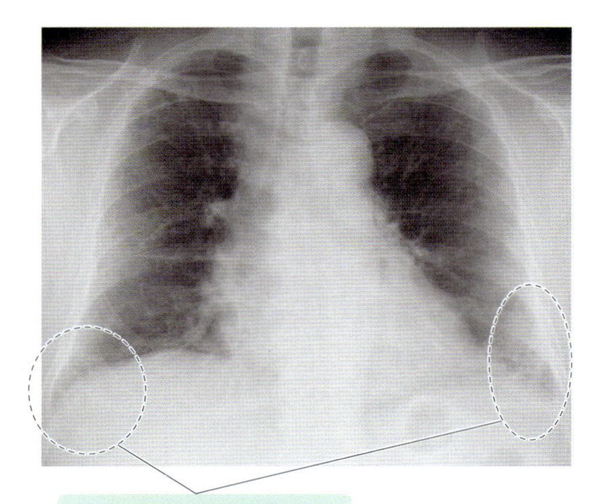

図1　胸部X線画像

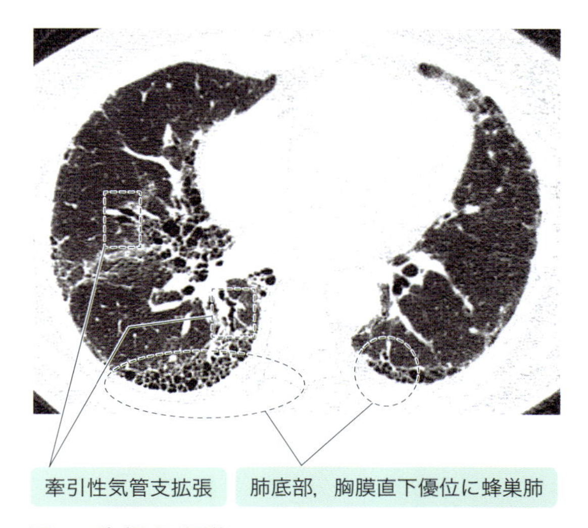

図2　胸部CT画像

v）その他の計測結果

6分間歩行試験	歩行距離	420m
	最低 SpO_2	81%
	最高心拍数	136回/分
	修正Borg Scale　胸/下肢	5/7
自転車エルゴメーターによる心肺運動負荷試験	Peak$\dot{V}O_2$/kg	12.8mL/min/kg
	最大仕事量	52W
	%Peak$\dot{V}O_2$	52%
	最低 SpO_2	84%
	最高心拍数	146回/分
	修正Borg Scale　胸/下肢	5/7
自転車エルゴメーターによる定常運動負荷試験	持続時間	3分20秒
	最低 SpO_2	87%
	修正Borg Scale　胸/下肢	4/7
呼吸困難	mMRC	2
	BDI	7
健康関連QOL（SGRQ）	Symptom	44.5
	Activity	73.8
	Impact	31.0
	Total	44.5
膝伸展筋力		平均 56Nm（右：60Nm，左：52Nm）
握力		平均30.1kg（右：31.6kg，左：28.5kg）
一日の平均歩数		2,081歩

能力養成問題

解答は次ページ以降に

問1 換気障害の分類で拘束性換気障害の指標としているのは呼吸機能におけるどの測定値の対標準値を使用しているか？

❶ % TLC
❷ % VC
❸ % FEV1

問2 評価の指標について正しいのはどれか？

❶ MRCは0が最大の障害である
❷ BDIは12が最大の障害である
❸ SGRQは100が最大の障害である

コラム 間質性肺炎と運動耐容能

間質性肺炎は肺機能障害により，運動耐容能の低下に関係する．間質性肺炎の運動耐容能の減少には肺機能以外にも骨格筋機能異常，大腿四頭筋筋力が関与していると報告されている[2)3)]．呼吸困難は間質性肺炎の主要な症状であり，特に労作時の身体機能低下をきたす．

3 問題点

i）呼吸機能検査より

呼吸機能検査の結果VCは1.57L，予測値に対する割合% VCは51.8 %と拘束性障害を認めた．これらの結果は胸部X線画像から肺容量減少などの所見が認められることと一致していた．安静時のPaO_2は60torr以上あるが，肺拡散能において% DLcoが71.0 %と低下しており，労作時の低酸素血症が予測された．労作時の低酸素血症は呼吸困難の原因となりうる．

ii）運動機能検査より

本症例は自転車エルゴメーターにおける心肺運動負荷試験で% Peak$\dot{V}O_2$が52 %，最低SpO_2は84 %と運動耐容能の低下と運動時の低酸素血症を認めた．また6分間歩行試験においては予測値466.6mに対して420mであり，運動耐容能の低下を認め，最低SpO_2が81 %と運動時の著明な低酸素血症が認められた．

膝伸展筋力は平均で56Nmと若干の筋力低下を認めた．健康関連QOL（SGRQ）のActivityが73.8と高値を示しており，本症例の活動性が低下していることがわかり，また一日の平均歩数も2,081歩と低値を示していた．

iii）問題点と理学療法の方針

以上のことから本症例の主要な問題点は運動耐容能の低下，運動時の低酸素血症，労作時の呼吸困難であり，それらが原因となって健康関連QOLや身体活動性の低下をきたしていると考えられた．

したがって理学療法では運動耐容能と呼吸困難の改善を目的に持久力トレーニングを主体とする運動療法を実施することとした．症例のニードを考慮し，強度に関しては生理学的効果の高い高負荷を選択した．

能力養成問題　解答は次ページ以降に

問3 運動処方について運動強度の決め方で誤っているのはどれか？

❶ SpO_2で設定する
❷ 6分間歩行距離から設定する
❸ 最大仕事量から設定する

4 介入

i）理学療法プログラム

❶歩行による持久力トレーニング
❷自転車エルゴメーターによる定常負荷での持久力トレーニング
❸重錘バンドを使用した下肢筋力トレーニング（臥位にて股関節屈曲位で膝伸展）（図3）
❹鉄アレイを使用した上肢筋力トレーニング（臥位にて肩関節挙上90°で肘伸展）（図4）

ii）理学療法プログラムの根拠

理学療法は運動療法を主軸として実施した．期間は12週間，週2回の期間・頻度で実施した．内容は持久力トレーニング，上下肢筋力トレーニングとし，1セッションは1時間程度とした．

① 持久力トレーニング

持久力トレーニングは歩行と自転車エルゴメーターにて実施した（❶，❷）．歩行における負荷強度は6分間歩行試験より歩行スピードを算出し，80％の高強度負荷で実施した．本症例は6分間歩行距離420m（分速70m），80％負荷で強度を設定すると分速56mとなることより，1分間に約60m歩行するスピードで運動処方した．5分間の連続歩行にて酸素飽和度（SpO_2）が85％となったため，休息を入れSpO_2が回復したら歩行を再開するという方法で，運動時間が計15分となるように実施した．自転車エルゴメーターにおける負荷強度は最大仕事量52Wの80％負荷である42Wで実施した．自転車エルゴメーターはリハビリテーション室にて実施するため，トレーニング時には酸素投与下（鼻カニューレO_2，3L/min）にて実施することとした．

② 上下肢筋力トレーニング

上下肢筋力トレーニングは重錘バンドおよび鉄アレイを用い，最初は楽に上げることができる程度の重量から開始し徐々に重量を増加し適切な強度を決定した（❸，❹）．開始時，上肢は鉄アレイ1.5kg，下肢は重錘バンド3kgの負荷で実施し，1セット10回として，3～5セット行った．

能力養成問題解答

問1 ②の%VC（対標準値肺活量）を使用している

%VC：80％未満を拘束性換気障害と定義している．

問2 ③ SGRQは100が最大の障害である

SGRQは障害なしを0とし，最大の障害は100とされている．

問3 ① SpO_2で設定する

SpO_2は運動療法の中止基準で使用される指標である．

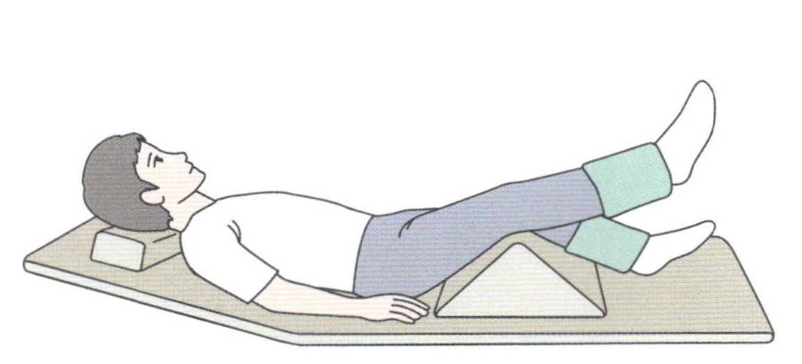
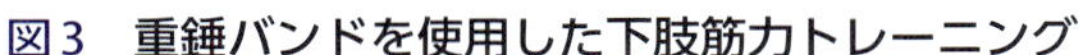

図3　重錘バンドを使用した下肢筋力トレーニング

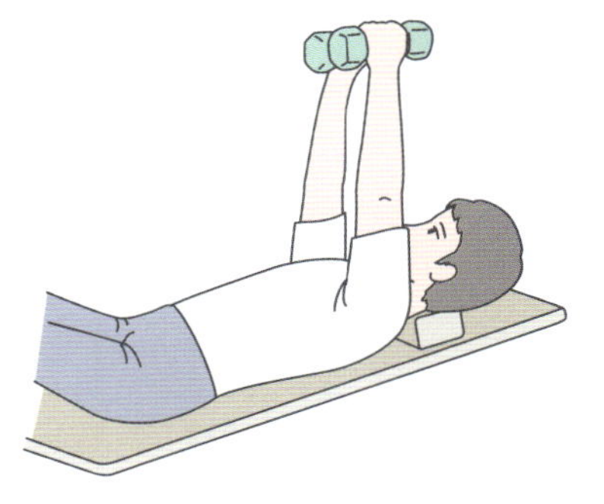

図4　鉄アレイを使用した上肢筋力トレーニング

ⅲ）ここがポイント！

① 長期的な効果のための維持プログラム

運動療法におけるトレーニングの原則として可逆性の原則がある．すなわち，トレーニングを中止した場合，時間とともに効果は消失するとされており，継続が必要である．そのため週2回の外来呼吸リハビリテーション時から在宅での自主トレーニングを指導し，12週間のプログラム終了後も運動療法を継続することが重要である．

「呼吸リハビリテーションマニュアル―運動療法― 第2版」[4] では運動療法の効果を維持するためには週3回以上の運動療法の継続を推奨している．よってプログラム実施中より，在宅での自主トレーニングが継続できるように在宅における理学療法プログラムを併せて指導した．

② 在宅における理学療法プログラム

❶歩行による持久力トレーニング
❷自重を利用した踵上げ運動
❸自重を利用したスクワット

歩行による持久力トレーニングは，リハビリテーション室で実施していることを自宅周囲の平地で強度を保って行ってもらった（❶）．筋力トレーニングはそれぞれ1セットを10回として，3セット実施してもらった（❷，❸）．プログラム終了後に指導内容が実施できているかを確認するために日誌を渡し記載してもらい，1カ月に1回以上その内容を確認した．

能力養成問題　　解答は次ページ以降に

問4　「呼吸リハビリテーションマニュアル ―運動療法― 第2版」[4] で患者個々のPeak$\dot{V}O_2$に対して高強度負荷と定義されている$\dot{V}O_2$は何％か？

❶ 30～50％
❷ 60～80％
❸ 120％以上

5 介入結果（12週間の外来呼吸リハによる変化）

i）フィジカル・アセスメント

安静時の呼吸数や呼吸補助筋の使用，咳嗽は変化なかった．聴診所見にも変化はなかった．安静時のSpO_2は92～94％，心拍数は80回/分であった．

ii）介入前後の計測結果

評価項目		介入前	介入後
6分間歩行試験	歩行距離	420m	475m
	最低SpO_2	81%	87%
	最高心拍数	136回/分	134回/分
	修正Borg Scale　胸/下肢	5/7	2/6
自転車エルゴメーターによる心肺運動負荷試験	最大仕事量	52W	78W
	Peak$\dot{V}O_2$/kg	12.8mL/min/kg	16.0mL/min/kg
	%Peak$\dot{V}O_2$	52%	72%
	最低SpO_2	84%	88%
	最高心拍数	146回/分	138回/分
	修正Borg Scale　胸/下肢	5/7	5/7
自転車エルゴメーターによる定常運動負荷試験	持続時間	3分20秒	30分
	最低SpO_2	87%	88%
	修正Borg Scale　胸/下肢	4/7	5/7
呼吸困難	mMRC	2	1
	BDI	7	8
健康関連QOL (SGRQ)	Symptom	44.5	29.2
	Activity	73.8	53.6
	Impact	31.0	26.2
	Total	44.5	35.0
膝伸展筋力		平均56Nm (右：60Nm，左：52Nm)	平均73.5Nm (右：91Nm，左：88Nm)
握力		平均30.1kg (右：31.6kg，左：28.5kg)	平均36.4kg (右：37.0kg，左：35.7kg)
一日の平均歩数		2,081歩	7,321歩

iii）12週間の介入によって

本症例に対し，週2回の外来呼吸リハビリテーションを実施することで運動耐容能，呼吸困難，健康関連QOL，筋力が改善した．

症例のニードを考慮し，強度に関しては生理学的効果の高い高負荷を選択したことにより，運動耐容能の改善は著明であったと思われる．日常生活での呼吸困難も軽減したため，神社参拝も可能となり活動性が向上し，身体活動量も改善したと思われる．間質性肺炎の健康関連

QOLは呼吸困難との関連が強いことが報告されている[5]ため，本症例でも健康関連QOLが改善したと考えられた．

間質性肺炎の特徴としては安静時に比べ，運動時に著明な低酸素血症を認めることが多い．そのような症例に対し運動療法を行う際には，酸素療法の併用やインターバルトレーニングで実施するなど工夫することで高強度負荷でも十分にトレーニング可能であることが明らかとなった．

文献

1）「特発性間質性肺炎診断と治療の手引き 改訂第3版」（日本呼吸器学会 びまん性肺疾患診断・治療ガイドライン作成委員会/編），南江堂，2016

2）Nishiyama O, et al：Quadriceps weakness is related to exercise capacity in idiopathic pulmonary fibrosis. Chest, 127：2028-2033, 2005

3）Watanabe F, et al：Quadriceps weakness contributes to exercise capacity in nonspecific interstitial pneumonia. Respir Med, 107：622-628, 2013

4）「呼吸リハビリテーションマニュアル－運動療法－ 第2版」（日本呼吸ケア・リハビリテーション学会，他/編），照林社，2012

5）Nishiyama O, et al：Health-related quality of life in patients with idiopathic pulmonary fibrosis. What is the main contributing factor? Respir Med, 99：408-414, 2005

参考文献

・Holland A & Hill C：Physical training for interstitial lung disease. Cochrane Database Syst Rev, CD006322, 2008

問4 ❷の60～80％が高強度負荷と定義されている

患者個々のPeak$\dot{V}O_2$に対して60～80％の$\dot{V}O_2$が高強度負荷と定義されている．$\dot{V}O_2$（酸素摂取量）は呼気ガス分析装置を用いて得られ，$\dot{V}O_2$は運動耐容能そのものをあらわしている．漸増運動負荷試験における最大運動時の酸素摂取量をPeak$\dot{V}O_2$としている．「呼吸リハビリテーションマニュアル―運動療法― 第2版」[4]では高強度負荷は患者個々のPeak$\dot{V}O_2$に対して60～80％と定義されている．

7 誤嚥性肺炎患者に対する急性期呼吸リハビリテーション
高齢患者の嚥下障害/排痰能力低下をみきわめ，理学療法介入によって予後を改善するには？

俵 祐一，森下辰也

目標

- 高齢かつ急性期の誤嚥性肺炎患者について病態・特徴を理解する
- 誤嚥性肺炎患者に対する検査内容および理学所見について理解する
- 検査結果および理学所見をどう解釈し，どのようにリハビリテーションアプローチを立てるのか理解する
- 急性期呼吸リハビリテーションで実施する理学療法とその効果判定について理解する

1 症例提示

i）概略

年齢	72歳
性別	男性
診断名	誤嚥性肺炎
身長	157.5cm
体重	48.8kg
BMI	19.7kg/m^2
趣味	カラオケ
職業	元公務員（県庁職員）
既往歴	5年前の9月脳梗塞（左片麻痺）， 誤嚥性肺炎（5年前の11月，5年前の12月）
入院前ADL	・Barthel Index：25点（食事10点，移乗10点，移動5点） ・起居動作，起立移乗動作見守りレベル ・移動は車椅子駆動にて可能も動作は緩慢 ・食事はセッティングにて車椅子座位にて可能
入院前 内服薬状況	チザニジン塩酸塩（1mg），フェニトイン散（10％），アムロジピンベシル酸塩（5mg），アスピリン（100mg），タムスロシン塩酸塩（0.2mg），カルボシステイン（50％），トラセシド（4mg）

ii）現病歴

当院救急受診の5年ほど前から介護施設に入所中．当院救急受診前日より食欲不振あり，早朝より軽度の発熱および全身倦怠感あり施設職員に連れられて来院した．以前より，食事の際にむせや痰が絡んだようなしゃがれた声に変化する所見あり．もともと痰がらみも多いとのことであった．検査の結果，誤嚥性肺炎の診断にて即日入院．翌日より呼吸理学療法を含めたリハビリテーション開始となった．

コラム　顕性誤嚥と不顕性誤嚥

誤嚥と聞くとむせなどの症状をすぐにイメージできると思うが，実際には誤嚥性肺炎患者の多くは明らかな誤嚥（顕性誤嚥）を契機に肺炎を発症することはまれである．原因ははっきりしないものの，食欲不振や何となく元気がないからと病院を受診し，検査の結果誤嚥性肺炎と診断され治療を開始される患者のほうが多い．このように明らかな誤嚥のエピソードがないものを不顕性誤嚥とよぶ[1]．不顕性誤嚥による肺炎は，就寝中に唾液や胃食道逆流で上がってきた胃内容物を知らずに誤嚥して起こることが多い．誤嚥性肺炎は高齢者に多い．理由としては，就寝中の高齢者は咳嗽反射などの気道防御機能が低下し，知らないうちに唾液などが気道や肺内に垂れ込んでしまうことがあげられる．食事中などにむせなどの誤嚥を示唆する所見を認める顕性誤嚥の場合は，臥位よりも座位時が多いため，気管分岐の形態上右肺に誤嚥物が入りやすいといわれているが，不顕性誤嚥によって発症した誤嚥性肺炎では，発症部位は左右どちらの肺にも起こりうる．

2 初期評価（入院初日）

i）問診

主訴：座るだけできつい，寝返ったり少し動くだけでも苦しい

ニード：呼吸が楽になりたい，もとの施設に帰りたい

ii）フィジカル・アセスメント

安静時より努力性呼吸が出現しており呼吸に合わせて痰がらみが著明に認められた．呼吸補助筋（胸鎖乳突筋，僧帽筋上部線維）の活動が亢進していた．胸郭運動は軽度減弱していたが，横隔膜の可動性は良好だった．胸郭運動に左右差は認めないものの，両側とも柔軟性に乏しかった．

聴診では上気道部に分泌物貯留著明で，前胸部で吸気・呼気ともに粗い断続性ラ音（水泡音，coarse crackle），両下肺野にて呼気時に粗い断続性ラ音（水泡音，coarse crackle）を聴取した．

コラム　柿木の口腔乾燥症臨床診断基準[2]

この診断基準は口腔乾燥症のための評価法であるが，口腔内の乾燥は嚥下障害を引き起こす原因にもなるため，嚥下障害患者の口腔内の状態を把握するためにも有用である．具体的には，0から3度までの4段階に分類し，**0度（正常）**：口腔乾燥や唾液の粘性亢進はない．**1度（軽度）**：唾液が粘性亢進，やや唾液が少ない．唾液が糸を引く．**2度（中程度）**：唾液がきわめて少ない．細かい泡がみられる．**3度（重度）**：唾液が舌粘膜上にみられない，と判断する．細かい泡とは，おおよそ1mm以下の泡あるいは白くみえる泡を指し，粘性亢進は糸引き状態で判定する．1～2mm以上の泡の場合は1度と判定するとされている．

全体像		覚醒良好でよびかけに対して協力的な反応あり． 呼吸はやや促迫で，軽度呼吸困難を認める．
バイタルサイン	血圧	132/83mmHg
	心拍数	98回/分
	SpO_2	98％
	呼吸数	24回/分
	体温	36.5℃
酸素療法（入院初日より）		5L/min（経鼻カニュラ使用下）
投薬状況（入院初日より）		抗菌薬〔メロペネム水和物（MEPM），バンコマイシン（VCM）〕
嚥下機能	RSST※1	1
	MWST※2	3
	FILS※3	3
口腔内乾燥状況		柿木の診断基準2度（中程度）（コラム参照）
片麻痺機能検査（左側）		上肢，下肢，手指ともにStage Ⅲ
関節可動域検査		頸部，体幹，左肩・肘・手指に制限あり
筋力検査（粗大筋力）		右上下肢MMT 4レベル
ADL		体動あり．寝返り可能．食事動作はセッティングにて可能 （動作可能だが食事は嚥下トレーニングのための料理を言語聴覚士の介助のもと行う）
排痰能力		自己排痰不十分，随意咳嗽可能，咳嗽時最大呼気流量（Cough Peak Flow：CPF）は150L/min

※1　**反復唾液嚥下テスト（Repetitive Saliva Swallowing Test：RSST）**：随意的な嚥下のくり返し能力をみる嚥下機能のスクリーニングテスト[3)]．誤嚥との相関があり，安全に行える利点がある．方法は，口腔内を湿らせた後，空嚥下を30秒間くり返す．30秒間で2回以下を異常と判定する．

※2　**改定水飲みテスト（Modified Water Swallow Test：MWST）**：原法の水飲みテストは30mLの水を嚥下してもらう方法だったが，誤嚥が多く危険と判断される症例があることから改定された嚥下機能のスクリーニングテスト[3)]．冷水3mLを嚥下してもらいその反応で評価する．判定方法は，口から出すまたは無反応の場合は判定不能．**1a**：嚥下なし，むせなし，湿性嗄声または呼吸変化あり．**1b**：嚥下なし，むせあり．**2**：嚥下あり，むせなし，呼吸変化あり．**3a**：嚥下あり，むせなし，湿性嗄声あり．**3b**：嚥下あり，むせあり．**4**：嚥下あり，むせなし，呼吸変化・湿性嗄声なし．**5**：**4**に加えて追加嚥下運動が30秒以内に2回可能．

※3　**藤島らの摂食・嚥下障害患者における摂食状況のレベル（Food Intake LEVEL Scale：FILS）**：
患者の嚥下機能診断や原因疾患，一般状態などを考慮して，最終的な嚥下の総合評価に用いられる[3)]．現在の摂食能力を評価し，摂食能力のゴールにも用いることができる．判定基準は以下の通り．

【経口摂取なし】

Lv.1：嚥下訓練を行っていない．**Lv.2**：食物を用いない嚥下訓練を行っている．**Lv.3**：ごく少量の食物を用いた嚥下訓練を行っている．

【経口摂取と代替栄養】

Lv.4：1食分未満の（楽しみレベルの）嚥下食を経口摂取しているが，代替栄養が主体．**Lv.5**：1～2食の嚥下食を経口摂取しているが，代替栄養も行っている．**Lv.6**：3食の嚥下食経口摂取が主体で，不足分の代替栄養を行っている．

【経口摂取のみ】

Lv.7：3食の嚥下食を経口摂取している．代替栄養は行っていない．**Lv.8**：特別食べにくいものを除いて，3食経口摂取している．**Lv.9**：食物の制限はなく，3食を経口摂取している．

【正常】

Lv.10：摂食・嚥下障害に関する問題なし．

iii）初期評価時の検査結果

血液学検査	WBC	8,700/μL	動脈血液ガス分析（室内気）	pH	7.41
	Hb	14.8/μL		$PaCO_2$	40.1mmHg
	PLT	19.9/μL		PaO_2	50mmHg
生化学検査	BUN	26.6mg/dL		HCO^{3-}	25mol/L
	Cre	0.59mg/dL		SaO_2	85.6 %
	CRP	20.75mg/dL	細菌培養検査	喀痰	MRSA（＋）
	TP	7.4g/dL		肺炎球菌	（＋）
				尿中肺炎球菌	（＋）

iv）画像所見

入院時の単純胸部X線画像では，両側中肺野および下肺野縦隔側に浸潤陰影を認めた（図1）．胸部CT画像では，右上葉および両側下葉に浸潤陰影を認めた（図2）．

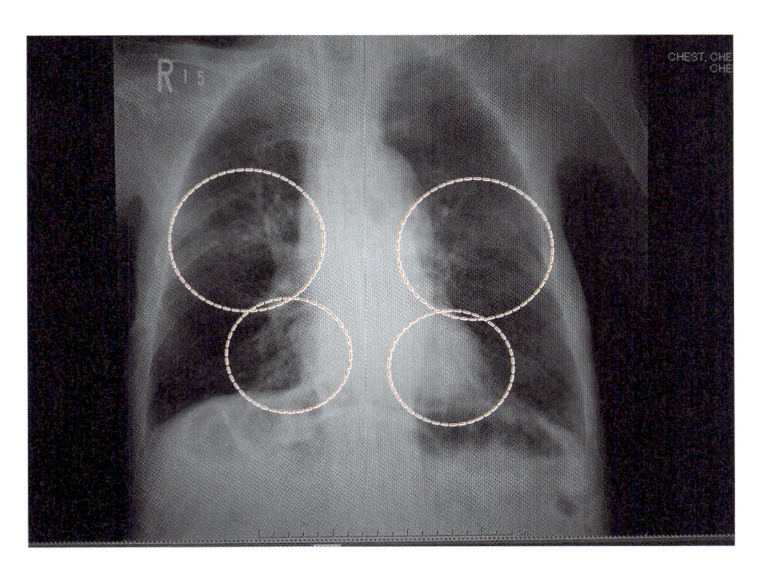

図1　入院時単純胸部X線画像

両側中肺野および下肺野縦隔側に浸潤陰影（◌）を認める．

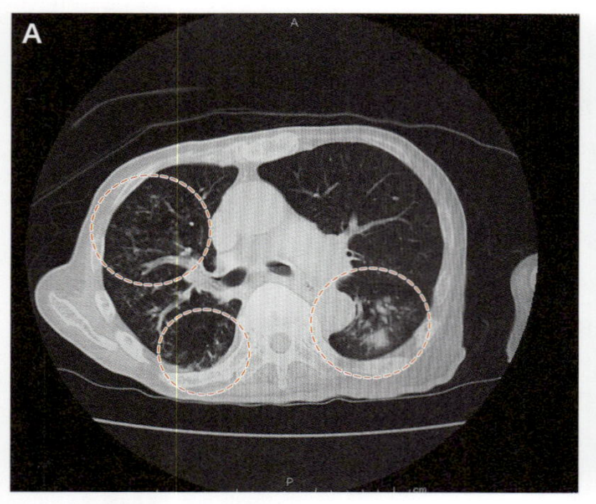

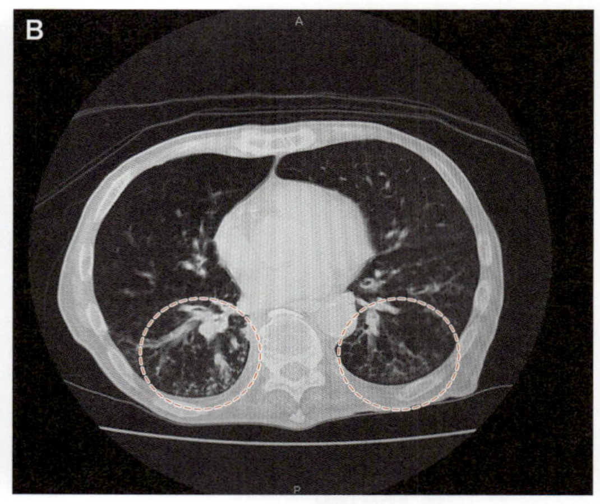

図2　入院時胸部CT画像

右上葉および両側下葉に浸潤陰影を認める．A）気管分岐部よりやや尾側の高さの胸部CT画像．右上葉（S3）および右下葉（S6），左上葉（S3，S4）および左下葉（S6）での病変（◌）が確認できる．B）横隔膜の頂点の位置から数cm上の位置での胸部CT画像．右中葉（S4，S5）および右下葉（S8，S9，S10），左上葉舌区（S4，S5）および左下葉（S8，S9，S10）での病変（◌）が確認できる．

能力養成問題　解答は次ページ以降に

問1　誤嚥性肺炎患者の聴診所見の解釈として間違っているのはどれか？

❶ 前胸部で左右両側とも吸気・呼気ともに粗い断続性ラ音を同程度聴取したため，すぐに看護師に吸引を依頼した

❷ 左下肺野背側の聴診を行うと，吸気・呼気ともに気管支呼吸音が良好に聴取されたため，肺胞の拡張は良好と判断して30度ベッドアップ位で様子をみることにした

❸ 右下肺野外側部で呼吸音が聴取されなかったため，患者を左完全側臥位に体位変換した

問2　本症例の評価の解釈として間違っているのはどれか？

❶ 既往歴に脳梗塞があり，入院前ADLも高くないため嚥下障害を有していた可能性が高い

❷ 促迫呼吸を呈して口腔内はやや乾燥していたが，随意咳嗽は可能でCPFが150L/minあるため，痰の自己喀出に難渋する可能性は低いと考える

❸ 胸部画像上両側下肺野に浸潤陰影を認めるため，不顕性誤嚥による発症が考えられる

3　問題点

i）嚥下障害の可能性

施設入所中であり，移動は車椅子を使用し，食事はセッティングを必要とするなどADLおよび活動性は低い方であった．既往歴に脳梗塞および肺炎にて何度か入院歴があり，食事時の

むせおよび声質の変化も認めていたことから，以前より嚥下障害を有していた可能性は高いと考える．

ii）自己排痰能力の低下

入院時の所見では，酸素投与下で何とかSpO_2は維持されていたが，呼吸困難を伴う努力性呼吸を呈していた．また，聴診上，痰の貯留を示唆する粗い断続性ラ音が両側前胸部や下肺野で聴取され，画像所見からも両側中下肺野（下葉）に浸潤陰影を認めていた（**図1，2**）．加えて胸郭の拡張性および柔軟性低下や，口腔内の乾燥状態は柿木の診断基準2度（中程度）と痰の排出が十分行える状態ではなかった．実際CPFも150L/minと先行研究[4]でいわれている基準値（160L/min）を満たしていない．よって随意的咳嗽は可能だが，痰の排出能力は不十分な状態であることから自己排痰能力は低いと判断でき，排痰法が適応であると判断した．

このような状態では，痰の貯留により酸素化および呼吸困難の改善が遷延し，痰が多い場合は窒息のリスクも高くなる．また，適切な痰のドレナージが行われないことで肺炎の治療も遅延し重症化しやすい．そうなると全身状態も悪化をたどり，臥床時間も長くなるため廃用症候群も起こしやすくなってくる．廃用症候群は四肢などの運動器系だけでなく，消化器系，精神系などにも影響がおよび，嚥下障害のさらなる悪化などから呼吸器合併症のリスクも高くなることが懸念される．

能力養成問題　解答は次ページ以降に

問3　本症例のプログラム立案に関して間違っているものはどれか？

❶ 肺炎は下肺野背側に発症しているため排痰法は腹臥位で実施するのが望ましいが，患者の病態などを考慮し前傾側臥位にて実施する

❷ 筋力練習を実施する際は，呼吸困難の有無やSpO_2を確認しながら行う

❸ 酸素療法から離脱するまでは，排痰法や関節可動域練習などベッド上で可能なものを実施し，酸素療法離脱後より離床を開始する

4 介入

i）理学療法プログラム

❶排痰法（体位ドレナージ＋排痰手技）
❷ポジショニング（完全側臥位，前傾側臥位）
❸関節可動域練習（上下肢，頸部・体幹）
❹筋力トレーニング（上下肢）
❺離床練習（端座位練習，車椅子座位練習）
❻ADL練習（起立練習，車椅子移乗練習，食事練習，車椅子駆動練習）

第1病日（入院初日）より理学療法開始．介入当初は努力性呼吸も出現し，分泌物の貯留が

著明であったため，排痰法やポジショニングを中心に介入した（❶，❷）（図3）．また，ベッド上での四肢および頸部・体幹の関節可動域練習も実施し，加えてSpO_2および呼吸困難の程度を確認しながら，可能な範囲で肩関節屈曲の自動運動，プッシングやキッキングによる抵抗運動での筋力練習も開始した（❸，❹）．第3病日には徐々に呼吸状態も安定してきたため，排痰法に加えて基本動作，ベッドサイドでの車椅子座位練習を開始（❺）（図4）．第6病日には炎症所見も改善傾向であり，分泌物も減少してきたため起立，車椅子移乗練習などのADL練習を中心とした介入を行った（❻）．その後は全身状態改善に合わせて徐々に負荷量を増加し，車椅子駆動練習も開始した（❻）．そして肺炎改善および入院前ADLを再獲得したため，第20病日目にもとの施設へ退院された．

能力養成問題 解答

問1 ❷が間違っている

左下肺野背側の聴診で，吸気・呼気ともに気管支呼吸音が良好に聞こえるのは異常所見である．正常呼吸音は気管支呼吸音と肺胞呼吸音の2種類あり，それぞれ聴取できる部位がおおよそ分けられている．名前の通り気管や太い気管支領域の直上で聴取されるのが気管支呼吸音で，特徴としては吸気・呼気どちらも比較的よく聴取でき，音質も鋭い．肺胞呼吸音は末梢領域にて聴取され，特徴としては吸気で聴取が可能で，呼気時にはほとんど聞こえない．音質も柔らかである．末梢領域にあたる下肺野背側部では肺胞呼吸音が聴取されるのが正常であるため，この問題のように吸気・呼気両方とも鋭く聞こえる気管支呼吸音が聴取されるのは異常所見と判断しなければならない．この場合，原因としては無気肺などで換気が乏しくなっている部位では肺が固くなっており，中枢側のより大きな気管支呼吸音が伝わって聞こえている状況と判断されるため，すみやかに体位ドレナージなどの対策を行う必要がある．

問2 ❷が間違っている

促迫呼吸を呈する患者は口呼吸となり，口腔内の乾燥もより進んでしまう．口腔内の乾燥が進めば同時に咽頭部も乾燥がちとなり，気道から上がってきた痰も含んでいた水分が蒸発し，粘性が増すため喀出困難を招きやすい．また，随意咳嗽が可能でも，CPFが160L/min以下では痰の自己喀出に難渋しやすいといわれている．そのため，本症例においてはより強い咳嗽が可能となるまで排痰のサポートを行う必要がある．詳細は3を参照.

問3 ❸が間違っている

本症例のように，基礎疾患を有してもともとADLが低い患者は入院治療により容易に廃用症候群が進行する．よって，肺炎が改善するのを待ってから離床を開始するのでは対応が遅くなる．主治医と相談し，酸素療法や人工呼吸管理中であっても，呼吸困難の程度やSpO_2の低下が許容される範囲内で，可及的早期より端座位などの離床練習を開始していくことが望ましい．詳細は4を参照.

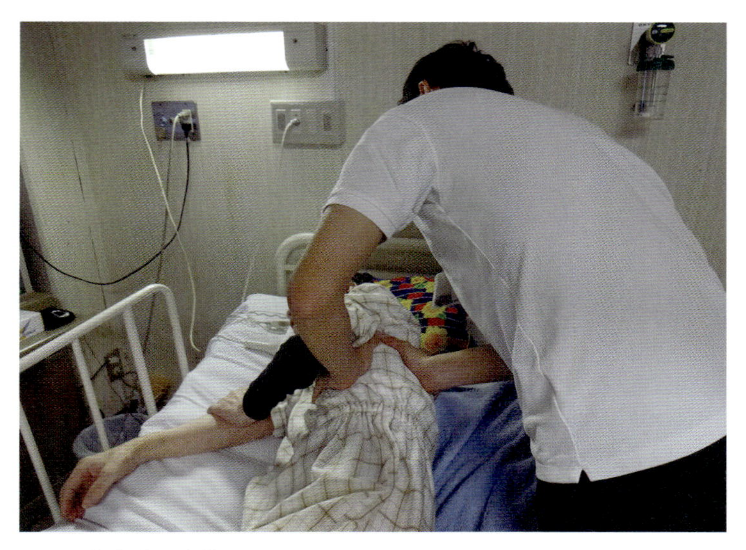

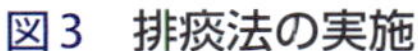

図3　排痰法の実施

左下葉をターゲットに体位ドレナージ＋排痰手技による排痰法を実施している場面.

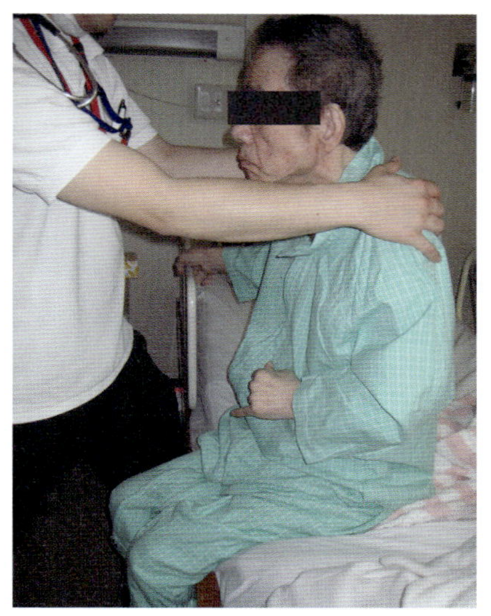

図4　早期離床練習

端座位練習をしている場面.

ii）理学療法プログラムの根拠

本症例はもともとADLおよび活動性は低めの方であるが，肺炎治療による臥床時間の遷延はさらなる廃用症候群を招き，予後を悪化させるため可及的早期より離床など進めていく必要があった．先行研究では，高齢肺炎患者に対して早期からの離床を含めた理学療法介入を行った結果，未介入の群と比較し有意にADLの改善率を向上させ[5]，重症例でも30日以内の死亡率を軽減させることが報告されている[6]．よって，本症例においても，炎症所見が改善傾向を示し，他の所見も問題がなくなった時点で，バイタルサインを確認しながら積極的に端座位や車椅子乗車などの離床を進めた．

iii）ここがポイント！

本症例はもともと施設入所の方で，施設内での生活状況はベッド上または車椅子座位で過ごすことが多かった．その際，ポジショニングや良好な端座位の維持についてあまり積極的に取り組みが行われていたわけではない様子であった．そのためかベッド上仰臥位時だけでなく，車椅子座位時も頸部伸展位が常に維持されており閉口がやや困難な状況であった．このように頸部伸展位が常に維持される症例では舌骨筋が伸展されることで閉口困難となっており，咀嚼および嚥下運動が阻害された状態になっていることが多い．そのため，むせなどの嚥下障害症状が引き起こされやすい．さらには，頸部伸展位が続くことによって嚥下困難のため痰がらみも発生しやすく，呼吸困難が常態化して努力性呼吸を常時引き起こしている状態になるため，胸鎖乳突筋などの呼吸補助筋の活動性が亢進することで，頸部の可動性はますます悪化していく．それら悪循環を断ち切るため，咀嚼および嚥下機能だけでなく呼吸状態の改善を目的として，ストレッチなどの関節可動域練習を行って頸部の柔軟性改善を図っていく必要がある（図5）[7]．

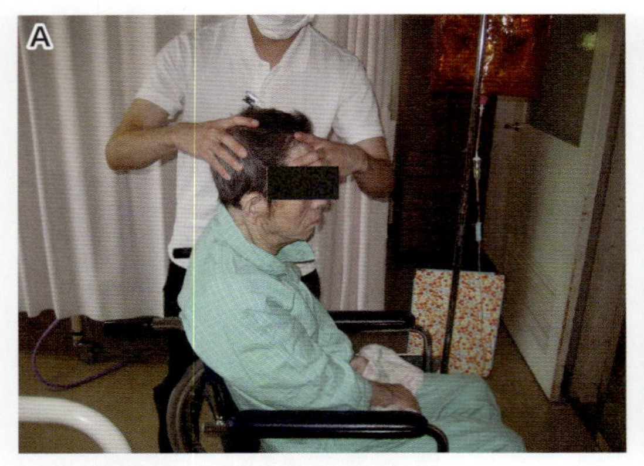

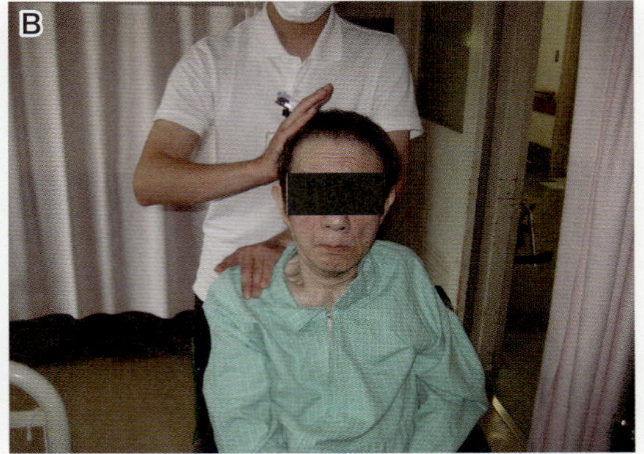

図5　車椅子座位での頸部のストレッチ

A）頸部伸筋群のストレッチ．B）右頸部屈筋群のストレッチ．

注意点　吸引による排痰の回避

自己排痰が困難な患者に対しては，最終的には吸引にて痰を除去する必要がある．しかし，安易に自己排痰不可と決めつけるのではなく，水分摂取や薬物療法，加温・加湿，離床による活動性向上などを図ることで痰の排出を促し，吸引による負担を極力避ける努力をわれわれ理学療法士は怠ってはいけない．不十分であっても随意的咳嗽やハフィングが可能な患者の場合は，前述した補助的手段の他にもポジショニングやアクティブサイクル呼吸法などを駆使することで，自己排痰が可能となった症例も多く経験している．

能力養成問題　解答は次ページ以降に

問4　排痰手技でよく用いられる呼吸介助手技について間違っている説明はどれか？

1. 痰が貯留している胸郭部位を上にし，その部位を徒手的に介助する
2. 介助は患者が息を吐いているときに実施し，吸気の際は邪魔しないよう介助による圧迫を解除する
3. 介助実施時間は最低10分以上行う

5　介入結果

i）治療経過

入院日より14日間の抗菌薬治療を行った．炎症所見（CRP）の推移は第1病日（初期評価時）の20.75mg/dLから第6病日目10.37mg/dL，第10病日目3.02mg/dL，第14病日1.36mg/dLと入院中の再燃もなく順調に改善していった．酸素療法は第14病日に終了し，胸部画像所見上も浸潤陰影の改善を認めた（図6）．

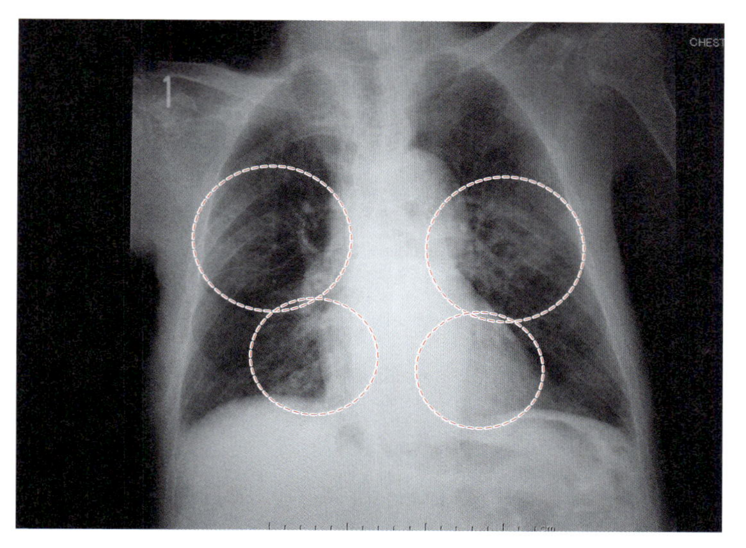

図6　退院前単純胸部X線画像（第14病日）

両側中肺野および下肺野縦隔側の浸潤陰影（◌）は改善傾向を認めている．

ii）退院前評価（第19病日）

嚥下機能	RSST	1
	MSWT	3
	FILS	7
口腔内乾燥状況		柿木の診断基準1度（軽度）
ADL		入院前レベルまで改善．食事は全粥，副菜はミキサー食
排痰能力		170L/min〔咳嗽時最大呼気流量（CPF）〕

iii）考察

本症例に限らず，高齢者の多くは肺炎を発症しても症状が乏しく，さらには非特異的な症状で受診し発見が遅れることも多い[8)]．発見が遅れれば当然治療も遅れ重症化しやすいため，いかに早期に肺炎をみつけて治療を行うかも重要な課題となる．われわれセラピストは毎日多くの患者にかかわっているが，脳血管障害や整形外科的疾患にてリハビリテーションを行っている高齢者でも，特に嚥下障害を疑う所見を有する患者では，臨床の場面において普段から日々の変化を細かくチェックし，誤嚥性肺炎の早期発見に貢献できるよう心掛けていく必要があると考える．

本症例のように**高齢の肺炎患者の場合，嚥下障害と自己排痰能力の低下に注意しつつ，早期からの離床を含めた理学療法介入が患者の予後に重要である．**

文献

1）寺本信嗣，吉田和史：高齢者の肺炎の実態と内科的治療．総合リハビリテーション，43：95-98，2015

2）柿木保明：高齢者における口腔乾燥症．九州歯会誌，60：43-50，2006

3）藤島一郎，他：3 スクリーニングと精査，評価．「嚥下障害ポケットマニュアル 第3版」（藤島一郎/監著，聖隷嚥下チーム/執筆），pp37-62，医歯薬出版，2011

4）Bach JR & Saporito LR：Criteria for extubation and tracheostomy tube removal for patients with ventilatory failure. A different approach to weaning. Chest, 110：1566-1571, 1996

5）Yagi M, et al：Effect of early rehabilitation on activities of daily living in patients with aspiration pneumonia. Geriatr Gerontol Int, 16：1181-1187, 2016

6）Momosaki R, et al：Effect of early rehabilitation by physical therapists on in-hospital mortality after aspiration pneumonia in the elderly. Arch Phys Med Rehabil, 96：205-209, 2015

7）俵 祐一：7章 代表的疾患へのアプローチ 10 誤嚥性肺炎．「臨床アプローチ 急性期呼吸理学療法」（高橋仁美，他/編），pp261-267，メジカルビュー社，2010

8）中村茂樹，他：当院における超高齢者肺炎34例の臨床的検討．日呼吸会誌，46：687-692，2008

9）神津 玲：第1部 呼吸理学療法の標準手技 C 排痰法/気道クリアランス［法］4 体位ドレナージ/体位排痰法．「呼吸理学療法標準手技」（千住秀明，他/監，石川 朗，他/編），pp46-49，医学書院，2008

参考文献

・「嚥下障害ポケットマニュアル 第3版」（藤島一郎/監著，聖隷嚥下チーム/執筆），医歯薬出版，2011

・「誤嚥性肺炎 抗菌薬だけに頼らない肺炎治療」（藤谷順子，鳥羽研二/編著），医歯薬出版，2011

能力養成問題解答

問4 ③が間違っている

呼吸介助手技の実施時間には決まりがない．排痰法全般にいえることだが，終了の目安は原則痰の十分な排出が確認でき，聴診所見，患者の自覚症状，低酸素血症，呼吸状態に何らかの改善をみた場合である[9]．また，安易な実施は患者の負担を増加させるだけになることもあるため，排痰法を実施する場合も，患者がその適応を満たしているか十分検討するべきである．

第 2 章　循環

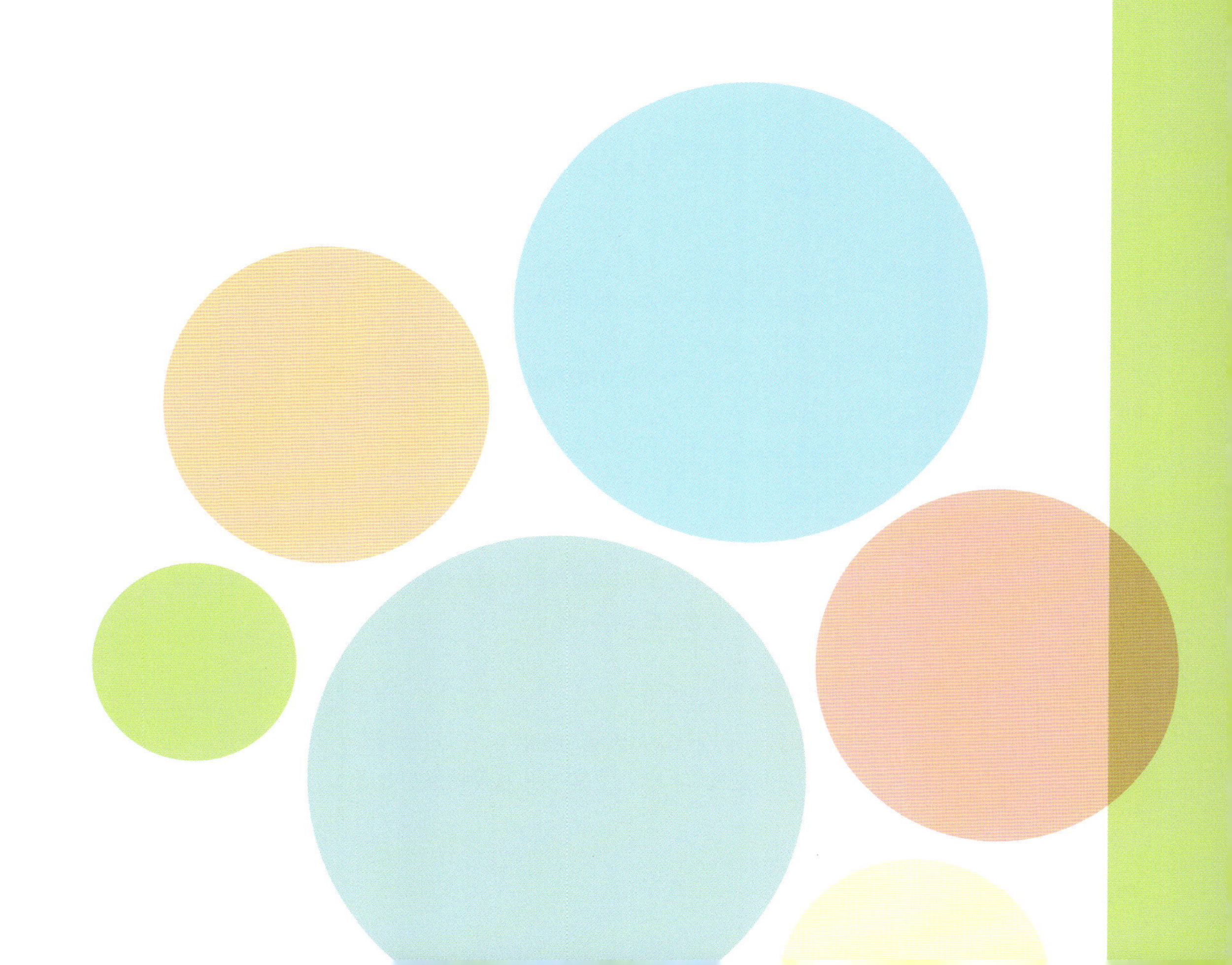

1 高齢心不全患者の入院時／退院後の心臓リハビリテーション フレイルを有する心不全患者の筋力，身体機能，栄養状態を評価し，安全で効果のある理学療法を実施するには？

小薗愛夏，齊藤正和

目標

- フレイルを有する高齢心不全患者について病態・特徴を理解する※1，2
- 高齢心不全患者について，どのような評価を行ったらよいのかを理解する
- 評価結果をどう解釈し，どのような点に注意して理学療法プログラムを立案・実施すべきかを理解する

※1 **フレイル**：フレイルとは「加齢に伴うさまざまな機能変化や予備能力低下によって健康障害に対する脆弱性が増加した状態」と定義されている[1]．

※2 **心不全**：心不全とは「心臓に器質的あるいは機能的な異常が生じて心ポンプ機能の代償が破綻し，左室充満圧の上昇や主要臓器への灌流不全をきたして，それにもとづく症状や徴候が出現している状態」のことである[2]．すなわち，心不全は病気ではなく「状態」であり，理学療法を実施する際には心不全の状態を把握することが重要となる．

1 症例提示

i）概略

年齢	84歳
性別	女性
診断名	うっ血性心不全，虚血性心筋症，労作性狭心症（2009年 冠動脈カテーテル術後），慢性心房細動（Atrial Fibrillation：AF）
身長	156cm
体重	54.0kg（リハビリ介入時48.8kg，退院時47.6kg）
BMI	20.0kg/m^2
趣味	娘との外食
職業	主婦
同居家族	夫
既往歴	高血圧，慢性心不全（2009年），大腿骨骨頭骨折（2009年），骨粗鬆症
家族歴	父親が心筋梗塞を患っていた

ii）現病歴

2009年に慢性心不全による入院加療歴あり．冠動脈カテーテル検査にて左前下行枝（#7）に75％狭窄，左回旋枝（#13）に90％の冠動脈狭窄を認め，冠動脈インターベンション術を

施行した．2009年当時，心房細動は心不全治療に伴い洞調律（Sinus Rhythm：SR）へと改善した．自宅退院後は，かかりつけ医に定期受診していたが，当院入院の前年12月より頻脈性心房細動を認め，心拍数管理を目的にカルベジロール（β遮断薬）処方となった．カルベジロール内服後も徐々に起座呼吸と下腿浮腫が増悪したため，近医へ受診した．その際，心拍数130～150拍/分の頻脈性心房細動を認めていた．胸部X線画像でも胸水貯留の所見を認めており（2－ⅳ)参照），心不全治療目的に当院入院加療となった．集中治療室（ICU）にて酸素投与ならびにジゴキシン（抗不整脈薬），ドブタミン（強心薬），カルペリチド（心不全治療薬）の持続点滴による治療が開始された．心拍数の管理ならびに循環動態が安定した5病日目（入院5日目）に一般病棟へ転室となり，同日より理学療法を開始となった．

コラム　冠動脈の分類

日常臨床では，心臓を栄養する血管の狭窄部位や治療部位をAHA（American Heart Association）の冠動脈分類を用いて表現する．冠動脈の区域により右冠動脈（#1-#4），左主幹部（#5），左前下行枝（#6-#10），左回旋枝（#11-#15）に分類される．

2 初期評価

ⅰ）問診

主訴：歩行時の呼吸困難感，動悸，起座呼吸と下腿浮腫

ニード：自宅に帰って，今まで通りの日常生活を送りたい

ⅱ）フィジカル・アセスメント

意識は清明で従命可能だった．顔面蒼白，口唇チアノーゼはなく，顔色はよく，四肢の末梢は温かかった．安静椅子座位において努力性呼吸は認めず，呼吸回数12回/分程度，呼吸困難感は認めなかった．右下肺野および左下肺野においては肺胞呼吸音が減弱し，呼気・吸気ともに肺底部にて水泡音（coarse crackle）を聴取した．心音ではⅢ音を聴取，また，頸静脈怒張を認めた．一方，室内歩行程度の労作により軽度呼吸困難感の出現および努力性呼吸を認めた．このように，低心拍出を示唆する意識レベル低下，四肢末梢の冷感・湿潤などの臨床所見は認めないものの，左室拡張末期圧上昇を示唆するⅢ音聴取，右房圧や末梢静脈圧上昇を示唆する頸静脈怒張，肺うっ血を示唆する肺胞呼吸音の減弱および水泡音聴取などが認められており，NYHA心機能分類Ⅱ～Ⅲ※3，Nohria-Stevenson分類※4ではwarm-wetと考えられた．

※3　**NYHA心機能分類**：NYHA（New York Heart Association）心機能分類は，日常臨床で汎用されている心不全の重症度の分類であり，安静および日常的な身体活動により生じる疲労，動悸，呼吸困難あるいは狭心痛などの自覚症状によりⅠ度からⅣ度に分類される．**第2章-7**参照．

※4　**Nohria-Stevenson分類**：Nohriaらにより2003年に提唱された心不全の病態を非侵襲的に判断する分類である．うっ血所見（起座呼吸，頸静脈圧の上昇，浮腫，腹水，肝頸静脈逆流）と低灌流所見［小さい脈圧〔(収縮期血圧－拡張期血圧）/収縮期血圧＜25％〕，四肢冷感，傾眠，低ナトリウム血症，腎機能悪化］の有無をフィジカルアセスメントから評価し，心不全の病態を4つに分類したものである．

iii）初期評価時の検査結果

① 生化学検査

WBC	57,000/μL	CK	70U/L	BUN	23.5mg/dL
Hb	11.5g/dL	GOT	25U/L	BG	88mg/dL
Ht	35.3％	GPT	23U/L	T-Bil	1.1mg/dL
TP	4.7g/dL	eGFR	26.2mL/min	CRP	0.63mg/dL
ALB	2.5g/dL	Cre	1.48mg/dL	NT-proBNP	11,261pg/mL

② 経胸壁超音波エコー検査

左室収縮率（LVEF）	53.7％
左房径（LAD）	48mm
左室拡張末期径（LVDd）	55mm
左室収縮末期径（LVDs）	43mm
左室拡張末期容積（EDV-bp）	68.4mL
左室収縮末期容積（ESV-bp）	31.7mL
E/e'	13.39
壁運動異常	心尖部（壁運動低下）

iv）画像所見

胸部X線画像では縦隔の軽度拡大を認めた（図1）．心陰影は左第３弓，左第４弓が突出しており，心胸郭比は62％と心拡大が認められた．左右の肋横角は鈍角であり，右中〜下肺野および左下肺野の透過性は低下しており，胸水貯留が示唆された．

v）その他の情報・計測結果

① 投薬内容

持続点滴薬	ジゴキシン（抗不整脈薬），カルペリチド（心不全治療薬）
内服薬	ジルチアゼム塩酸塩Rカプセル（抗不整脈薬/血管拡張薬），ビソプロロールフマル酸塩錠（β遮断薬），フロセミド錠（利尿薬），アピキサバン錠（抗凝固薬），一硝酸イソソルビド（血管拡張薬/狭心症治療薬）

② バイタルサイン

安静時	血圧	110/62mmHg
	心拍数	70〜80拍/分（不整）
	SpO_2	97％（経鼻カヌラ1L）
歩行後	血圧	114/62mmHg
	心拍数	90〜100拍/分（不整）
	SpO_2	96％（経鼻カヌラ1L）

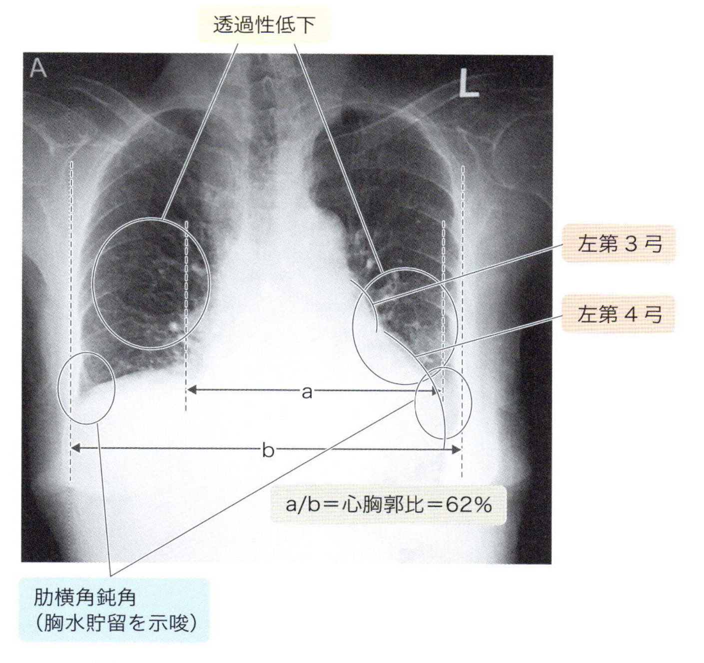

図1　胸部X線画像

③ フレイル評価

Clinical Frailty Scale	4点
SARC-F	4点（Strength 1点，Assistance in walking 0点，Rise from a chair 1点，Climb stairs 2点，Falls 0点）

④ 身体機能

握力	13kg（左右平均）
歩行速度	0.49m/秒
SPPB	5点〔バランス（4点），4m歩行 1点（8.76秒），椅子立ち座り 0点（不可）〕

SPPB：Short Physical Performance Battery

⑤ 認知機能

MMSE	28点（減点項目：見当識）

MMSE：Mini Mental State Examination

⑥ 栄養指標

GNRI※5	82（入院時）
MNA-SF※6	11点（リハ開始時）

※5　**GNRI（Geriatric Nutritional Risk Index）**：GNRIはBouillanneらが2005年に提唱した高齢者を対象とする栄養スクリーニング法である．GNRI=14.89×血清アルブミン（g/dL）+41.7×現体重（kg）/標準体重（kg）にて算出され心疾患患者においても有用性が示されている．

※6　**MNA-SF（Mini Nutritional Assessment Short-Form）**：MNA-SFは，6項目（過去3カ月の食事量減少，過去3カ月の体重減少，自力歩行，過去3カ月の急性疾患・精神的ストレス，神経・精神的問題の有無，BMI）の質問で構成されている簡易型の栄養スクリーニング法である．

⑦ ADL評価

基本的ADL※7	100点
手段的ADL※8	7点/8点（減点項目：買い物）

※7 Barthel Index
※8 The LawtonInstrumental Activities of Daily Living Scale

コラム SPPB（Short Physical Performance Battery）

NIA（National Institute on Aging）によって開発された高齢者の下肢機能を評価する簡易身体能力評価．バランステスト，歩行テスト，椅子からの立ち座りテストの3つの測定項目から構成されている（**図2**）[3]．近年では，EWGSOP（European Working Group on Sarcopenia in Older People）のサルコペニアの診断基準の1つとしても用いられている．

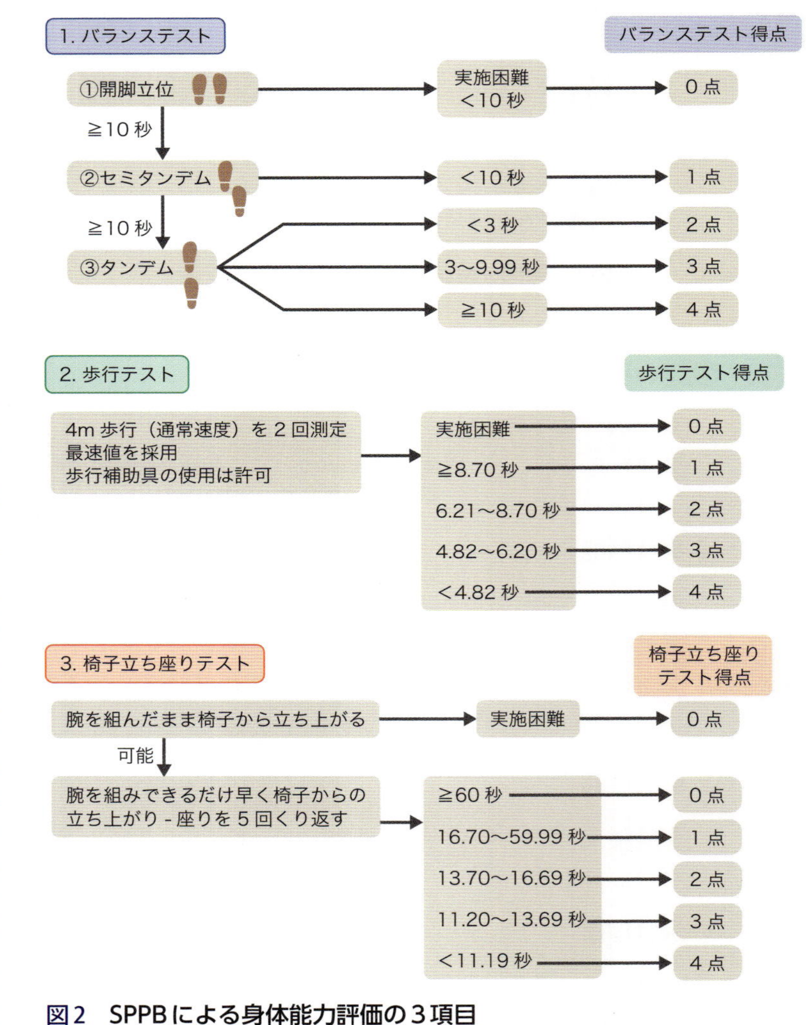

図2 SPPBによる身体能力評価の3項目

SPPBの得点＝バランステスト得点＋歩行テスト得点＋椅子立ち座りテスト得点．

能力養成問題 解答は次ページ以降に

問1 2000年にFriedらが提案したフレイルの評価項目として該当しないものは下記のうちどれか？

❶ 体重増加
❷ 歩行速度の減少
❸ 筋力低下

問2 本症例のような高齢心不全患者に対して理学療法を実施する際に注目すべき評価事項として最も適当なものは下記のうちどれか？

❶ 身体機能やADLレベル
❷ 心臓病の重症度
❸ ❶，❷を含め多角的な評価

3 問題点

i）心不全の状態と加療状況

本症例は，虚血性心疾患を基礎疾患とした症例であり，頻脈性心房細動の出現を契機とした心不全急性増悪により，はじめて心不全加療を目的として入院することになった高齢女性であった．入院後は，酸素投与，抗不整脈薬，強心薬および心不全治療薬の持続投与により，呼吸困難感などの自覚症状は改善し，体水分貯留も軽度改善するなど，心不全治療に良好な反応を示していた．また，強心薬持続投与終了後も低心拍出を示唆する所見は認めず，抗不整脈薬持続投与下では心拍数もコントロールされており，安静時では循環動態は安定化傾向にあると考えられた．

一方，胸部X線画像，経胸壁超音波エコー検査ならびにフィジカル・アセスメントでは，依然として軽度～中等度のうっ血を呈しており，室内歩行程度の軽労作により，努力性呼吸および呼吸困難感を認め，心拍数も20拍/分程度増加するなど，うっ血の改善ならびに心拍数コントロールを目的とした心不全治療の継続が必要な状態であると考えられた．

ii）筋力と身体機能の低下および低栄養

また，本症例は，基本的ADLおよび手段的ADL能力は保たれていたが，握力13kg，歩行速度0.49m/秒，SPPB 5点と身体機能の低下を認めていた．血液生化学検査結果における総タンパク（TP）は4.7g/dL，アルブミン（ALB）は2.5g/dLと両者ともに低値であり，MNA-SF 11点と栄養関連指標は低栄養のリスクが高い状態であった．一般的に心不全患者では，塩分・水分制限のある食事指導や食欲不振によるタンパク質，エネルギー摂取不足ならびに腸管浮腫による栄養素の消化・吸収障害のため，種々の栄養素の欠乏が生じるとされている[4]．これら低栄養や低栄養のリスクが高い症例では，サルコペニア，身体機能低下やADL低下のリスクが高いことが示されている．また，本症例は，入院前より労作に伴う呼吸困難感により身体活動が縮小していたこと，心不全治療に伴う安静により心不全増悪する前に比べて，筋肉量，筋力ならびに身体機能が低下している可能性が考えられた.

iii）主要な問題点

以上のことから，本症例の理学療法を実施するうえでの主要な問題点としては，入院前からの低身体活動および心不全治療ならびに加齢に伴う低栄養，これらに伴うさらなる筋肉量や筋力低下，身体機能低下ならびにADL低下と考えた．具体的には，軽労作によりうっ血ならびに過度の心拍数上昇を伴う頻脈性心房細動と呼吸困難感が出現し，身体活動の拡大が難しく，過度な労作により心不全再増悪のリスクが高いことであった.

能力養成問題　解答は次ページ以降に

問3　本症例に対する理学療法プログラムのうちは最も適当なものはどれか？

1. 有酸素運動
2. レジスタンストレーニング
3. ❶，❷を含む多面的な理学療法プログラム

4 介入

本症例の主要な問題点を踏まえて，理学療法を実施する際には，うっ血や心拍数コントロールが増悪傾向を示唆する検査所見ならびに身体所見がないことを確認した．それに加えて，理学療法による心不全増悪を回避するため，バイタルサインおよびフィジカル・アセスメントから理学療法プログラム（運動頻度，運動強度，運動様式，運動時間ならびに休息時間）を段階的に漸増した．理学療法プログラムの立案は，自宅退院後の日常生活レベルを想定して，身体機能の維持・向上ならびに身体活動の増進を目的に行った．また，本症例は，はじめて心不全増悪を呈したフレイルを有する高齢心不全例であり，心不全再発予防，転倒予防およびフレイルからの脱却によるサクセスフルエイジングを実現するための患者指導，教育が重要と考えた.

能力養成問題解答

問1　❶体重増加

2000年にFriedらは①体重減少，②主観的疲労感，③日常生活活動量の減少，④身体能力（歩行速度）の減弱，⑤筋力（握力）の低下のうち3項目が当てはまればフレイル，1～2項目が当てはまる場合はプレ・フレイルと定義している[12].

問2　❸の❶，❷を含め多角的な評価

フレイルを呈する高齢心不全患者では，身体機能やADLの評価に留まらず，心不全の病態や治療状況の把握，栄養状態，認知機能を含む全身状態および症例をとり巻く社会環境をも含めた多面的な評価が重要となる.

i）理学療法プログラム

❶下肢関節可動域練習
❷上肢・体幹のストレッチ（呼吸と動作を同調）
❸起居動作練習（呼吸と動作を同調）
❹バランストレーニング（ステップ運動，横歩き，継足歩行）
❺レジスタンストレーニング（カーフレイズ，ハーフスクワット）
❻歩行練習

ii）理学療法プログラムの根拠

本症例は，頻脈性心房細動を契機とした心不全急性増悪により入院加療となっており，心拍数コントロールが心不全治療を行ううえで重要なポイントであった．そのため，労作時の心拍数上昇ならびに呼吸困難感の程度や安静状態までの回復状況に加えて，うっ血や低心拍出を示唆する所見が出現しない心拍数～120拍/分程度を上限として理学療法を実施することを医師と相談して決定した．理学療法を実施する際には，ポータブル心電計を装着し，リアルタイムで心拍数の変動をモニタリングしながら運動と休息の調整を行った．

理学療法プログラムの立案にあたっては，心拍数上昇や呼吸困難感を回避する目的に動作と呼吸を同調することを意識したストレッチ，起居動作練習を立案した（❷，❸）．また，本症例は，転倒歴があり，フレイルの改善やADL低下を予防する目的に，下肢関節可動域練習，バランストレーニング，レジスタンストレーニングを実施した（❶，❹，❺）．下肢関節可動域練習は，特に可動域が低下していた股関節および足関節に対して他動的に行った．レジスタンストレーニングは，低負荷，低頻度から開始し，過度の心拍数の変動，呼吸困難感および疲労感のないこと（Borg scale < 13）を確認しながら，運動強度は変えずに，反復回数やセット数を徐々に漸増した．また，運動耐容能や身体活動の拡大を目的に歩行距離や歩行速度を段階的に漸増する歩行練習を立案した（❻）．いずれの理学療法プログラムにおいても，自覚的運動強度の指標であるBorg Scale 13を目安に運動療法プログラムを調整した．

能力養成問題

解答は次ページ以降に

問4 運動療法を実施してもよいのはどれか？

1. 安静時心拍数が通常より20拍/分速い場合
2. 食欲低下は認めないが昨日より体重が3kg増加している場合
3. 心拍数は平常であるが，昨日の疲労感が残っている場合

iii）ここがポイント！

① 心不全の状態の推測

心不全患者の理学療法を安全に実施する際に，心不全の状態を検査所見，バイタルサイン，フィジカル・アセスメントから推測することが重要なポイントである．そのため，理学療法を実施する前に加えて，理学療法実施中も多面的に患者情報を得ながら，心不全が増悪傾向にあ

るか否かを総合的に考察していくことが求められる．Forrester分類※9やNohria-Stevenson分類に代表されるように，心不全の状態を“低心拍出”および“うっ血”を軸にして考えることが有用である．

低心拍出を示唆するバイタルサインやフィジカル・アセスメント所見は，四肢冷感，乏尿，脈圧の低下，労作時の易疲労感，傾眠，記銘力低下，せん妄等の精神症状などいくつか報告されている[5) 6)]．いずれも特異度が低く低心拍出を検出する精度が低いが，低心拍出がないことを確認するうえでは比較的有用である．同様に，うっ血を示唆する所見として，夜間の発作性呼吸困難，起座呼吸，頸静脈怒張，Ⅲ音，Ⅳ音，肺野湿性ラ音の聴取などがある．

※9　**Forrester分類**：Forresterが考案した，Swan-Ganzカテーテルにより得られたデータを用いる心ポンプ機能失調の重症度分類である．肺うっ血の指標である平均肺動脈楔入圧18mmHg，末梢循環不全の指標である心係数2.2L/min/mm^{2}を基準にして4つに分類される．

② 心不全患者および家族への指導/教育

また，自宅退院する心不全患者では，心不全が重症化しないよう早期に治療開始するため，患者本人ならびに家族などに心不全増悪傾向にあることに気づいてもらうことが重要なポイントになる．そのため，理学療法を実施する際に，患者本人に，十分な睡眠がとれているか？ 尿の回数や尿量の低下，体重増加がないか？ 安静時や日常生活程度の労作による呼吸困難感が増悪傾向にないか？ 足や下腿などの浮腫が増悪してないか？ などを確認することが重要である．これらにより，患者本人が心不全徴候のモニタリングの重要性を理解しているか，習慣化しているか，心不全増悪のサインに気づけるかなどを確認する．適切な患者指導/教育は他職種と連携しながら実施することが求められる．さらに，理学療法士は，自宅で実施するセルフエクササイズを指導する際には，運動療法が心不全増悪の契機となることを回避するため，運動療法プログラムの提供のみならず，心不全の状態に応じて運動療法プログラムを中止した方がよい状態，縮小した方がよい状態などの情報も併せて患者や家族に伝える必要がある．

iv）自宅でのセルフエクササイズプログラム

本症例に対して，以下のセルフエクササイズプログラムを指導した．

❶四肢・体幹のストレッチ（運動前と運動後に各5分，毎日）

能力養成問題 解答

問3 ❸の❶，❷を含む多面的な理学療法プログラム

フレイルを呈する高齢心不全患者では，身体機能やADLの改善のみならず，低栄養，認知症，転倒，誤嚥など多面的なリスク評価に応じた理学療法プログラムが重要となる．そのため，一般的に心疾患患者に推奨されている有酸素運動，レジスタンストレーニングのみならず，それぞれの問題に対する包括的な理学療法プログラムの立案が重要となる．

問4 ❸心拍数は平常であるが，昨日の疲労感が残っている場合

疲労感を考慮したうえで，運動負荷量調整のうえ運動療法を実施する．心不全患者において，❶のように安静時心拍数が通常より20拍/分上昇，❷のように1日で体重が3kg増加などの徴候を認める場合，心不全増悪の可能性がある．このような徴候を示す場合は，運動療法は中断することが望ましい．

❷カーフレイズ（10回×3セット，毎日）
❸ハーフスクワット（10回×3セット，毎日）
❹ウォーキング（自宅周囲を10分，毎日）

v）セルフエクササイズのポイント

本症例は，脈拍数のモニタリングが重要であるが，セルフモニタリングが困難であったこともあり，入院時から認めていた，呼吸困難，体重増加，下腿浮腫などの心不全徴候を示唆するセルフモニタリング項目を記録するように指導した．さらに，安静時，日常生活レベルでの呼吸困難感の増悪，動悸の出現，体重50kgを超えた場合，下腿浮腫が増悪傾向にある場合などは，自宅でのセルフエクササイズプログラムは中止し，医療機関に連絡するように指導した．

心疾患患者に対して運動強度を設定する際には，心肺運動負荷試験による嫌気性代謝閾値（Anaerobic Threshold：AT）により，個人の運動能力に応じた処方が可能となっている[7]．しかし，本症例は，心房細動を呈する高齢心不全患者であり，脈拍数のセルフモニタリングが困難であったことから，入院中の理学療法プログラムと心拍数の関係から，Borg Scale 11～12をメルクマールにセルフエクササイズを実施することを指導した．

vi）フレイルに対する運動療法に関するエビデンス

フレイルは加齢に伴うさまざまな機能変化や予備能力低下によって健康障害に対する脆弱性が増加した状態である一方で，しかるべき介入によって再び健常な状態に戻るという可逆性を有している．フレイルに対する介入は数多く報告されており，運動療法と栄養療法をそれぞれ単独で行うよりも併用したほうがフレイルの改善効果を期待できるとされている[8) 9)]．また，心不全患者をはじめとする高齢者の身体活動量は生命予後と関連するとされており，入院中だけでなく退院後の身体活動量の増進を目的とした介入をすることが重要である．

5 介入結果（2週間の入院中の理学療法介入による変化）

i）フィジカル・アセスメント

初期評価時と同様に意識は清明で従命可能であり，顔色はよく，四肢の末梢は浮腫もなく温かかった．聴診上も肺底部の水泡音は消失し，Ⅲ音も聴取されず，安静座位にて，頸静脈怒張は認めなかった．連続200m程度の通常歩行速度の歩行練習においても，呼吸困難感も認めず，努力性呼吸もなかった．

以上のことから，NYHA心機能分類はⅠ～Ⅱ，Nohria-Stevenson分類はwarm-dryと推測された．安静時ならびに自宅での日常生活程度の身体活動レベルでは，低心拍出やうっ血を示唆する所見を認めないと判断した．

ⅱ）介入前後の計測結果

評価項目		理学療法開始時	退院時
フレイル	Clinical Frailty Scale	4点	4点
	SARC-F	4点	5点
	・Strength	1点	2点
	・Assistance in walking	0点	0点
	・Rise from a chair	1点	1点
	・Climb stairs	2点	2点
	・Falls	0点	0点
身体機能	握力（左右平均）	13kg	14kg
	歩行速度	0.49 m/秒	0.50 m/秒
	SPPB	5点	6点
	・バランス	4点	4点
	・4m歩行	1点（8.76秒）	2点（7.92秒）
	・椅子立ち座り	0点（不可）	0点（不可）
認知機能	MMSE	28点（減点項目：見当識）	29点（減点項目：見当識）
栄養指標	GNRI	82（入院時）	88
	MNA-SF	11点（リハ開始時）	12点
ADL	基本的ADL（Barthel Index）	100点	100点
	手段的ADL（Lawton尺度）	7点/8点（減点項目：買い物）	7点/8点（減点項目：買い物）

ⅲ）2週間の介入によって

本症例に対し，初回心不全入院後，心不全治療状況に合わせて段階的に理学療法を行い，理学療法に直接起因する心不全増悪を認めることなく，安全に理学療法を実施できた．初回評価時と比較して，握力，歩行速度，SPPB得点などの身体機能の改善を認めた．さらに，本症例の心不全契機を踏まえた心不全徴候を指導し，自宅でのセルフモニタリングの重要性や心不全増悪時の対処方法について指導し，患者の理解を深めることができた．また，本症例は，心不全増悪の予防に加えて，栄養状態の改善ならびに身体機能維持・向上を目的とした栄養療法と運動療法の継続が重要であった．自宅が遠方であり外来での心臓リハビリテーションプログラムへの参加が困難であったため，栄養療法および運動療法実施状況をかかりつけ医に定期的に確認してもらうように指導した．

近年，心不全患者における身体活動量は予後と関連していると数多く報告がある[10)11)]．それらによると高齢心不全患者における身体活動量の維持・向上を図ることはQOLの維持・向上，再入院の減少，生命予後の改善において重要とされている．一方，個々の症例に応じた至適身体活動量を決定するのはたいへん難しい．そこで，本症例では，歩数計を用いて病棟内での生活における身体活動量を計測し，運動強度の指標とした．また患者およびその家族には日常生活動作における運動強度や安全な身体活動量の拡大方法についても理解してもらうことができた．

このように，フレイルを有する高齢心不全患者に安全で効果のある理学療法を実施するには，心不全治療状況に合わせた理学療法に加え，セルフモニタリングの重要性と心不全増悪時の対処法の指導，栄養療法と運動療法の継続が重要である．

■ 文献

1）葛谷雅文：老年医学におけるSarcopenia & Frailtyの重要性．日本老年医学会雑誌，46：279-285，2009

2）循環器病の診断と治療に関するガイドライン（2010年度合同研究班報告），急性心不全治療ガイドライン（2011年改訂版）（http://www.j-circ.or.jp/guideline/pdf/JCS2011_izumi_h.pdf），日本循環器学会

3）Guralnik JM, et al：A short physical performance battery assessing lower extremity function: association with self-reported disability and prediction of mortality and nursing home admission. J Gerontol, 49：M85-M94, 1994

4）佐藤幸人，他：心不全患者におけるカヘキシー．日本心臓病学会誌，7：177-187，2012

5）循環器病の診断と治療に関するガイドライン（2009年度合同研究班報告），慢性心不全治療ガイドライン（2010年改訂版）（http://www.j-circ.or.jp/guideline/pdf/JCS2010_matsuzaki_h.pdf），日本循環器学会

6）絹川真太郎，筒井裕之：診断へのアプローチ（病歴聴取と身体診察）．日本内科学会雑誌，101：338-344，2012

7）循環器病の診断と治療に関するガイドライン（2011年度合同研究班報告），心血管疾患におけるリハビリテーションに関するガイドライン（2012年改訂版）（http://www.j-circ.or.jp/guideline/pdf/JCS2012_nohara_h.pdf），日本循環器学会

8）Fiatarone MA, et al：Exercise training and nutritional supplementation for physical frailty in very elderly people. N Engl J Med, 330：1769-1775, 1994

9）Bonnefoy M, et al：The effects of exercise and protein-energy supplements on body composition and muscle function in frail elderly individuals: a long-term controlled randomised study. Br J Nutr, 89：731-739, 2003

10）Izawa KP, et al：Usefulness of step counts to predict mortality in Japanese patients with heart failure. Am J Cardiol, 111：1767-1771, 2013

11）Miura Y, et al：Impact of physical activity on cardiovascular events in patients with chronic heart failure. A multicenter prospective cohort study. Circ J, 77：2963-2972, 2013

12）Fried LP, et al：Frailty in older adults: evidence for a phenotype. J Gerontol A Biol Sci Med Sci, 56：M146-M156, 2001

■ 参考文献

・「高齢心不全患者の治療に関するステートメント」（日本心不全学会ガイドライン委員会/編）（http://www.asas.or.jp/jhfs/pdf/Statement_HeartFailurel.pdf）

2 大動脈解離および大動脈瘤の保存療法症例に対する入院/外来リハ
大動脈再解離や動脈瘤拡大のリスクが高い患者に対して運動療法をどう行うのか？

加藤倫卓

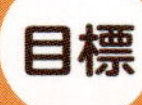

目標
- 大動脈解離および大動脈瘤の病態に応じて，どのような評価を行ったらよいのかを理解する
- 評価結果をどのように解釈し，リハビリテーションプログラムをどう立案するかを理解する
- 病態に応じたリスク管理や悪化の予防，血圧をエンドポイントとした運動療法とその効果判定について理解する

1 症例提示

i ）概略

年齢	70歳代
性別	女性
診断名	Stanford B型急性大動脈解離，腹部大動脈瘤（AAA）
身長	158cm
体重	45kg
BMI	$18.0kg/m^2$
趣味	編み物
職業	ホテルのハウスキーピング．客室の清掃やベッドメーキング，備品の補充，部屋の点検など
キーパーソン	夫
既往歴	腰痛（5～6年前から），高血圧症（7～8年前から），慢性閉塞性肺疾患
喫煙	1日15本，40年間

ii ）現病歴

自宅で毛染め中に上体を曲げたところ急に腰背部痛を生じ，体動困難となった．近医を受診し，腰椎椎間板ヘルニアと腰部脊柱管狭窄症の疑いで仙骨部硬膜外ブロック注射を施行した．疼痛が軽減したため一時帰宅したが，3日後に再度，疼痛が悪化したため再受診しX線画像を撮影したところ，両側腎臓付近に石灰化を伴う大動脈蛇行の所見があり，大動脈疾患が疑われ

緊急搬送された．造影CTを施行し，遠位弓部大動脈〜両側大腿動脈まで解離が認められ，Stanford B型急性大動脈解離と腹部大動脈瘤（AAA）と診断された（図1）．降圧療法を目的にICUへ入室し，3日間のベッド上安静後，離床が開始された．入院リハビリテーション（リハ）プログラム（表1）は標準コースが選択され，病棟で実施した．表2，3に入院リハプログラムの決定の際の基準を示す．その後，第17病日に300m歩行が可能となったところでリハビリテーション室での理学療法が開始となった．

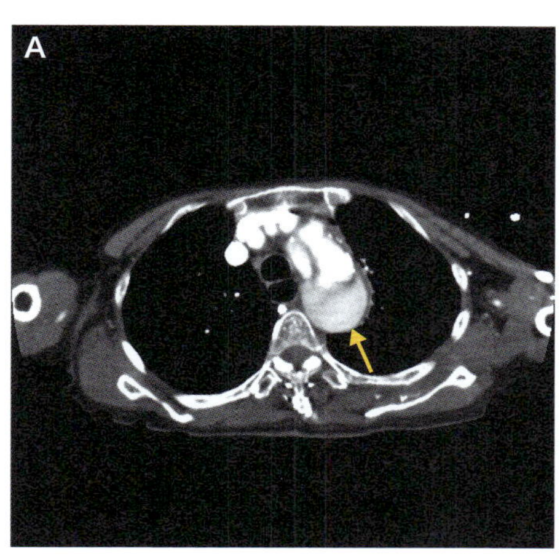

遠位弓部大動脈

B

上行と下行大動脈

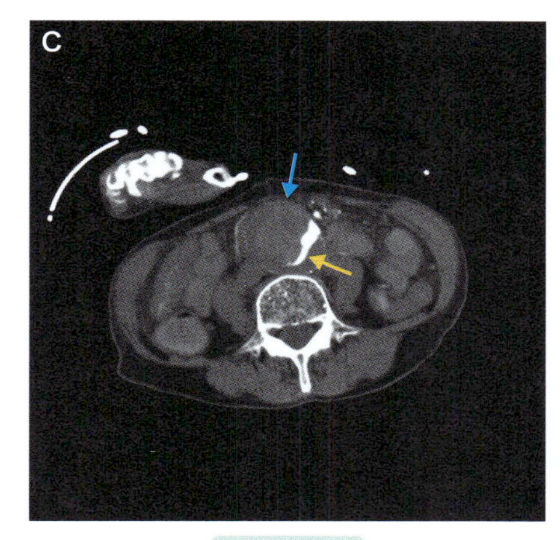

腹部大動脈

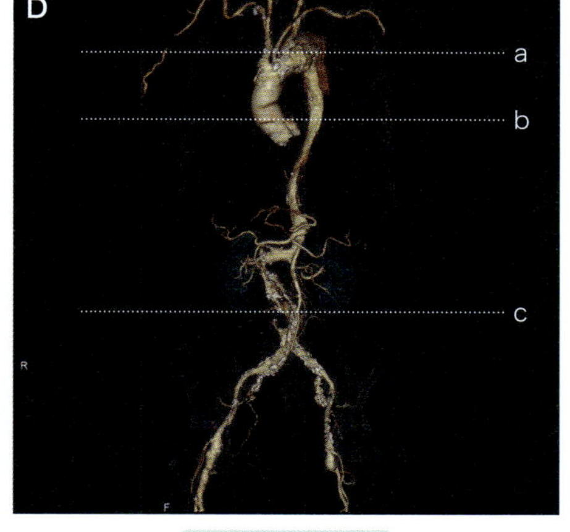

大動脈の全体像

図1　入院時の大動脈造影CT画像

A）遠位弓部大動脈から解離腔（⇨）を認めた．B）上行大動脈に解離は認められずStanford B型偽腔閉鎖型の大動脈解離（⇨）であった．下行大動脈は偽腔閉鎖型の解離（→）が認められた．真腔は偽腔に圧迫されていた（白い部分が真腔，灰色の部分が偽腔）．C）腹部大動脈は偽腔閉鎖型の解離（→）が認められ，拡大していた（最大短径50mm）．真腔は偽腔の拡大に伴い極度に圧迫されており，ULP（⇨）が認められた．D）解離の範囲は遠位弓部大動脈から両側大腿動脈までおよび，全体的に偽腔が真腔を圧迫していた．a，b，cそれぞれの断面像がA，B，C．

表1　入院リハビリテーションプログラム

ステージ	コース	病日	安静度	活動・排泄	清潔
1	標準・短期	発症～2日	他動30度	ベッド上	部分清拭（介助）
2	標準・短期	3～4日	他動90度	同上	全身清拭（介助）
3	標準・短期	5～6日	自力座位	同上	歯磨き，洗面，ひげそり
4	標準・短期	7～8日	ベッドサイド足踏み	ベッドサイド便器	同上
5	標準	9～14日	50m歩行	病棟トイレ	洗髪（介助）
	短期	9～10日			
6	標準	15～16日	100m歩行	病棟歩行	下半身シャワー
	短期	11～12日			
7	標準	17～18日	300m歩行	病院内歩行	全身シャワー
	短期	13～14日			
8	標準	19～22日	500m歩行	外出・外泊	入浴
	短期	15～16日			
			退院		

「日本循環器学会．循環器病の診断と治療に関するガイドライン（2010年度合同研究班報告）大動脈瘤・大動脈解離診療ガイドライン（2011年改訂版），http://www.j-circ.or.jp/guideline/pdf/JCS2011_takamoto_h.pdf（2017年7月閲覧）」より許可を得て転載．

表2　標準リハビリコースの対象

適応基準：Stanford A偽腔閉塞型とStanford B型
- 大動脈の最大径が50mm未満
- 臓器虚血がない
- DICの合併（FDP40以上）がない

除外基準（使うべきでない状態）
1）適応外の病型
2）適応内の病型であるが，重篤な合併症がある場合
3）不穏がある場合
4）再解離
5）縦隔血腫
6）心タンポナーデ，右側優位の胸水

ゴール設定（退院基準）
1）1日の血圧が収縮期血圧で130mmHg未満にコントロールできている
2）全身状態が安定し，合併症の出現がない
3）入浴リハビリが終了・または入院前のADLまで回復している
4）日常生活の注意点について理解している（内服，食事，運動，受診方法等）

「日本循環器学会．循環器病の診断と治療に関するガイドライン（2010年度合同研究班報告）大動脈瘤・大動脈解離診療ガイドライン（2011年改訂版），http://www.j-circ.or.jp/guideline/pdf/JCS2011_takamoto_h.pdf（2017年7月閲覧）」より許可を得て転載．

表3　短期リハビリコースの対象

適応基準：Stanford B型
- 最大短径40mm以下
- 偽腔閉塞型ではULPを認めない
- 偽腔開存型では真腔が1/4以上
- DICの合併（FDP40以上）がない

除外基準（使うべきでない状態）
1）適応外の病型
2）適応内の病型であるが，重篤な合併症がある場合
3）再解離

ゴール設定（退院基準）
1）1日の血圧が収縮期血圧で130mmHg未満にコントロールできている
2）全身状態が安定し，合併症の出現がない
3）入浴リハビリが終了・または入院前のADLまで回復している
4）日常生活の注意点について理解している（内服，食事，運動，受診方法等）

「日本循環器学会．循環器病の診断と治療に関するガイドライン（2010年度合同研究班報告）大動脈瘤・大動脈解離診療ガイドライン（2011年改訂版），http://www.j-circ.or.jp/guideline/pdf/JCS2011_takamoto_h.pdf（2017年7月閲覧）」より許可を得て転載．

iii）その他

入院時 血液検査所見	ALB：3.7mg/dL，T-bil：2.0mg/dL，Cre：1.02mg/dL，AST：61U/L，ALT：28U/L，CK：1,045U/L，CRP：10.9mg/dL，WBC：19,900/μL，Hb：12g/dL，FDP：38.8μg/dL，D-dimer：2.64μg/mL
入院前の内服薬	アムロジピン（Ca拮抗薬），エトドラク（非ステロイド性消炎鎮痛薬），ファモチジン（ヒスタミンH2受容体拮抗薬）．※すべての薬剤は半年前より自己中断．

コラム　大動脈解離の病態と臨床像

大動脈解離とは大動脈壁の中膜の脆弱性が誘因となり，中膜レベルで二層に剥離し，動脈走行に沿って真腔と偽腔の二腔になった状態である．この二腔は剝離した内膜によって隔てられるが，通常1～数個の内膜亀裂をもち，これにより真腔と偽腔が交通する．偽腔に血流がある場合を偽腔開存型，偽腔が血栓化した状態を偽腔閉鎖型という．臨床症状としては多岐にわたり，特に総頸動脈，鎖骨下動脈，腹腔動脈，上下腸間膜動脈，腎動脈などの大動脈分枝血管の閉塞や狭窄により，臓器の虚血症状が出現することがある．

2 初期評価（発症から3～4週目）

i）問診

主訴：体力がとても落ちた，すぐに疲れる

ニード：階段昇降ができること

ii）フィジカル・アセスメント

循環動態	血圧：118/82mmHg，心拍数：72回/分，手足冷感：なし，下腿浮腫：なし
呼吸状態	呼吸数：16回/分，呼吸パターン：胸腹式呼吸，SpO_2：96％（room air），聴診：異常呼吸音なし
分枝血管障害の評価	弓部分枝（腕頭動脈，左鎖骨下動脈）：上肢の血圧差あり（左>右），胸部～腹部分枝（腹腔動脈，上下腸間膜動脈，腎動脈など）：腹部痛なし，便通あり（下痢なし），排尿あり（6～7回/日），下肢分枝（総腸骨動脈，大腿動脈）：左右足背動脈微弱
その他	腹部触診：体表から腹部大動脈の拍動触知可，疼痛：コントロール良好，体温：37.0℃

iii）血液検査

発症後3週目の 血液検査所見	ALB：2.9mg/dL，Cre：0.72mg/dL，AST：17U/L，ALT：23U/L，T-bil：0.5mg/dL，CRP：4.66mg/dL，WBC：7,200/μL，Hb：9.2g/dL

ⅳ）CT画像所見（発症後３週目）（図2）

解離の範囲は，遠位弓部大動脈～両側大腿動脈で入院時と変化はなかった．一方，入院時のCTで下行大動脈は偽腔閉鎖していたが，３週間後のCTでは再開通しており，偽腔開存型に変化していた．また，遠位弓部大動脈に直径51mmの仮性嚢状瘤が新たに認められた．腎動脈以下の腹部大動脈は石灰化を伴い強く蛇行しており，AAAは53mmまで拡大していた．大動脈分枝に大きな血流障害は認められないが，腹腔動脈から続く総肝動脈に血栓による狭窄を認めた．

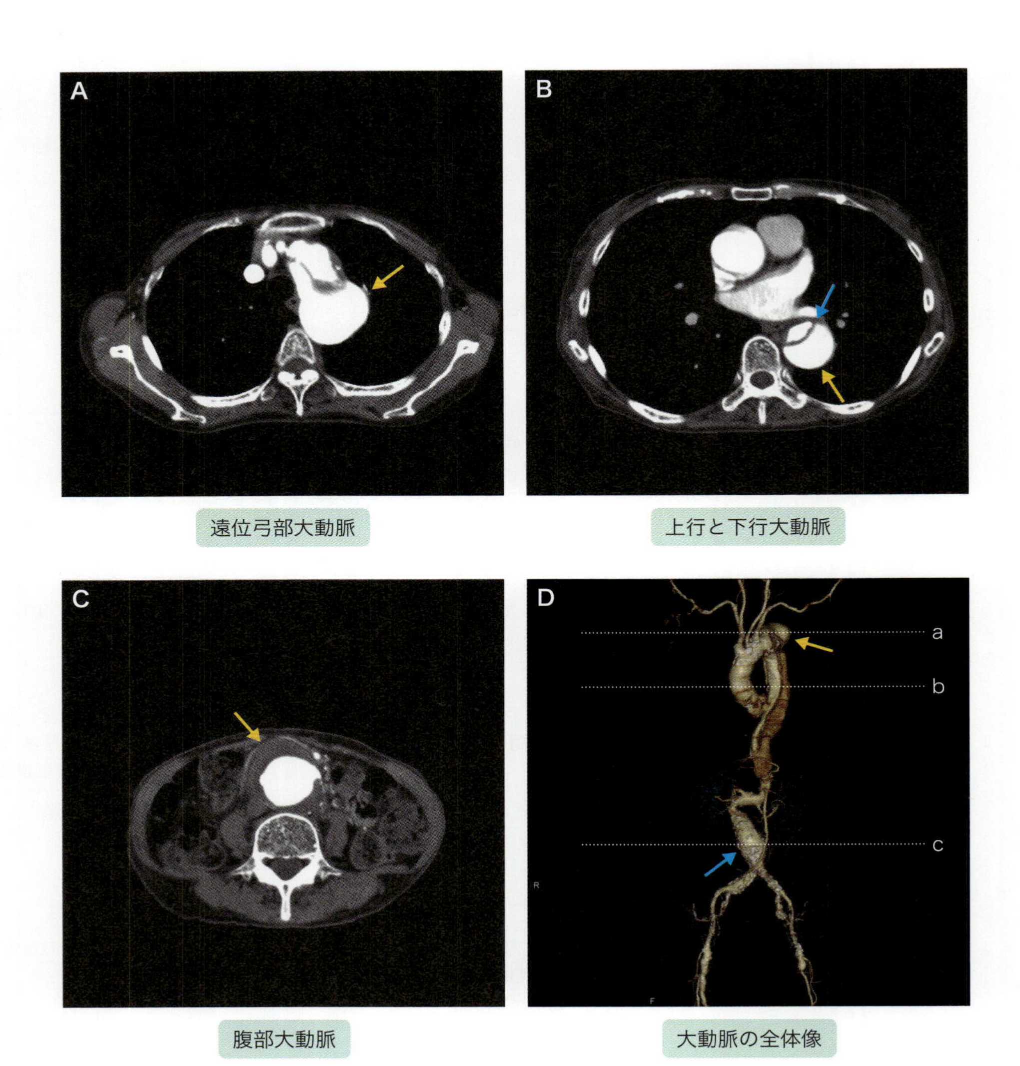

図2　理学療法開始時（発症から3週間後）の造影CT画像

A）遠位弓部大動脈に，直径51mmの仮性嚢状瘤（➡）を新たに確認した．B）下行大動脈は偽腔が再開通しており，偽腔開存型の大動脈解離（➡）に変化していた．真腔と偽腔の間にフラップ（➡）が確認できる．C）腹部大動脈瘤（AAA）は53mmへ拡大．また，偽腔閉鎖型が偽腔開在型へと変化．AAAは壁在血栓（➡）あり．D）遠位弓部大動脈の仮性嚢状瘤（➡）．腹部大動脈瘤（➡）．a，b，cそれぞれの断面像がA，B，C．

v）運動機能（発症後4週目，退院時）

握力	右：17kgf，左：15kgf
膝伸展筋力	右：10.3kgf（%BW：24%），左：11.7kgf（%BW：27%）
通常歩行速度	0.81m/秒
タンデム立位	3秒
SPPB	8/12点（歩行3点，立ち上がり2点，立位バランス3点）
6分間歩行距離（通常歩行速度にて実施）	150mで全身疲労感あり途中終了
MMSE	27/30点
1日の平均歩数	2,341歩/日

SPPB：Short Physical Performance Battery（第2章-2参照）
MMSE：Mini-Mental State Examination

vi）その他

自宅の状況	アパートの2階．エレベーターなし．階段は手すりあり．
退院時の内服処方	アムロジピン（Ca拮抗薬），アジルサルタン（AT1受容体阻害薬），ビソプロロールフマル酸塩（β_1遮断薬），エトドラク（非ステロイド性消炎鎮痛薬），ファモチジン（ヒスタミンH2受容体拮抗薬），酸化マグネシウム錠（便通促進）

能力養成問題

解答は次ページ以降に

問1 胸部大動脈症例（保存療法）の内科的治療に関する記述で正しいものはどれか？

1. 降圧目標は収縮期血圧（SBP）で140mmHg未満とする
2. 軽度の有酸素運動は可能である
3. 降圧薬の第一選択薬はCa拮抗薬である

問2 大動脈解離の画像診断のポイントについて誤っているのはどれか？

1. CTにおいてULPが認められる場合は，偽腔閉塞型から偽腔開存型に変化しやすいため経過観察を慎重に行う
2. 大動脈主要分岐（弓部三分枝，腹腔動脈，上腸間膜動脈，腎動脈など）の評価は，通常のマルチスライスCT（MDCT）では困難である
3. CTでは大動脈弁への解離波及の評価は困難であるため超音波検査が行われる

3 問題点

i ）Stanford B型の大動脈解離と腹部大動脈瘤（AAA）

本症例はStanford B型の大動脈解離であり，発症直後のCTにおいて偽腔は閉鎖していたが，真腔は偽腔に強く圧迫されている状態（真腔は偽腔の1/4以下の径）であった．血液検査においてT-bil，AST，ATL，Creの軽度上昇を認め，腹腔動脈や腎動脈の分枝血流障害（臓器障害）が疑われた．また，AAAも認められた．このことから，入院期のリハプログラムは慎重に進める「標準プログラム」が選択され，厳格な降圧療法と身体活動制限が行われた（**表2，3**参照）．理学療法が開始となった発症後3週目のCTでは，偽腔が再開通して偽腔閉鎖型から開存型へと変化していた．また，新たに遠位弓部大動脈に仮性嚢状瘤やAAAの拡大も認められた．

ii ）身体機能の低下

退院前における身体機能評価において，筋力の著明な低下に加えて，バランス能力と通常歩行速度の低下が認められた．また，6分間歩行試験を完遂できないなど，運動耐容能の低下も認めていた．症例は70歳代ではあるが，もともと身体活動を伴う仕事に従事しており，身体機能の低下が発症前から生じていたとは考えにくかった．症例の身体機能低下の主要因は，長期間の厳格な身体活動制限による筋肉の廃用であると考えられた．また，発症後3週目においても，偽腔の再開通や動脈瘤の拡大に起因する炎症が続き微熱が続いた．食事は7割程度摂取できているものの，ALBは低値を示しており，低栄養状態ならびに炎症による異化の亢進も筋力および筋量の低下に影響していると考えられた．

能力養成問題解答

問1 ❷血圧管理をされた患者において軽度の有酸素運動は可能である

一般に，保存療法例における降圧目標はSBPで105～120mmHgである．手術例における降圧目標はSBPで130mmHg以下である．運動に関して，軽度の有酸素運動は可能であるが，等張性運動は制限が生じる場合がある．保存療法例における降圧薬の第一選択薬はβ遮断薬である[1)]．

問2 ❷が誤っている

大動脈解離の診断に必要となる画像診断のポイントは，①解離の範囲，②偽腔の血流状態，③内膜裂口の有無とその位置，④大動脈主要分枝への解離波及，⑤大動脈弁への解離波及，⑥切迫破裂・心タンポナーデ，⑦ULPの有無とその位置の評価があげられる[4)]．通常，大動脈主要分枝への解離の波及は冠動脈を除き，通常のMDCT検査でほぼ可能である．

ⅲ）主要な問題

AAAの破裂のリスクがあることから，医師は入院中の腹部大動脈人工血管置換術を勧めたが，本人および家族の希望で一度退院してから手術について検討することになった．

以上より，本症例における主要な問題点は大動脈の再解離，遠位弓部大動脈仮性囊状瘤およびAAAの拡大と破裂の可能性，身体活動制限を主因とする筋力および筋量の低下である．退院後は，再解離，遠位弓部大動脈仮性囊状瘤およびAAAの拡大や破裂に対してリスク管理を行いながら，手術に向けて低下した身体機能を改善させることが目標となった．

コラム　大動脈瘤の瘤径と手術適応

胸部大動脈瘤の瘤径の拡大スピードは，1.0〜4.2mm/年と報告されている．通常，CTにて瘤径が55mm以上であった場合は手術適応を検討する．しかし，半年で5mm以上径が増大する場合は拡大スピードが速いと判断し，破裂の危険性が高いため，径が55mmに満たなくても手術を検討する．AAAの拡大スピードは3〜5mm/年といわれているが，瘤径の拡大とともに速くなる[1]．

4 介入

以下のプログラムを第17病日目から行った．

ⅰ）理学療法プログラム

❶静的ストレッチを含むウォームアップ
❷自重を用いた軽負荷の筋力トレーニング（ハーフスクワット，カーフレイズ）
❸片脚立位維持練習
❹歩行練習（快適歩行速度）

ⅱ）理学療法プログラムの根拠

大動脈解離は入院中の急性期Phase Ⅰ，発症から2カ月以内のPhase Ⅱ，発症2カ月以降のPhase Ⅲに分類される[1]．本症例では主に，Phase Ⅱ〜Phase Ⅲにかけての運動介入に焦点を当てた．

すべての運動において血圧をエンドポイントとして，運動中の収縮期血圧（SBP）が130mmHgを上回らないような厳格な管理の下，運動指導を行った（表4）．なお，左右上肢の血圧の測定値に差があり，左上肢の方が高かったことから，血圧測定は左側での測定に統一した．

表4　運動中の血圧，心拍数，Borg Scale

	安静時	ハーフスクワット	片脚立位	300m歩行
血圧	112/60mmHg	120/69mmHg	116/76mmHg	125/85mmHg
心拍数	78回/分	89回/分	87回/分	93回/分
Borg Scale（胸/下肢）	—	10/12	9/11	12/11

① 静的ストレッチを含むウォームアップ

ウォームアップは，身体を安静状態から運動へ移行させる準備段階であり，約10～15分程度かけて行った（❶）．静的なストレッチ中は血圧の上昇が生じないことが知られている．また，静的なストレッチ後は血管拡張反応により血管抵抗を減少させ，その後に行う主運動の過度な血圧上昇を予防する役割がある[2)]．

② 自重を用いた軽負荷の筋力トレーニング

軽負荷の筋力トレーニングは，自宅でも可能な自重を用いたハーフスクワットとカーフレイズを指導した（❷）．筋力を増加させることにより，日常における身体活動をより少ない生理，心理的負担で行うことができるようになり，活動時の過剰な血圧上昇も予防することが可能である．これらの運動は，運動中の血圧測定を行い安全性を確認した．

③ 片脚立位維持練習

バランス機能の低下も認められたことから，片脚立位維持練習を指導した（❸）．片脚立位は静的な運動であり血圧の上昇幅も大きくないことが利点である．また，バランス機能の向上により歩行機能の改善も期待できる．一方で，静的な運動であるため息をこらえないように指導した．

④ 歩行練習

歩行は500m程度のウォーキングを指導した（❹）．歩行速度は快適歩行速度（本症例では約50m/分）とし，その際の血圧を測定し安全性を確認した．なお，平地歩行トレーニング中の血圧測定は困難なため，歩行直後にすみやかに測定した．また，外来リハでは，簡易な運動負荷試験（トレッドミルにて歩行速度を漸増しながら血圧を測定）を行い，SBP：130mmHg以内，かつ呼吸困難感がBorg Scale 12以内の最大歩行速度を測定し，ウォーキング時の推奨歩行速度として指導した．

ⅲ）ここがポイント！

① 血圧管理

本症例は，入院中に大動脈解離の偽腔が再開通し，胸部およびAAAを合併したため，動脈瘤拡大の予防のため厳格な血圧管理が必要であった．このため，退院後のことも考えて日常生活において血圧上昇を避ける方法の指導を十分に行った．具体的には階段昇降，買い物，洗濯，寝具の出し入れなどの重量物の運搬，排便時の力みに注意し，事前に模擬動作を施行して血圧の変化を評価して，どのような動作で血圧が上昇しやすいかの確認を行った．また，血圧手帳を渡し，測定時間帯および記入方法の指導を行った．さらに，血圧上昇の予防のため，禁煙と塩分摂取制限も併せて指導した．

② 運動療法への理解

その一方で，身体活動に伴う血圧上昇に対する過剰な心配から，自己にて極度な身体活動の制限をしてしまう可能性があった．本症例は退院後に手術を行う可能性があり，術前に極度に低下した身体運動機能を回復させることは重要であった．そのため，それぞれの運動療法において，血圧をエンドポイントとした評価をしっかりと行い，安全に実施できる範囲を十分に説明して，運動療法の理解を求めることが必要であった．

能力養成問題　解答は次ページ以降に

問3 急性期のStanford B型大動脈解離リハプログラムにおいて短期リハビリコースを適応すべきでない病態はどれか？

❶ 大動脈の最大短径が40mm未満
❷ 偽腔開存型では真腔径が全内腔径の1/4以上
❸ 偽腔閉鎖型でULP（Ulcer Like Projection）を認める

5 介入結果（退院2カ月後の外来リハによる変化）

i）フィジカル・アセスメント

循環動態，呼吸状態，分枝血管障害に大きな変化はみられなかった．自宅での血圧の測定値は，退院後に一時的に高くなったが，アムロジピン（Ca拮抗薬）の増量とアジルサルタン（AT1受容体阻害薬）の追加投与により，SBP：110mmHg前後で安定していた．

ii）血液検査

退院2カ月後の血液検査所見	ALB：3.4mg/dL，Cre：0.78mg/dL，T-bil：0.3mg/dL，CRP：1.35mg/dL，WBC：8,700/μL，Hb：10.2g/dL

iii）CT画像所見

解離の範囲と偽腔の状態は，退院時と変化はなかった．遠位弓部大動脈仮性嚢状瘤の径に変化はなかった．AAAは退院時に53mmだったのが54mmへ拡大していた．

iv）運動機能

大動脈解離において，急性期を過ぎた後の運動中の血圧はSBP：140mmHg以下まで許容されているが，十分なエビデンスはない．また，動脈瘤拡大のリスクをもつ患者の適切な運動処方は一定の見解が得られていない．しかし，本症例は入院中に極度の運動機能の低下を認め，

表5　運動機能と身体活動量の変化

	退院時	退院後2カ月時
握力	右：17kgf，左：15kgf	右：18kgf，左：17kgf
膝伸展筋力	右：10.3kgf（%BW：24%）， 左：11.7kgf（%BW：27%）	右：14.3kgf（%BW：31%）， 左：13.7kgf（%BW：30%）
通常歩行速度	0.81m/秒	0.99m/秒
SPPB	8点	10点
6分間歩行距離	150m	280m
1日の平均歩数	2,341歩/日	4,590歩/日

近々行うかもしれない手術の前に少しでも運動機能の改善を図る必要があった．以上を踏まえて，退院後の生活において十分な血圧管理を行い，さらに血圧をエンドポイントとして行った軽負荷の運動療法によって，大動脈瘤の著明な拡大や破裂を予防しながら，ある程度の運動機能の改善が認められたと考えられた（**表5**）．

v）おわりに

本症例のように**大動脈の再解離や動脈瘤拡大のリスクが高い患者に対するリハにおいては，運動療法の目的を医師としっかりと共有し，さらに患者の理解を得たうえで行うことがきわめて重要である**．しかし，退院後2カ月時のCRPは依然として高く，CRP値が高いほど大動脈拡大のリスクが増加することが報告されていることから[3]，今後も注意深い観察とリスク管理が必要であると考えられた．

文献

1）循環器病の診断と治療に関するガイドライン（2010年度合同研究班報告），大動脈瘤・大動脈解離診療ガイドライン（2011年改訂版）（http://www.j-circ.or.jp/guideline/pdf/JCS2011_takamoto_h.pdf），日本循環器学会

2）Kato M, et al：Stretching Exercises Improve Vascular Endothelial Dysfunction Through Attenuation of Oxidative Stress in Chronic Heart Failure Patients With an Implantable Cardioverter Defibrillator. J Cardiopulm Rehabil Prev, 37：130-138, 2017

3）齊藤正和，他：急性大動脈解離術後患者に対する入院期および回復期心大血管疾患リハビリテーションの安全性と効果．心臓リハビリテーション，14：174-179, 2009

4）林 宏光：大動脈解離.「循環器臨床サピア 6　心血管CTパーフェクトガイド」（川名正敏/責任編集，坂井晶子/編集協力），pp206-215，中山書店，2010

参考図書

・「「なぜ」から導く循環器疾患のリハビリテーション 急性期から在宅まで」（内 昌之，高橋哲也/編），金原出版，2015

・「新・心臓病診療プラクティス 15　血管疾患を診る・治す」（小室一成/編），文光堂，2010

能力養成問題 解答

問3 ❸偽腔閉鎖型でULP（Ulcer Like Projection）を認める

一般に，Stanford B型大動脈解離リハプログラムにおいて短期リハビリコースを適応可能な病態として，最大短径40mm未満，偽腔閉鎖型ではULPを認めない，偽腔開存型では真腔が1/4以上，播種性血管内凝固症候群（DIC）の合併（FDP：40 μg/dL以上）がない，などがあげられる[1]．

3 心臓外科術後の急性期リハビリテーション
冠動脈病変を有する高齢弁膜症症例のADL再獲得をめざすには？

花房祐輔

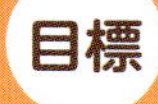

- 心臓血管外科術後の急性期症例に対して，どのような評価を行うのかを理解する
- 評価の内容をどのように解釈し，理学療法プログラムをどう立案するかを理解する
- 心臓リハビリテーションの技術と効果について理解する
- 心肺運動負荷試験の結果を読み解き，退院時指導にどう活かすかを理解する

1 症例提示

i）概略

年齢	80歳
性別	男性
診断名	僧帽弁閉鎖不全症，無症候性陳旧性心筋梗塞
身長	164.6 cm
体重	60.1 kg
BMI	22.18 kg/m^2
趣味	特になし
職業	無職．術前は家事のうち，炊事・買い物を担当していた． 買い物は車で15分くらいの場所にあるショッピングモールに行っていた．
既往歴	悪性黒色腫にて手術施行（65歳），下肢外傷（17歳），圧迫骨折（L2，受傷歴不明）
喫煙歴	なし

ii）現病歴

誤嚥性肺炎のため近医に入院した際，本人希望にて全身精査を実施した．その際，心電図異常を指摘され，経胸壁心エコーを行ったところ，前壁中隔の壁運動低下を認め，冠動脈CTを施行された．そこで左前下行枝領域の閉塞を指摘され，他の2枝にも石灰化が認められたため，当院に冠動脈造影（Coronary Angiography：CAG）施行目的にて紹介入院となった．当院でのCAGにて，左前下行枝の完全閉塞およびModerate MR※1（A1，P1の逸脱）も認められたため，当院心臓血管外科にて冠動脈バイパス術，僧帽弁形成術を施行された．術後翌日に人工呼吸器抜管となり，術後リハビリテーションを開始することとなった．

※1 Moderate MR：中程度の僧帽弁の逆流（閉鎖不全）．

コラム 僧帽弁逸脱症による閉鎖不全

僧帽弁は前尖，後尖と2つの弁尖より構成されるが，両尖の境界部分に前交連部，後交連部がある．交連部は蝶番の役割を果たし，2つの弁尖が自由に開閉するために重要である．前尖は前交連部から後交連部に向かいA1，A2，A3に分かれ，後尖は前交連部より後交連部に向かいP1，P2，P3に分かれている．各弁尖は腱索により乳頭筋を介して心筋とつながっている．本症例は弁尖のA1，P1の腱索が断裂したことで左室収縮時に弁の逸脱が生じ，閉鎖不全症を引き起こしていた．

コラム 心血管疾患手術におけるインフォームドコンセント

心血管疾患における手術適応時期については，近年では心エコーやCTなどの所見をもとに判断がなされるようになり，自覚症状が出る前に手術することが多くなってきている．そのため，術後は「手術前より体調が悪くなった．手術したことで動けなくなった」との思いをもつ患者もいる．患者にこのような思いを抱かせないためにも，介入初期より，術後から退院までの流れや，一般的な回復状況や心臓リハビリテーションの流れについて説明を行い，心臓リハビリテーションの必要性について理解を得るとともに，術後の不安感を和らげることが必要となる．

2 初期評価

i）問診

主訴：術創部の疼痛

ニード：体力の維持・向上，もとの生活に戻りたい

ii）フィジカル・アセスメント

第1病日（術後翌日）6時に鎮静中止し覚醒確認後，9時に人工呼吸器離脱・抜管され，14時にスワン–ガンツカテーテルが抜去（最終CI2.0）された．15時過ぎにリハビリテーションを開始するためフィジカル・アセスメントを行った．触診にて四肢に冷感，浮腫あり．四肢随意性，感覚検査は特に異常を認めなかった．聴診上，両下葉の呼吸音が減弱していた．心嚢・胸骨下ドレーンが心窩部に挿入されており，排液量は5～10 mL程度（血性）．同部位に違和感訴え，軽度嘔気の自覚があった．塩酸ドパミン（DOA，昇圧剤）：2.48 γ投与中であったが血圧130/70 mmHg程度あり，15時に1.66 γに減量された．尿量は35～50 mL/hr程度であり，中心静脈圧（CVP）は7程度であった．胸部正中創に咳嗽時疼痛の自覚があった（NRS：6）．

バイタルサインはベッド上ヘッドアップ45°位にて血圧142/64 mmHg，心拍数74回/分（テンポラリーペースメーカーAAI rate74 bpm），SpO_2：99％（4L鼻カニュラ）にて経過していた．

iii）検査結果

① 術前検査

心電図（ECG）		心拍数59回／分，洞調律，Ⅰ aVL V1～4で陰性T波
経胸壁エコー	LV wall motion（左室壁運動）	中隔，前壁，心尖部（無収縮）
	LV function（左室機能）	LVEF：49.1％（Bモード：Mod-Simpson）
	左室壁厚	左室壁肥厚なし（IVST/PWT 11/11mm）
	心腔・血管	左房，左室の拡大なし
	valve（弁）	AS（－），mild AR，MS（－）， Moderate MR，TR trace，PR（－）
	僧帽弁	A1, P1の逸脱（＋）
血液生化学検査		ALB：4.0g/dL，AST：24U/L，ALT：12U/L，T-Bil：0.4mg/dL， BUN：15mg/dL，Cre：0.68mg/dL，HbA1c：5.2％NGSP， TG：134mg/dL，T-Cho：189mg/dL，LDL-C：95mg/dL， CRP：0.039mg/dL，WBC：4.80×1,000/μ， BNP：318.6pg/mL，Hb：13.9g/dL，PLT：195×1,000/μ， eGFR：84.1mL/min/1.73m^2
ABI（右／左）		1.14/0.82

LVEF：左室駆出率（Left Ventricular Ejection Fraction）
ABI：足関節上腕血圧比（Ankle Brachial Index）

② 術後検査

心電図（ECG）		心拍数60回／分，洞調律，その他術前と同様
経胸壁エコー（術後第7病日）	LV wall motion（左室壁運動）	中隔，前壁，心尖部（無収縮）
	LV function（左室機能）	LVEF：39.2％（Bモード：Mod-Simpson）
	左室壁厚	左室壁肥厚なし（IVST/PWT 11/11mm）
	心腔・血管	左房，左室の拡大なし
	valve（弁）	AS（－），mild AR，MS（－），MR trace，mild TR，PR trace
血液生化学検査（術後翌日）		ALB：4.2g/dL，CK：434U/L，CK-MB：36.5U/L， AST：64U/L，ALT：15U/L，T-Bil：0.9mg/dL， BUN：22mg/dL，Cre：0.84mg/dL，CRP：2.611mg/dL， WBC：9.03×1,000/μ，Hb：9.0g/dL，PLT：69×1,000/μ， eGFR：94.7mL/min/1.73m^2
血液ガス分析		鼻カニュラから4L酸素投与下で，pH7.4，PaO_2：107.5torr， $PaCO_2$：31.9torr，BE：－2.7

iv）画像所見（図1，2）

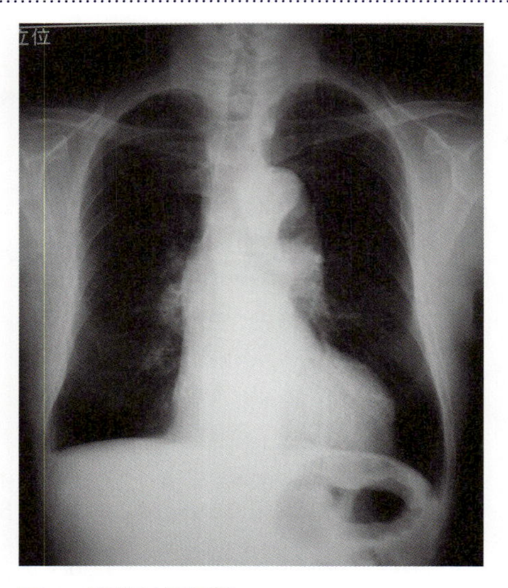

図1　術前X線画像

正常．うっ血：なし．心胸郭比（CTR）：53％．

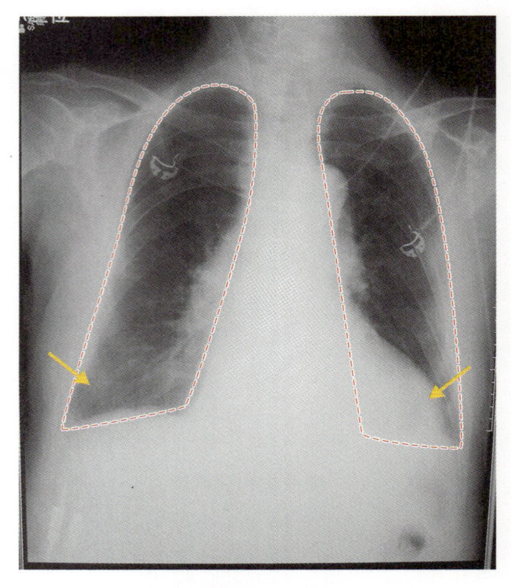

図2　術後X線画像（術後第1病日）

術前X線画像と比べ，軽度うっ血がみられ（◌），両下葉に透過性低下（➡）がみられるが，顕著な胸水貯留なし．心胸郭比（CTR）：60％．

v）術中所見

手術術式	僧帽弁形成術（Profile 3D 28mm, echordal reconstruction of A1 edge to edge suture of A1-P1），冠動脈バイパス術（LITA-LAD）
手術時間	264分（4時間24分）
麻酔時間	352分（5時間52分）
大動脈遮断時間	75分（1時間15分）
人工心肺駆動時間	104分（1時間44分）
出血量	857mL
輸血量	1,480mL
術中バランス	＋1,572 mL
術日バランス	＋1,466.8 mL
術中経食道エコー	逆流などの異常所見なし

コラム　手術侵襲と水分出納

術後管理においては，手術内容により一概にはいえないものの，術中の不感蒸泄や出血に対して十分な輸液や輸血を行うため，体内に入る水分量が尿などで排出される水分量に比べ過剰となる（in over）ことが多い．手術侵襲により，血管壁の破壊や細胞に損傷を受けることにより，水分，Naが細胞外に漏れ，細胞と細胞の間に移行して形成された腫脹（サードスペース）が生じる．サードスペースに貯留した体液は有効な循環血液量としては使用することができない．そのため手術直後～1日目までは尿量の減少が起こる（乏尿期）．サードスペースに貯留した体液は，手術後2～3日後にはリンパ系を介して血管内に戻り（リフィリング），尿として排泄されるため，この時期は尿量が多くなる（利尿期）．

注意点　弁膜症症例と左室駆出率（LVEF）

弁膜症症例（特に僧帽弁閉鎖不全症）では，術前の僧帽弁逆流により後負荷が低下することで見かけ上，駆出が亢進しているように評価される．そのため心機能の標準的な指標である左室駆出率（LVEF）は他の弁膜症の場合と比べて信頼性が低いとされている．本症例の場合は，術前49.1％から術後39.2％と，術後のLVEFに大きな変化はなかったものの，術後，僧帽弁閉鎖不全症の改善に伴い軽度低下する所見であった．症例によっては術後大きく低下を認めることもあり，術前のLVEFのみでの心機能評価は，術後の本来の心機能を過大評価する場合もあるため注意が必要である．ただし，僧帽弁手術後の予後予測因子としては，術前のLVEFが重要であることが報告されており[1]，術前LVEF60％以上，50～60％，50％以下でそれぞれ10年生存率が72％，53％，32％であったとの報告もある[1]．

能力養成問題　解答は次ページ以降に

問1　血液生化学検査において「脱水状態」を疑う所見はどれか？　2つ選べ．

❶ 血清アルブミン値（ALB）の低下
❷ 尿素窒素/クレアチニン比（BUN/Cre）の上昇
❸ C反応性タンパク（CRP）の上昇
❹ ヘマトクリット値（Ht）の上昇

問2　心臓外科術後に，離床開始の可否を判断するために必須でない所見はどれか？

❶ 術後左室駆出率（LVEF）
❷ 人工呼吸器装着の有無
❸ 不整脈
❹ 術後IN/OUTバランス

3　問題点

本症例は，無症候性の陳旧性心筋梗塞および僧帽弁閉鎖不全症に対する手術を施行された症例であった．術中経食道エコーにて弁の逆流はなく，手術自体も特に問題なく終了した．術後当日は異常な所見もなく，翌日には人工呼吸器の離脱も可能となり，酸素投与量も少なめであることからリハビリテーション開始までの間は良好な経過をたどっていたと考えられた．

心機能に関しては，術前のLVEFは49.1％とやや低値であり，術後の初回介入時には術前のエコー所見のみのデータしかなかったため，術後はさらに低下している可能性も考慮し離床を進める必要性が考えられた．

また，本症例は退院後に炊事・買い物を可能な限り早期に行う必要があり，年齢からみると高いADL能力が求められる症例であった．そのため，術後のベッド上での臥床期間を可能な限り減らし，可及的すみやかに離床，ADL動作の再獲得を図る必要があった．

以上より，本症例の問題点は，僧帽弁形成術と冠動脈バイパス術による手術侵襲の影響，心機能が低下している可能性，ベッド上での臥床期間の延長による廃用性の身体機能低下のリスクが考えられた．

4 介入

i）理学療法プログラム

❶離床・基本動作練習（ベッド上端座位，立位・足踏み練習）
❷歩行練習
❸自転車エルゴメータートレーニング（図3）
❹心肺運動負荷試験による運動耐容能評価

ii）理学療法プログラムの根拠

心臓血管外科術後のリハビリテーション進行は，各施設により内容は若干異なるものの，ベッド上でのスクリーニング検査より開始し，患者の状況に応じてベッドアップを行い，ベッド上端座位，立位・足踏み動作練習，歩行練習へと順次進める．この際，バイタルサイン，自覚症状を確認し姿勢変化，運動負荷に伴う循環応答が適正に得られているかを進行基準にする[2)]．

① 第1病日

術後第1病日に人工呼吸器離脱し，経口挿管抜管6時間後に離床開始．ベッド上端座位，立位・足踏み練習（立位保持のまま20回2セット）を実施した（❶）．その際，嘔気の出現があり，ベッド上端座位にて休憩し経過をみた後，嘔気軽快がみられたため再度足踏み練習を実施した．休憩後再度立位動作を実施したところ，血圧の低下，めまいの出現がみられたためベッド上臥位に戻し，症状軽快したのを確認し終了とした．この日，夕食後から尿量は20～30mL/hrと低下したため，アルブミン製剤の補液が行われた．

② 第2病日

翌第2病日には尿量50～70mL/hrと利尿も前日より良好となり，DOA投与も終了となった

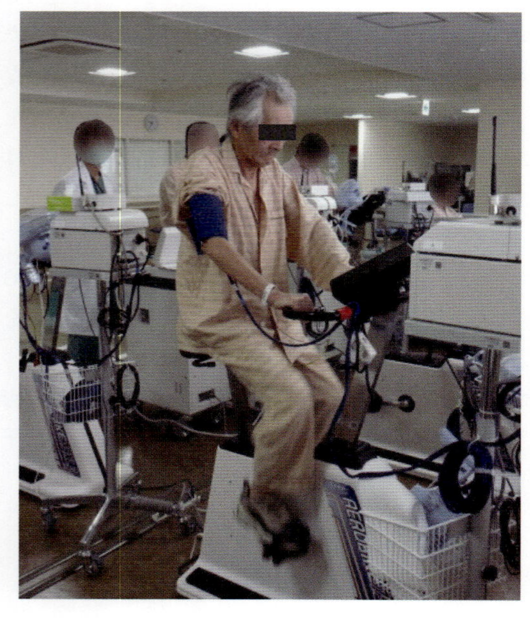

図3　自転車エルゴメータートレーニング

が，安静時血圧は126/64mmHgと良好であった．そこで，立位動作練習より再開し，自覚症状，バイタルサインともに著変ないことを確認後，点滴台支持にて歩行練習100mを実施した（❷）．歩行バランスは軽度ふらつきがみられたため介助を要したが，バイタルサインは前日のように血圧低下もなく経過した．

③ 第3〜9病日

第3病日には歩行も自立レベルとなり，その後は段階的に連続歩行距離の延長を図った．第5病日には歩行距離も400mまで実施し，第6病日より自転車エルゴメータートレーニングを15W15分間より開始した（❸）．

第9病日にテンポラリーペースメーカーも外れたことから，心肺運動負荷試験を実施し，以下の計測結果が得られた（❹）．

能力養成問題解答

問1 ❷尿素窒素/クレアチニン比（BUN/Cre）の上昇と ❹ヘマトクリット値（Ht）の上昇

腎機能が低下している場合，尿素窒素，クレアチニンともに糸球体での濾過量が低下し，血液中に溜まっていくため尿素窒素/クレアチニン比は変化しない．しかし，腎機能は正常であっても脱水の場合には腎血流の低下に伴い尿量が減少することで，尿素窒素の尿細管における再吸収が増加し，その際クレアチニンは再吸収を受けないため，尿素窒素/クレアチニン比が上昇する[6]．また，脱水となって血液濃縮を受けた場合，相対的にヘマトクリット値の上昇もみられる場合がある．

問2 ❶術後左室駆出率（LVEF）

ガイドライン[7]によれば，心臓血管外科術後の離床開始基準として以下の内容が否定できれば離床を開始できる．

①低（心）拍出量症候群（Low Output Syndrome：LOS）により
　1）人工呼吸器，IABP，PCPSなどの生命維持装置が装着されている
　2）ノルアドレナリンやカテコラミン製剤など強心薬が大量に投与されている
　3）（強心薬を投与しても）収縮期血圧80〜90mmHg以下
　4）四肢冷感，チアノーゼを認める
　5）代謝性アシドーシス
　6）尿量：時間尿が0.5〜1.0mL/kg/hr以下が2時間以上続いている
②スワン-ガンツカテーテルが挿入されている
③安静時心拍数が120回/分以上
④血圧が不安定（体位交換だけで低血圧症状が出る）
⑤血行動態の安定しない不整脈（新たに発生した心房細動，Lown Ⅳb以上のPVC）
⑥安静時に呼吸困難や頻呼吸（呼吸回数30回/分未満）
⑦術後出血傾向が続いている

心肺運動負荷試験結果

運動負荷様式	自転車エルゴメーター，ramp 負荷 15W/min
最高酸素摂取量（Peak$\dot{V}O_2$/W）※2	13.8mL/kg/min
嫌気性代謝閾値（Anaerobic Threshold：AT）※3	7.4mL/kg/min
最大負荷量（Peak Work Rate）	56W
酸素脈（$\dot{V}O_2$/HR）	11.8
$\Delta\dot{V}O_2/\Delta$ WR	7.18
$\dot{V}E$ vs. $\dot{V}CO_2$ slope	35.5
AT 時負荷量（Work Rate）	39W

※2　**最高酸素摂取量**（Peak$\dot{V}O_2$）：最大努力まで運動した際の酸素摂取量．予測式により算出される最大酸素摂取量（VO_2max）とは異なる．心予備能力，運動時の心機能，運動耐容能を推測できる．

※3　**嫌気性代謝閾値**（Anaerobic Threshold：AT）：有酸素運動と無酸素運動の変換点．冠動脈疾患，弁膜症などの心疾患患者では，LVEF は AT の時点をピークに以後負荷の増量にかかわらず低下する．非観血的に心機能破綻を惹起する時点の負荷量を推測できる．

第10病日からは，心肺運動負荷試験により得られた，AT レベルの運動処方 Watt（W）に修正し，自転車エルゴメータートレーニングを継続した．

第13病日に自宅退院となったため，退院後の自主トレーニングについて指導を行い終了となった．

iii）ここがポイント！

心臓外科術後の心臓リハビリテーション進行において重要なことは，手術侵襲に対し身体が回復過程にあるため，運動負荷を行うことが可能か否かを各種所見から検討することである．

心臓血管外科術後，多くの症例は術中 in over となり，術後利尿を図り過剰な体液貯留状態を是正しつつ，術後は徐々に強心薬を減量する方向となる．本症例の場合も同様に，術後は DOA，カルペリチドを投与され，利尿を促進されていたにもかかわらず，35～50mL/hr の尿量であった．0.5～1.0mL/kg/hr 以下に尿排泄量が低下した状態は「乏尿」とされており，体重 60kg の症例としては軽度乏尿状態にあったといえる．

また，血液検査上 BUN/Cre 比※4 は 26.2 と上昇し，四肢の浮腫もみられていたことから，循環血液量の減少（血管内脱水）を疑われる状態であった．リハ介入前には，ベッド上臥位での血圧は比較的良好に保たれ，カテコラミンを漸減している状態にあったが，座位，立位といった姿勢変化に伴う血圧低下の可能性は十分に考えられる状態であった．

※4　通常は，BUN/Cre 比＞10 である場合，脱水や消化管出血を疑う[3]．

能力養成問題　解答は次ページ以降に

問3　本症例の心肺運動負荷試験結果から，負荷処方 W を設定すると何 W となるか？

1. 15W
2. 24W
3. 39W

5 介入結果

i）フィジカル・アセスメント

病棟内ADLはすべて自立となり，第9病日よりシャワー浴も可能となった．退院前の心肺運動負荷試験による運動耐容能の評価において，最高酸素摂取量（Peak$\dot{V}O_2$/W）は13.8mL/kg/min（3.95METs），嫌気性代謝閾値（AT）は7.4mL/kg/min（2.11METs）であった．自宅生活が可能な運動耐容能としては「3.0METs以上」が目安となるが，本症例も3.0METsを超えており，自宅生活を送ることは可能なレベルであると考えられた．

ii）退院時指導

本症例の場合，仕事は退職しているものの，家庭内での役割として炊事・買い物を担当しており，退院後もできるだけ早期から術前と同様の生活に戻りたいとの希望があった．厚生労働省による「健康づくりのための身体活動基準2013」[4]によれば，炊事は2.0METs，買い物は3.0METsであった（表）．本症例のATは2.11METsであり，炊事動作は日常的に問題なく実施可能であり，買い物についても適宜休憩を挟みつつ実施可能なレベルであると判断できた．また，これまでは大型のショッピングモールで日用品，食品の買い物をするため車を利用していたが，術創部の保護のため術後最低1カ月は車の運転を控えることとし，徒歩圏内の商業施設を利用するよう説明を行った．

iii）考察

本項で提示したのは，冠動脈病変を有する弁膜症症例であり，心臓外科手術を行う施設では比較的かかわる機会の多い症例ではないかと思われる．心臓手術後のリハビリテーションにおいて，術後翌日から介入を行うケースもかなり多くなってきている．本症例のように，術後の

表　身体活動・運動の目安

すべての身体活動（カウントしない）	強度が3METs以上の身体活動	強度が3METs以上の運動
睡眠：0.9	歩行・買い物・犬の散歩：3.0	速歩：4.3～5.0
テレビ視聴：1.0	床掃除：3.3	ゴルフ：3.5～4.3
立位：1.2	庭仕事：3.5	ダンス：3.0～5.0
読書：1.3	洗車：3.5	野球：5.0
セックス：1.3	物を運ぶ：3.5	エアロビクス：7.3
会話・食事：1.5	子どもと遊ぶ：2.8～5.8	サッカー：7.0
縫い物・手芸：1.5	階段の昇り降り：3.5～8.8	ジョギング：7.0
デスクワーク：1.5	雪かき：6.0	テニス：4.5～7.3
入浴：1.5		自転車：3.5～11.0
料理・洗濯：2.0		水泳：5.3～10.0
楽器演奏：2.0		

文献4，5をもとに作成．

水分バランスにより離床やリハビリテーション進行に影響が出る場面も臨床上多く経験する．術後の水分出納，循環血液量の推移について目を向けることが，術後リハビリテーションを安全に行うための一助となれば幸いである．

また，**高齢弁膜症症例のADL再獲得をめざす場合，退院後の生活に必要な活動レベルの評価を行い，退院時の身体機能に合わせた具体的な生活指導を行うことが重要である．**

文献

1）Enriquez-Sarano M, et al：Valve repair improves the outcome of surgery for mitral regurgitation. A multivariate analysis. Circulation, 91：1022-1028, 1995

2）「Manual of Perioperative Care in Adult Cardiac Surgery 5th Edition」（Bojar RM/ed），Wiley-Blackwell, 2011

3）「検査値のみかた」（中井利昭，他/編著），p115，中外医学社，2006

4）健康づくりのための身体活動基準2013（http://www.mhlw.go.jp/stf/houdou/2r9852000002xple-att/2r9852000002xpqt.pdf），厚生労働省，2015

5）ライフプラン総合支援サイトのびのびねっと（http://www.zenshakyo.org/kokorotokarada/kenko/undobusoku/index.html），一般財団法人全国社会保険共済会

6）孫 大輔，南学正臣：BUN，クレアチニンの代謝BUN，クレアチニン高値を認めたときの鑑別診断の進め方．日本内科学会雑誌，97：929-933，2008

7）循環器病の診断と治療に関するガイドライン（2011年度合同研究班報告），心血管疾患におけるリハビリテーションに関するガイドライン（2012年改訂版）（http://www.j-circ.or.jp/guideline/pdf/JCS2012_nohara_h.pdf），pp42-51，日本循環器学会

8）伊東春樹：各種呼気ガス分析指標．「心肺運動負荷テストと運動療法」（谷口興一，伊東春樹/編），pp103-117，南江堂，2004

参考文献

・「「なぜ」から導く循環器疾患のリハビリテーション 急性期から在宅まで」（内 昌之，高橋哲也/編），金原出版，2015

・「心臓リハビリテーション」（上月正博/編著），医歯薬出版，2013

能力養成問題解答

問3 ② 24W

心肺運動負荷試験の結果からAT（嫌気性代謝閾値）に相当する運動強度の処方を行う際，心拍数を指標として処方する場合は，AT時の心拍数を運動強度とする．しかし，仕事量（W）を指標として処方する場合は，心肺運動負荷試験時の負荷量増加に対して酸素摂取量の応答（上昇）が一定の遅れをとって増加するため，ATの1分前の仕事量（W）を採用する[8]．

4 糖尿病を合併する急性心筋梗塞症例の入院期／外来リハ
冠動脈術後，危険因子を管理しつつ，どのように運動療法を行うのか？

櫻田弘治

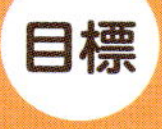

- 糖尿病患者における急性心筋梗塞の特徴・評価（アセスメント）について理解する
- 評価結果をどう解釈し，どのように理学療法プログラムを立案するか理解する
- 急性期から退院後まで，患者に受け入れてもらうリハビリテーションの進め方について理解する

1 症例提示

i）概略

年齢	60歳代半ば
性別	女性
診断名	急性心筋梗塞（貫壁性心筋梗塞）
身長	約150cm
体重	約60kg
BMI	26.9kg/m^2
趣味	旅行
家族構成	家族5人暮らし（夫，子ども3人）
職業	専業主婦
既往歴	糖尿病（20年前に診断され，10年前よりインスリンを投与するようになった），高血圧症，脂質異常症
運動習慣	糖尿病に対する運動は行っていないが，ほぼ毎日，買い物に出かけている．
嗜好品	喫煙なし，飲酒は2年前からしていない．

ii）現病歴

糖尿病と高血圧症にて近医に通院中の症例で，緊急入院の1カ月前から外出時に前胸部の違和感が出現し，ゆっくりと10分ほど歩くと症状が改善することがあった．緊急入院当日の午前4時ごろ，就寝中に胸部圧迫感を感じるも時間とともに症状が軽減したため，午前の診療時間を待って近医に受診した．心電図（Electrocardiogram：ECG）にてII，III，aVfでST上昇認め，心筋梗塞疑いで当院に緊急搬送入院となった．

ⅲ）リハ介入までの治療経過

搬送時の胸部症状は軽度改善しており，心電図，エコー所見より貫壁性心筋梗塞と診断された．発症より6時間経過後に冠動脈カテーテル検査を行って，冠動脈の#1と#11に狭窄を，#3に血栓閉塞を認めた．検査時に手技も行い，#1は経皮的冠動脈形成術（Percutaneous Coronary Intervention：PCI）施行により冠動脈狭窄率99％から0％へ，さらに#3は血栓閉塞を吸引して手技を終了した．左回旋枝の#11は75％狭窄であり治療の対象であったが，残枝として次回にPCIを行う予定とした．PCI後の薬剤は強心剤の使用はなく，ヘパリン，ニコランジル，カルベジロール（β遮断薬），スタチン投与にて管理された．Peak CKは2,942IU/Lであった．

コラム　糖尿病患者における心筋梗塞発症の特徴

糖尿病の合併症には，「細小血管障害」と「大血管障害」がある．「細小血管障害」には神経障害，網膜症，腎症，「大血管障害」には心筋梗塞と脳梗塞がある．日本人2型糖尿病患者の虚血性心疾患（心筋梗塞＋狭心症）の発症リスクは非糖尿病者に比べて3倍高い[1]．また，「神経障害」を伴っている患者は，痛みなどを感じる知覚神経が障害され，心筋梗塞が起こっても痛みが感じられない「無痛性心筋梗塞」であるため，後に心不全によって亜急性心筋梗塞（Recent Myocardial Infarction：RMI）や，陳旧性心筋梗塞（Old Myocardial Infarction：OMI）などの重篤な状態になって診断されることも少なくない．

2 初期評価

ⅰ）問診

主訴：体を動かしても胸の痛みなどの症状が出ないか心配

ニード：退院して専業主婦としてこれまで通り活動したい

デマンド：友達と旅行に行きたい

ⅱ）フィジカル・アセスメント

バイタルサイン：血圧 122/46mmHg，心拍数 82回/分，SpO_2 99％（酸素投与条件：ネーザルにて毎分3L投与）の状態であった．

心不全重症度分類：killip重症度分類※1 class Ⅰ，Nohria-Stevenson分類 hot-dry（**第2章-7参照**），NYHA心機能分類 Ⅲ度以下（発症後は安静状態，安静時では心不全症状なし），問いかけに対する受け答えは良好で，会話での息切れもなかった．

心音はⅢ・Ⅳ音は聴取されず，**呼吸音**は閉塞音（wheeze）の聴取はなかった．**頸静脈怒張**は臥位でも座位になってもみられた．**糖尿病神経障害**の評価としてはアキレス腱反射が左右低下，振動覚が5秒と低下していた．足の潰瘍・壊疽はなかった．

※1　**Killip重症度分類**：Killip重症度分類とは，急性心筋梗塞による心不全の重症度を4つに分類したものである．1967年のKillipらによると急性心筋梗塞発症後の死亡率と関係し，死亡率はclass Ⅰで6％，class Ⅱで17％，class Ⅲで38％，class Ⅳで81％であったと報告されている[2]．現在，医療の進歩によって死亡率は低下しているが，この分類と急性心筋梗塞発症後の死亡率との関係は確立している．
class Ⅰ：心不全の徴候なし　**class Ⅲ**：重症心不全
class Ⅱ：軽度～中等度心不全　**class Ⅳ**：心原性ショック

能力養成問題　解答は次ページ以降に

問1 下壁の急性心筋梗塞発症4日目，患者における合併症として頻度が高いものはどれか？

① 左室破裂
② 心室中隔穿孔
③ 僧帽弁閉鎖不全（乳頭筋不全）
④ 左心室瘤

iii）検査結果

① 血液生化学検査

TP	7.0g/dL	**BNP**	32pg/dL
ALB	4.7g/dL	**WBC**	9,045/μL
T-Bil	0.5mg/dL	**Hb**	13.8g/dL
BUN	10.9mg/dL	**PLT**	21.9万/μL
Cre	0.54mg/dL	**CK**	1,109IU/L
eGFR	84.2mL/min/1.73m^2	**CK-MB**	28.3IU/L
Na	144mEq/L	**トロポニンT**	6.70ng/mL
K	5.1mEq/L	**HbA1c**	12.2％
AST	82U/L	**空腹時血糖値**	285mg/dL
ALT	32U/L	**血中インスリン値**	13.7μU/mL
LDH	320IU/L	**HOMA-IR**	6.15
CRP	0.11mg/dL	**HOMA-β**	22.2％

② 尿検査

尿糖		（3＋）
尿ケトン体		（−）
動脈血液ガス分圧（O_2投与：ネーザルで3L/分）	**pH**	7.47
	$PaCO_2$	35.2mmHg
	PaO_2	98.7mmHg
	HCO^{3-}	23.6mEq/L
	BE	0.6mEq/L
	SpO_2	99%

③ 心電図

モニター	洞調律
心拍数	82回/分（Ⅰ度房室ブロック）
心室性期外収縮	なし
12誘導心電図	Ⅱ，Ⅲ，aVfで異常Q波，ST上昇
右側胸部誘導	V3R，V4Rで異常Q波，V5RでST上昇

ⅳ）画像所見

① 緊急入院時の胸部X線画像〔臥位（図1）〕

CTR（心胸郭比）	51％（軽度拡大）
バタフライシャドウ	なし
Kerley's Bライン	なし
胸水貯留	肋骨横隔膜角鋭角，葉間胸水なし，左肺野全体に軽度の陰影あり
肺血管陰影	上＜下で陰影が強い
cuffing sign	なし

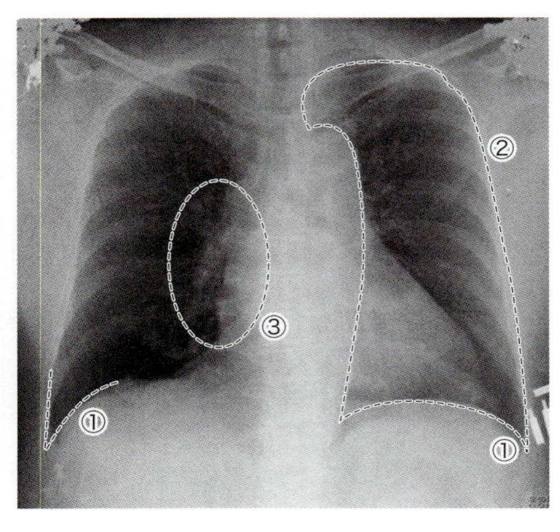

図1　緊急入院時の胸部X線画像
①肋骨横隔膜角鋭角
②左肺野全体に軽度の陰影
③上＜下で肺血管の陰影が強い

② 冠動脈カテーテル検査（図2）

右冠動脈	#1が99％狭窄
左冠動脈	#11が75％狭窄

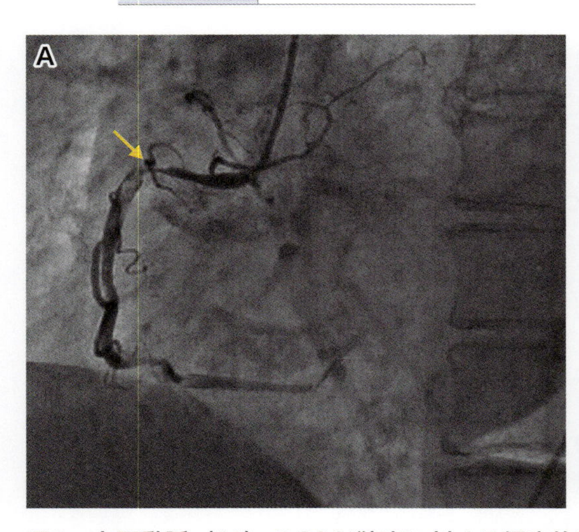

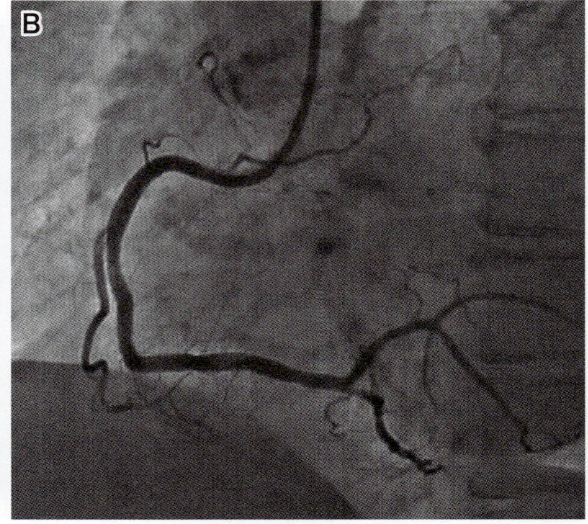

図2　右冠動脈（#1）の99％狭窄に対する経皮的冠動脈形成術
A）術前，➡は狭窄部位．B）術後．

③ 経胸壁エコー検査

右室と左室下壁の壁運動低下であり，LVEF（左室駆出率）は51％．最大5mmの心膜液貯留．

LVDd（左室拡張末期径）	48mm
LVDs（左室収縮末期径）	40mm
LAD（左房径）	30mm
E/e'	15.2
IVC respiratory variation	なし
MR	―
TR	軽度
RVSP（右室収縮期圧）	37mmHg

v）その他の計測結果

① 第4病日（安静時）

心拍数	82回/分
血圧	92/52mmHg
SpO_2	99％（O_2投与：ネーザルで3L/分）
修正Borg Scale	11
Nohria-Stevenson分類	hot-dry

② 第7病日

心肺運動負荷検査	AT時の$\dot{V}O_2$	9.8mL/min/kg
	AT時の心拍数	100回/分
	AT時のエルゴメーター仕事率	30W
	$\dot{V}E/\dot{V}CO_2$ Slope	34.8
	Peak R	1.12
	SpO_2	97%以上
膝伸展筋力		右：0.48％BW，左：0.49％BW
握力		右：25.2kg，左：21.8kg
体脂肪率		44%
4m歩行速度		1.1m/秒
SPPB		12点

エンドポイント：PCI後2週間以内のためATレベルまでの運動負荷で終了．
SPPB：Short Physical Performance Battery（第2章-1参照）．

能力養成問題 解答

問1 ❸僧帽弁閉鎖不全（乳頭筋不全）

後乳頭筋は右冠動脈あるいは左回旋枝から栄養されていて，小さな下壁梗塞でも発症する．発症は2～5日目に多く，突如，僧帽弁閉鎖不全症による心不全に陥る場合がある．

能力養成問題　解答は次ページ以降に

問2 血液生化学検査結果より，HOMA-βが22.2％であり，HOMA-IRは6.15であった．本症例の糖尿病の病態を正しく説明しているのはどれか？

1. インスリン抵抗性糖尿病ではないが，インスリン分泌能は枯渇しておりインスリンの治療が必須の状態である
2. インスリン抵抗性糖尿病でもあり，インスリン分泌能も低下している
3. インスリン分泌能は保たれているが，インスリン抵抗性糖尿病であるため，運動療法による血糖コントロールが期待できる

3 問題点

i）糖尿病を中心とした冠動脈危険因子のコントロール不良

本症例は，心臓エコー検査により左下壁と右室の壁運動は低下しており，PCI施行時の冠動脈造影検査では#1の冠動脈が99％狭窄となっていた．これは，PCI施行時の血栓溶解剤によって，完全閉塞していた一部の血栓が溶けたことによる．診断は，心臓エコー上に心筋壊死様の壁運動低下が認められたことより，急性心筋梗塞となった．また，治療は左回旋枝の#11に有意狭窄を残す（残枝あり）状態での理学療法開始となった．本症例のPCIによる治療は，発症より6時間経過後に行われた．6時間以内に血行再建することが梗塞部位を最小限に留めるとされるPCI治療のゴールデンタイムのギリギリである．できる限り早期の治療が必要であったが，どうして遅れたのか？ おそらく，糖尿病による神経障害によって患者は胸部症状を軽度にしか感じることができず，翌朝の通常診療時間まで我慢できたことによって治療が遅れたと推測される．理学療法時の測定においてアキレス腱反射の低下や振動覚が低下していることもそれらを裏付けている．冠動脈危険因子の糖尿病，高血圧，脂質異常症が心筋梗塞発症をもたらし，さらに糖尿病が心筋梗塞範囲を拡大させたといっても過言ではない．したがって，長期的な最大の問題点は糖尿病を中心とした冠動脈危険因子のコントロール不良である．

ii）血糖値と運動療法

本症例は心筋梗塞発症前よりインスリンを使用して血糖コントロール治療を行っていた．運動療法前は低血糖や高血糖ではないか血糖測定して安全に効果的な運動療法を行うように注意することも必要である（**図3**）．運動すれば血糖値が下がるため，低血糖状態のときの運動は中止する．高血糖状態（300mg/dL以上）や尿ケトン体陽性で運動するとグルカゴンなどインスリン拮抗ホルモンの分泌が過剰となり，肝臓における糖新生が筋肉での糖利用を上回るために血糖値が上昇する．さらに，ケトーシス状態になると，糖尿病性昏睡といわれる意識不明の状態に陥ることになるため中止する必要がある（**表**）．

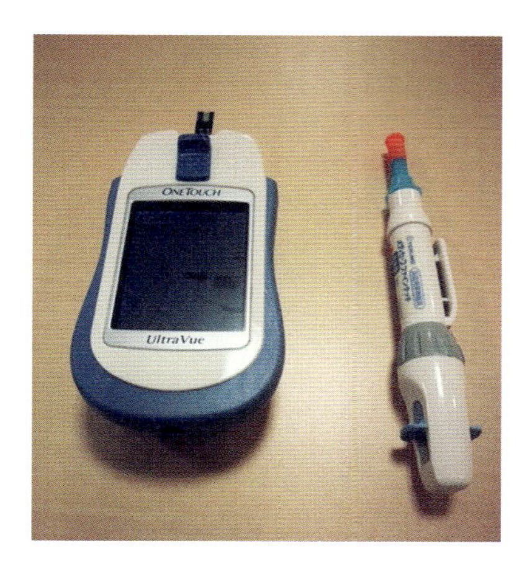

図3　血糖測定器

表　糖尿病に対する運動療法を禁止あるいは制限した方がよい場合

絶対的禁忌
①低血糖
②糖尿病の代謝コントロールが極端に悪い場合（空腹時血糖値250mg/dL以上，または尿ケトン体中等度以上陽性）
③増殖網膜症による新鮮な眼底出血がある場合，またはレーザー光凝固後治療後早期
運動療法を制限する場合
①腎不全の状態にある場合
②虚血性心疾患や心肺機能に障害のある場合
③骨・関節疾患がある場合
④急性感染症
⑤糖尿病壊疽

文献3をもとに作成.

ⅲ）頸静脈怒張

では，短期的な問題点は何だろう．急性心筋梗塞後の合併症としてあげられる，早期に出現する致死的不整脈は特に出現しなかった．右冠動脈心筋梗塞に特異的な，下壁梗塞から発症する房室ブロックはⅠ度に留まり，ペースメーカー治療が必要な状態とはならずにすんだ．本症例のように，心電図や心臓エコー所見からも明らかに右室梗塞がある場合，運動療法を行ううえでの注意点は何だろうか？ それは，頸静脈の怒張の所見である．一般的に座位でみられる頸静脈怒張は静脈還流量が多いと判断し，積極的な運動療法は躊躇されやすい．しかし，右室梗塞患者における頸静脈怒張は歓迎である（**問4の解答**参照）．ただし，必要以上のうっ血は肺水腫をもたらすため，Nohria-Stevenson分類にてhot-dryであること，すなわち良好な循環動態を維持していることを確認しつつ運動療法を実施する．

したがって，右室梗塞症例の理学療法を行ううえで注意することは，静脈還流量をやや多めに管理することである．また，本症例のように未治療の冠動脈有意狭窄がある場合，糖尿病の無症候性心筋虚血を懸念して定期的に運動療法前後での心電図変化をチェックする必要がある．

注意点　糖尿病を併発している心疾患患者のライフスタイル（食事・活動量）が変わったら低血糖に注意！

多くの患者は，入院することによって，これまでの自宅生活のライフスタイルが大きく変わる．間食のないカロリー制限された食生活や，リハビリテーションによる積極的な運動療法で低血糖を引き起こすことがある．また，手術や感染症などで生じる炎症反応によって血糖値が上昇する．逆に治癒過程で血糖値が通常に戻ることもあるなど，血糖値が不安定になることがある．1日の血糖値の推移をみて，運動療法の時間調整を行うことが望ましい．

注意点 **臨床上，運動療法中に低血糖を起こしやすい患者の特徴は？**

糖尿病を有する患者の運動療法を行う場合に注意しなければならないリスク管理の1つに低血糖症状があげられる．臨床現場で特に頻度が多い患者の特徴は，主治医より自分の血糖値に合わせてインスリン投与量を調整（スライディングスケール法）するように指示されている方である．この指示で処方されている患者は血糖コントロールが安定していないことが多いため，運動療法を行う日のライフスタイルに合わせたインスリン投与量が決まるまでは，運動療法前後で血糖値測定を行うことが望ましい．

能力養成問題

解答は次ページ以降に

問3 本症例（糖尿病を合併する急性心筋梗塞症例）の入院期の歩行獲得後の理学療法プログラムとして適切なのはどれか？

❶ 有酸素運動のみ

❷ 有酸素運動とレジスタンストレーニング

❸ 有酸素運動とプレレジスタンストレーニング

4 介入

i）理学療法プログラム

① 第4〜6病日

❶ウォーミングアップとしてストレッチ（他動運動〜自動運動へ切り替える）

❷歩行練習（段階的に運動負荷をかけるプログラム）

第4病日：立位・足踏み20回，室内歩行（この日から理学療法開始）

第5病日：80m歩行

第6病日：200m歩行

② 第7病日以降

❶ウォーミングアップとしてストレッチ（自動運動）

❷自転車エルゴメーターによる有酸素運動（15〜30分へ徐々に延長する）

❸プレレジスタンストレーニング（1RM※2の50％以下の負荷量）

能力養成問題解答

問2 ❷**インスリン抵抗性糖尿病でもあり，インスリン分泌能も低下している**

本症例は，インスリン分泌能の指標であるHOMA-βが22.2％と軽度の低下であり，インスリン抵抗性の指標であるHOMA-IRは6.15と異常高値であった．このことより，将来的にはインスリン治療が必要となる可能性はあるが，即座に導入する必要はないと考えられる．特に本症例で必要なのは，インスリン抵抗性を改善させるための運動療法である．血糖コントロールが良好となれば，心血管リスク軽減（二次予防）が期待できる．

❹クーリングダウンとしてストレッチ（自動運動）

※2　1RM：反復回数1回が限界の運動強度

③ 退院時

退院後の運動指導および生活指導

ii）理学療法プログラムの根拠

本症例は，前述したように，多めの静脈還流量が良好な循環動態を維持していることを大前提に理学療法を進める必要がある．

①段階的な歩行練習

急性心筋梗塞後は，発症前，日常生活に支障のなかった患者であれば，段階的に運動負荷が上がっていくリハビリテーションプログラムに沿って進める．この段階での目的は，虚血や心不全症状・所見を出現させずに安全に歩行獲得することである．歩行獲得となり，積極的な有酸素運動を行う時期では，心肺運動負荷検査を行ってから運動処方箋にしたがって進める．

②プレレジスタンストレーニング

さらに，本症例のように膝伸展筋力[4]や握力がフレイルの基準[5]より高い値でも，レジスタンストレーニングも重要である．理由は，①体内の糖はほとんどが筋で使われ，血糖値の調節も筋で行われているため，筋量が減ると血糖値の上昇やその調整能力が低下すること，②糖尿病患者における糖尿病神経障害が下肢筋力低下と関係していること[6]，がわかっているからだ．しかし，積極的なレジスタンストレーニングの開始時期[7]には達していなかったので，本症例では，低負荷でのプレレジスタンストレーニングを導入した．

③ストレッチ

さらに，これらの運動療法を行う場合，前後にストレッチを行う．ウォーミングアップの目的は，骨格筋の血行改善や組織温度の上昇によって運動に対する循環機能への負担を軽減させることである．クーリングダウンは，運動を即座に終了することによって骨格筋のポンプ作用がなくなり，急激な静脈還流の減少による血圧低下を引き起こさないための安全を目的として行う．本症例は糖尿病神経障害があるため，これらのストレッチは通常より時間をかけて行った．

注意点　レジスタンストレーニングはいつから行えばよいのか？

糖尿病患者，心筋梗塞患者の両者におけるレジスタンストレーニングのエビデンスは確立されている．糖尿病患者は無理なく運動が行えるようになったら早々に開始したいが，心筋梗塞患者は発症より最低でも5週間経過している（もしくは，監視型運動療法へ4週間継続して参加した経験がある）ことが導入時期と示されている．ここでいうレジスタンストレーニングとは，負荷強度が1RM（Repetition Maximum）に対する50～90％の負荷量を示す．

注意点　糖尿病を併発している心疾患患者のウォーミングアップは通常よりも時間をかける！

糖尿病患者の3大合併症として末梢神経障害がある．末梢神経障害は表在・深部感覚のみに留まらず，運動神経や自律神経にも影響する．このため，糖尿病を併発している心疾患患者の運動療法を行う場合は，血管拡張反応が遅延するため，ウォーミングアップの時間を通常より長く行い運動療法時の心負荷を軽減させる．同様に，クールダウンも通常の時間より長めに行い静脈還流量の低下による血圧低下を予防する．

iii）ここがポイント！

心筋梗塞患者の入院期間は年々短期化している．この入院期間内の理学療法は，運動療法を行うこと以上に，退院後の運動療法の継続と生活習慣を改めることの重要性を患者に理解してもらうことの比重が大きい．心筋梗塞は二次予防が重要である．具体的に指導することで，患者に運動療法をとり入れた生活を送る可能性が生まれる．

iv）自宅での運動指導

理想的な運動療法である，①ウォーミングアップ（ストレッチ），②ウォーキング30分，③レジスタンストレーニング，④クーリングダウン（ストレッチ）を継続することは困難であると受け入れてもらえなかったので，ほぼ毎日出かける買い物時の歩行を運動療法の時間としてとり入れてもらった．加えて，1～2回/週の頻度で外来通院型運動療法を行ってもらうことでフォローした．

買い物時の運動ポイントは❶～❹を指導した．

❶買い過ぎず，片手で軽くもてる重さにする．
❷歩行速度は，汗ばむ程度の早歩きで20分以上歩くようにする．
❸暑い日は出かける前にコップ一杯の水分を摂る（脱水予防）．
❹胸部症状や軽度の違和感があったら，運動せずに受診する．

ガチガチの運動療法は生活にとり入れられないと拒否された場合，身体活動量を上げることで補うことができる．本症例のように，患者が受け入れられるように指導方針を変えることが重要である．加えて，ポイントを指導することも大切である．

能力養成問題　解答は次ページ以降に

問4　右室急性心筋梗塞患者のフィジカル・アセスメントの解釈について正しいのはどれか？

1. 座位でも頸静脈怒張がみられるため，運動療法は中止すべきである．
2. Nohria-Stevenson分類で『cold-dry』であったが，左室梗塞ではなく，いかなる状態でも心拍出量は保たれていると判断し，予定していた運動療法を行った．
3. 房室結節・洞結節の栄養を司っているため房室ブロックや洞性徐脈による心拍出量低下による心不全症状に注意が必要であり，運動療法時には常に心電図モニター監視は必須である．

5 介入結果（第7病日～5カ月後の変化）

i）フィジカル・アセスメント

退院1カ月後に残枝のPCIを施行し，完全血行再建となりレジスタンストレーニングを行えるようになった．5カ月後，胸部X線画像の胸水は消失し，心臓エコーの所見も壁運動に変化なかった．座位・立位での頸静脈怒張は軽減し，心音では僧帽弁閉鎖不全症を疑う所見なく，Ⅲ・Ⅳ音の聴取もされなかった．循環動態は良好な状態を維持した．

ii）介入前後の計測結果

	介入前	介入後（5カ月後）
LDH	320IU/L	244IU/L
空腹時血糖値	285mg/dL	122mg/dL
血中インスリン値	13.7 μU/mL	13.3 μU/mL
尿糖	（3＋）	（2＋）
尿ケトン体	（－）	（－）
安静時心拍数	82回/分	72回/分
安静時血圧	92/52mmHg	126/60mmHg
安静時 SpO_2	99％	98％
膝伸展筋力	右：0.48％BW，左：0.49％BW	右：0.55％BW，左：0.54％BW
握力	右：25.2kg，左：21.8kg	右：26.3kg，左：23.3kg
体脂肪率	44％	34％
4m歩行速度	1.1m/秒	1.0m/秒
SPPB	12点	12点
AT時の $\dot{V}O_2$	9.8mL/min/kg	10.3mL/min/kg
AT時のWR	30W	35W
$\dot{V}E/\dot{V}CO_2$ Slope	34.8	30.1
Peak $\dot{V}O_2$	未測定	14.7
運動習慣	なし	ほぼ毎日ウォーキング30分
疾病管理（体重測定・心拍数・血圧・内服状況を記録）	記録習慣なし	毎日記録
足の状態	潰瘍・壊疽なし	潰瘍・壊疽なし

能力養成問題解答

問3 ❸有酸素運動とプレレジスタンストレーニング

歩行を獲得する程度の筋力はあるため，一見，急いで入院期のレジスタンストレーニングを行う必要はないと考えるかもしれないが，糖尿病に対するレジスタンストレーニングの効果は有酸素運動のみよりインスリン抵抗性を改善させ，心血管の二次予防となる．心筋梗塞後のレジスタンストレーニングは最低でも発症より5週間経過していなければ安全に導入できないため，本症例の場合は低運動負荷で行うプレレジスタンストレーニングが望ましい．さらに，早期にプレレジスタンストレーニングを導入することで，退院後のレジスタンストレーニングを円滑に導入することができる．

iii）5カ月の介入によって

本症例に対して，1回/週の外来リハビリテーションと併用して自宅での運動療法を実施した．外来リハビリテーションの主な目的は，運動療法よりも，自宅での運動継続率を上げること，自身の疾病を管理する習慣をつけることであった．退院後，5カ月間において，血糖値や血圧は安定した．また，運動療法の効果として，安静時の心拍数は低下，運動能であるAT時$\dot{V}O_2$やPeak $\dot{V}O_2$の改善がみられ，さらにLDHや体脂肪率は低下した．身体機能面ではレジスタンストレーニングによって膝伸展筋力が改善した．この結果は糖の利用効率改善につながるものと思われた．本症例の結果で特に効果があったのは運動習慣と疾病管理ができたことである．これは，退院時に患者の受け入れられる運動内容を指導し，外来通院でフォローした成果と考える．

本症例のように，**糖尿病を合併する急性心筋梗塞の場合，運動療法時の血糖コントロールが特に重要である．また，心筋梗塞や糖尿病患者における運動療法と疾病管理は，自身でとり組むことが重要である．そのエッセンスとして，理学療法士の指導や意欲付けが加わることが，今後の長期にわたる二次予防を可能にする**と確信している．

■ 文献

1）Sone H, et al：Serum level of triglycerides is a potent risk factor comparable to LDL cholesterol for coronary heart disease in Japanese patients with type 2 diabetes: subanalysis of the Japan Diabetes Complications Study (JDCS). J Clin Endocrinol Metab, 96：3448-3456, 2011

2）Killip T 3rd & Kimball JT：Treatment of myocardial infarction in a coronary care unit. A two year experience with 250 patients. Am J Cardiol, 20：457-464, 1967

3）「糖尿病治療ガイド2016-2017」（日本糖尿病学会/編著），p13，文光堂，2016

4）平澤有里，他：健常者の等尺性膝伸展筋力．理学療法ジャーナル，38：330-333，2004

5）Limpawattana P, et al：Sarcopenia in Asia. Osteoporosis and Sarcopenia, 1：92-97, 2015

6）Almurdhi MM, et al：Reduced Lower-Limb Muscle Strength and Volume in Patients With Type 2 Diabetes in Relation to Neuropathy, Intramuscular Fat, and Vitamin D Levels. Diabetes Care, 39：441-447, 2016

7）「ACSM's Guidelines for Exercise Testing and Prescription Seventh Edition」（American College of Sports Medicine/ed), pp131-173, Lippincott Williams & Wilkins, 2006

能力養成問題 解答

問4 ❸が正しい

❶右室梗塞は右室に帰ってくる静脈血を右室の収縮では前方（肺や左室）に送れなくなる．このため，静脈還流を多く保つことで補い，心拍出量を維持している．右室梗塞の場合はうっ滞する血液は必要悪となり，座位での頸静脈怒張は歓迎する指標である．このため，投薬管理は，血管拡張薬である硝酸薬を使用しないのが原則である．❷左室梗塞ではないので左室駆出率（LVEF）は保たれているのだが，右室梗塞によって静脈還流量の低下をきたすと，スターリングの法則（Starling's law of the heart）によって，心拍出量が低下するため，判断は誤っている．

5 右下肢の末梢動脈疾患（PAD）の術後患者リハビリテーション
入院中から退院後の外来まで，下肢動脈バイパス術後症例に対して効果的な介入を行うには？

中島真治

目標

- 下肢の末梢動脈疾患（PAD）患者に対して，どのような評価が必要かを理解する
- 評価結果をどのように解釈し，入院中から退院後の外来までを見据えて，どのように理学療法プログラムを立案するかを理解する
- 入院期および外来で実施する理学療法の技術と効果について理解する

1 症例提示

i）概略

年齢	88歳
性別	男性
診断名	右下肢閉塞性動脈硬化症
身長	156.0cm
体重	65.0kg
BMI	26.7kg/m^2
趣味	囲碁，読書
職業	検察官をしていたが定年で退職．その後は会社を立ち上げ経営していたが，70歳のときに冠動脈バイパス術を行うこととなったためそれを機に退職．現在は無職で年金暮らしをしている．
既往歴	26年前から2型糖尿病，高血圧症と診断され治療を継続．18年前に狭心症と診断され冠動脈バイパス術を施行．その際，末梢動脈疾患（PAD）を指摘されるが，症状を認めなかったため経過観察となる．
術式	右外腸骨動脈―深大腿動脈―膝上膝窩動脈バイパス術．右第5趾切断術．

ii）現病歴

70歳のときに他院で末梢動脈疾患（Peripheral Arterial Disease：PAD）を指摘されたが，症状なく経過していた．3年前より1km程度の歩行で右下腿に痛みが出現するようになり近医を受診した．その後は抗血小板薬（シロスタゾール）の内服管理にて経過をみていたが，徐々に短い距離の歩行でも痛みが出現するようになった．半年前より右第5趾の黒色変異が出現し，近医にて軟膏での処置が追加されたが，改善を認めないため当院血管外科を紹介され受診した．造影CT検査にて総大腿動脈と浅大腿動脈に閉塞を認め，右第5趾も骨露出にて状態不良

と判断され，下肢バイパス術と第5趾切断術を目的に入院となった．

入院前は身体活動量が低下しており，身体機能の低下が疑われた．そのため入院翌日より理学療法の依頼があり理学療法士の介入を開始した．手術前より運動療法の介入を行い，手術後へ向けた指導を行っていくこととなった．

2 初期評価

i）問診

主訴：歩くと下肢の痛みが出現する

ニード：歩行時に出現する下肢の痛みを軽減し長く歩けるようになりたい．自宅の周りは坂道が多いため，坂道でも散歩できるようになりたい．奥さんと温泉などに出かけたい．

ii）フィジカル・アセスメント

手術前から安静時の下肢痛はなくNRS（Numerical Rating Scale）は0であった．視診では両下肢にチアノーゼを認めなかったが，右第5趾外側に潰瘍を認めたためFontaine分類※1はⅣ度であった．触診では右後脛骨動脈，右足背動脈の拍動は触知不可能であった．また，両足部に冷感を認めたが，左足部に比べ右足部の方がより強い冷感を認めた．

※1　**Fontaine分類**：PADの重症度を分類する指標でⅠ～Ⅳ度まである．Ⅰ度は無症状，Ⅱ度は間歇性跛行，Ⅲ度は安静時疼痛，Ⅳ度は潰瘍や壊死で，虚血の重症度を表現するものとして以前から広く用いられている．

iii）検査結果

手術前の足関節上腕血圧比（Ankle Brachial Pressure Index：ABI）は右が測定不可能で左

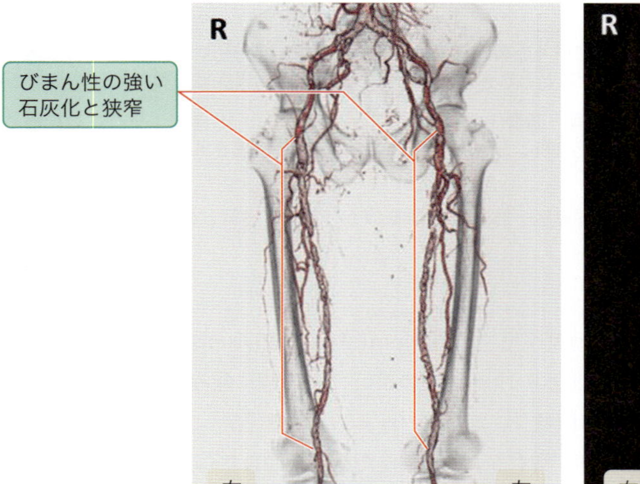

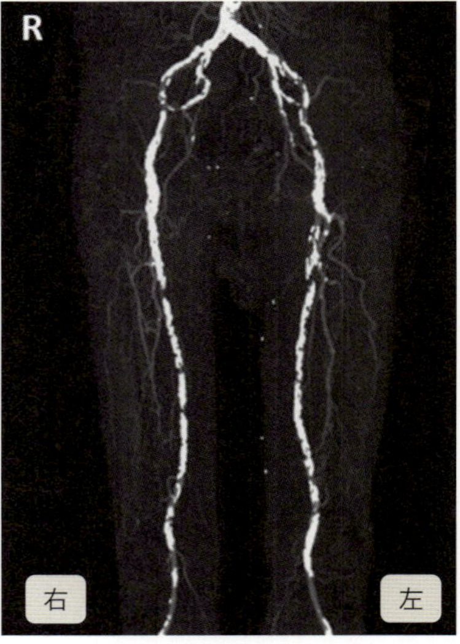

図1　手術前大腿部CT

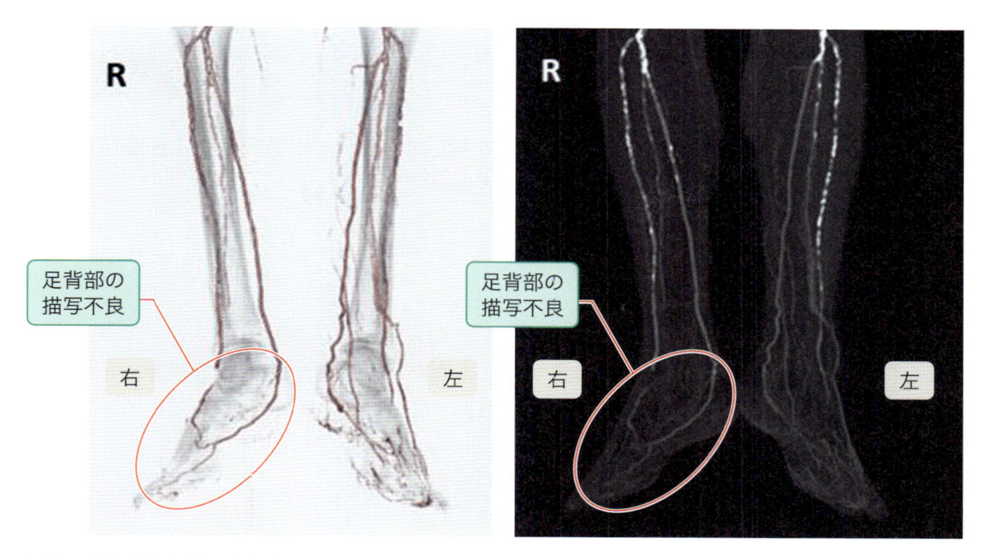

図2 手術前下腿～足部CT

が0.53であった．超音波ドプラにて両後脛骨動脈，左足背動脈は聴取可能であったが，右足背動脈は聴取不可能であった．

手術前の超音波エコーは大腿動脈から膝窩動脈あたりまで血管壁の石灰化が著しく，カラードプラで血流が表示されなかったが，膝窩動脈から前脛骨動脈，後脛骨動脈で血流を認めた．静脈に血栓はなく深部静脈は開存していた．

iv）画像所見

手術前下肢CT画像では，両大腿動脈～浅大腿動脈にびまん性の強い石灰化と狭窄を認めた（図1，2）．特に右側の閉塞が高度で，下腿三分枝の描出は保たれているが，足背部で描写が不良となっていた．

v）その他の計測結果

膝伸展筋力（同年代健常男性比[1)]）	右：16.4％BW（33.9％），左：20.0％BW（41.2％）
握力	右：24.9kg，左：21.1kg
最大歩行距離（MWD）	T字杖歩行にて140m．右下腿後面痛（NRS：8）にて終了
6分間歩行試験（6MWT）	T字杖歩行にて160m．終了時Borg Scale 胸部11/下肢14
WIQ※2	21点（歩行距離6点，歩行スピード11点，階段を上がること4点）
vascuQOL※3	34点（Activity 12点，Symptom 5点，Pain 4点，Emotional 8点，Social 5点）

MWD：Maximum Walking Distance，6MWT：6 Minute Walk Test，WIQ：Walking Impairment Questionnaire，vascuQOL：Vascular Quality of Life Questionnaire

※2 **WIQ（Walking Impairment Questionnaire）**：PAD患者の間歇性跛行を評価する質問票で，トレッドミル運動負荷試験だけでは得られない，日常生活における歩行能力に関する情報を得られる．歩行時の不快感の原因と程度，患者の歩行距離，歩行スピード，階段を上がる能力の4つの項目から構成されている．

※3 **vascuQOL（Vascular Quality of Life Questionnaire）**：PAD患者特有の日常生活を評価する質問票．Activity，Symptom，Pain，Emotional，Socialの5つの項目から構成されている．

能力養成問題

解答は次ページ以降に

問1 末梢動脈疾患に対する評価として多く用いられている足関節上腕血圧比（ABI）は，どの数値になると狭窄が疑われるか？

❶ 0.8以下
❷ 0.9以下
❸ 1.0以下

問2 本症例では右第5趾に潰瘍があるにもかかわらず，NRSは0であった．その理由として適切なものはどれか？

❶ 既往に糖尿病を有していたから
❷ 既往に高血圧を有していたから
❸ 既往に冠動脈バイパス術を行っていたから

3 問題点

i）右下肢の高度な血管狭窄

手術前の評価にて右第5趾に潰瘍を認めた．本症例は安静時疼痛を認めなかったが，右第5趾に潰瘍を認めたため，最も重症度が高いFontaine分類：Ⅳ度である．また検査結果から右下肢のABIは測定不能であった．これは足関節の血流が少ないために測定が行えなかったためである．その他にも，超音波ドプラにて右足背動脈の血流を確認できなかったことや，画像所見から大腿動脈〜浅大腿動脈にびまん性の強い石灰化と狭窄を認め，右足背部で描写が不良となっていることなどを考えると，本症例の下肢の血管狭窄は高度であった．

ii）歩行時疼痛の原因

では本症例の主訴である歩行時の疼痛の主な原因はなんであろうか？

重症なPADを有していることは間違いないが，本症例は安静時に痛みを感じていなかった．この理由には糖尿病の罹患歴も長く，末梢神経障害の影響が考えられた．しかし最大歩行距離（MWD）は右下腿後面痛（NRS：8）にて140mしか歩けず，6分間歩行試験（6MWT）もBorg Scaleが胸部11，下肢14となり160mで終了していた．これはPADの代表的な症状の1つである間歇性跛行※4を呈しているためと考えた．またWIQも21点と低かった．このことから日常での身体活動量が低下し，下肢の筋力低下も伴っていると考えられた．

※4 **間歇性跛行**：しばらく歩くと下肢のだるさや痛みなどのために歩けなくなり，少しの間休むと再び歩けるようになる症状であり[2)]，臨床において非常に多く遭遇する症状の1つである．

iii）主要な問題点

以上のことより本症例の主要な問題点は，下肢の動脈閉塞による間歇性跛行から歩行距離や身体活動量が低下し，それに伴い下肢の筋力低下が生じていることと考えられた．

したがって，理学療法においては前述の問題を解決するために，手術後早期に病棟歩行練習を開始し，病棟歩行自立後はトレッドミルを用いた歩行練習と，下肢のレジスタンストレーニング（Resistance Training：RT）を併用して実施することがよいと思われた．

4 介入

i）理学療法プログラム

❶術後足関節の拘縮予防を目的とした徒手によるストレッチ
❷病棟での移動動作獲得のための病棟歩行練習
❸リハビリテーション室での監視型運動療法（❹〜❻）前に，準備運動を目的とした全身のストレッチ
❹監視下でのトレッドミル歩行
❺監視下での重錘を利用した自動運動による下肢レジスタンストレーニング（股関節屈曲・膝伸展）
❻監視下での自重を利用した下肢レジスタンストレーニング（ハーフスクワット）

ii）理学療法プログラムの根拠

① 徒手によるストレッチと病棟歩行練習

下肢動脈のバイパス手術単独よりも，運動療法を併用する方が歩行距離の改善を認める[3]との報告があることから，病棟歩行自立を目的に手術翌日より理学療法の介入を行った．その際，手術創部による疼痛から足関節運動が少なくなり拘縮をきたす可能性が考えられたため，拘縮予防目的に徒手によるストレッチを行った（❶）．その後，移動動作獲得のため，病棟での歩行練習を開始した（❷）．

② 監視型運動療法前の準備

手術後2日目にT字杖歩行にて病棟200m歩行が安定して行えるようになったため，手術後3日目よりリハビリテーション室での監視型運動療法を開始した．運動療法の方法・種類・強度・時間は「末梢閉塞性動脈疾患の治療ガイドライン（2015年改訂版）」[2]，「心血管疾患におけるリハビリテーションに関するガイドライン（2012年改訂版）」[4]，「下肢閉塞性動脈硬化症の診断治療指針II」[5]に準じ，運動前の準備運動として座位での全身ストレッチ運動を行い（❸），トレッドミルを用いた歩行練習やレジスタンストレーニングを行った．

③ トレッドミル歩行

トレッドミルでの歩行は速度1.0km/hrから開始し，中等度の疼痛が生じることなく10分間以上歩けるようになった時点で，トレッドミルの傾斜と速度を増加させていった（図3）（❹）．特に本症例は，ニードで「自宅の周りは坂道が多いため，坂道でも散歩できるようになりたい」との情報を得ていたため，速度より傾斜角の増加に重点を置いて理学療法を実施した．手術後14日目の退院時には速度1.5km/hr，傾斜3.0％を行えるようになり，週1回の外来での理学療法介入1カ月後には速度2.4km/hr，傾斜4.5％の歩行が行えるようになった．運動中は常に心電図モニターを確認し，適宜に胸部と下肢のBorg Scaleによる胸部症状と下肢疲労感の聴取を行った．

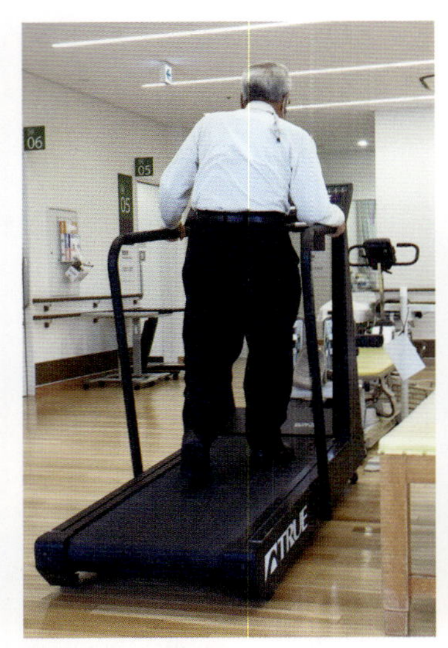

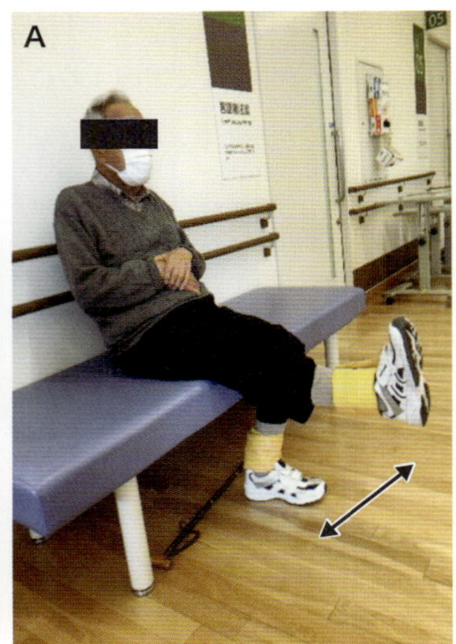

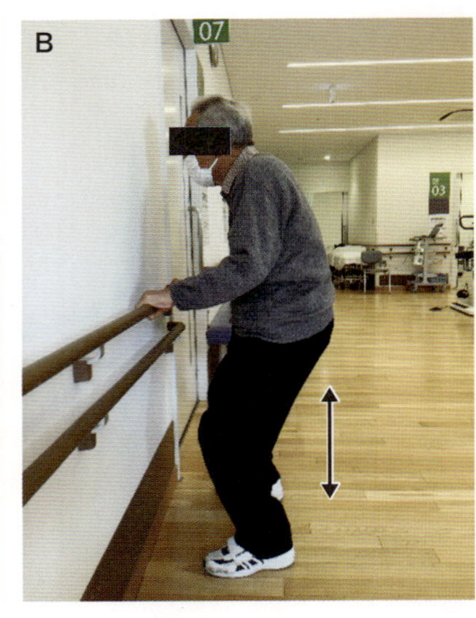

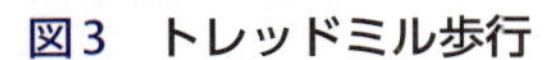

図3　トレッドミル歩行

図4　重錘，自重によるレジスタンストレーニング

A）股関節屈曲・膝関節伸展．B）ハーフスクワット．

④ レジスタンストレーニング

レジスタンストレーニングは高齢であることを考慮し，退院後も継続して行えるよう，入院期から1kgの重錘を用いて股関節屈曲・膝関節の伸展を各50回と，自重を用いたハーフスクワットを50回行い（**図4**），退院後も同じ運動様式で継続して行えるよう工夫した（❺，❻）．また，レジスタンストレーニング実施の際には十分な休息をとり，下肢の冷感や疼痛などの自覚症状や身体所見に十分注意し行った[6]．運動前後でバイタルサインに問題がないことを確認したうえで理学療法を終了した．

能力養成問題解答

問1 ❷0.9以下

ABIは測定を行いたい方の足関節収縮期血圧÷左右どちらか高い方の上腕収縮期血圧で求められ，標準値は1.0～1.4とされている[11]．診断基準として，0.9以下は何らかの狭窄があることが示され，0.4以下になると重症であるとされている．また，1.4以上では動脈の高度石灰化の存在が疑われるとされている．

問2 ❶既往に糖尿病を有していたから

本症例は26年もの期間，糖尿病を罹患していた．このことから糖尿病の合併症である末梢神経障害の影響でNRSが0であったと考えられる．痛みの訴えが得られないため，理学療法介入時に創部を悪化させないよう注意する必要がある．

注意点　重錘・自重，機器を用いたレジスタンストレーニング

PAD患者に対するレジスタンストレーニングはすべての症例で重錘や自重を用いて行う必要はない．機器を用いたレジスタンストレーニングは歩行距離が有意に改善すること[7]や，間歇性跛行出現までの歩行距離が増加し，レッグプレスやカーフプレスで歩行に必要な筋力が増加する[8]との報告がある．さらに，レジスタンストレーニング機器は安全性が高く負荷強度の設定が容易であるが，機器が高価で鍛える筋力が限定されるなどのデメリットもある[6]．重錘・自重でのレジスタンストレーニングは費用が安く自宅でも簡便に行えるため，高齢者や自宅からの外出が少ない患者に有効である．個々の症例に合わせ，適切な方法でレジスタンストレーニングを行うことが重要である．

ⅲ）ここがポイント！

① 運動前後の評価と疼痛の軽減

入院中は医師や看護師が毎日下肢の状態を評価している．しかし，運動前後の評価を行う機会が多いのは理学療法士であることから，毎回の介入前後で下肢動脈の拍動を確認することや，足部の色調，冷感について評価を行うことは重要である．また臨床では，手術後の創部痛によって離床が遅延する場面が少なからず存在する．そのため看護師と十分な連携をとり，鎮痛剤の内服時間と理学療法士の介入時間を調整し，できるだけ患者に苦痛が少ない状態で離床が行えるよう配慮することが，理学療法を施行するうえで重要である．

② 運動療法時のポイント

病棟歩行自立後はトレッドミル歩行にて運動処方を行うことが多い．特に監視型運動療法は非監視型運動療法より間歇性跛行に対する改善効果が大きいとされている[2) 5)]ため，監視下で運動を行うことが望ましい．レジスタンストレーニング時はバルサルバ（息を止めて力むこと）による過度な血圧上昇を防止するため，深呼吸を行いつつ運動を行うよう指導する．運動中は息を止めないことと力みすぎないことに注意する必要がある．また，わが国におけるPAD患者の30％が冠動脈疾患を有したとの報告がある[2]．そのためPAD患者においては運動負荷を増加させることで胸部症状（息切れ，動悸，狭心痛）が出現する可能性があり，心電図モニターを用いて異常がないか確認しながら介入を行うことが望ましい．筆者も心疾患の病名がついていないPAD患者の運動療法中に，運動負荷によって胸部症状が出現したため詳細な検査を行った結果，狭心症が発見された症例を何例か経験している．つまりPAD患者の運動療法では下肢だけではなく，全身の状態を考慮し介入することがリスク管理のうえで重要である．

退院後は外来での理学療法にて介入を行いつつ，自宅での運動を行ってもらうことが大切である．そのため，退院前には自宅で行えるような運動方法を指導しておくべきである．

ⅳ）自宅でのセルフエクササイズ指導

本症例では以下のプログラムを指導した．

❶下肢セルフストレッチ
❷自宅周囲の歩行練習
❸重錘や自重を用いた下肢レジスタンストレーニング
❹身体活動量増加のためのプログラムの指導

一般的に週1回という低頻度では理学療法の効果は認められない．そのため，頻回（週3回以上）に外来での理学療法が行えない患者は，それ以外の時間に自主的な運動療法や身体活動性の維持・向上のためのプログラムを行うことが重要となる．

v）身体活動量に関するエビデンス

近年，PAD患者に対する身体活動量についての報告が散見される．われわれはPAD患者の身体活動量計を用いた研究で，手術後の身体活動量が低下すると退院後に心大血管イベントが発生しやすいことを見出した[9) 10)]．手術後は理学療法以外の時間も身体活動量を増加する指導を行うことが非常に重要である．

能力養成問題　解答は次ページ以降に

問3 PAD患者に対する運動療法は週に何回の実施が望ましいとされているか？

1. 週1回
2. 週2回
3. 週3回

5 介入結果（手術前から退院時，外来1カ月後の変化）

i）フィジカル・アセスメント

右第5趾切断部分の創は完全に治癒していた．触診にて右後脛骨動脈，右足背動脈の拍動が触知できるようになった．また右足部の冷感は消失し，温感を感じるようになった．

ii）介入前後の計測結果

	手術前	退院時	外来1カ月後
ABI	右：測定不可 左：0.53	未測定	右：0.73 左：0.59
超音波ドプラ	右足背動脈は聴取を認めなかった．	右足背動脈聴取可能	右足背動脈聴取可能
膝伸展筋力（同年代健常男性比[1)]）	右：16.4％BW（33.9％） 左：20.0％BW（41.2％）	右：22.8％BW（47.0％） 左：22.4％BW（46.2％）	右：26.0％BW（53.6％） 左：25.2％BW（52.0％）
握力	右：24.9kg 左：21.1kg	右：25.7kg 左：21.9kg	右：25.9kg 左：21.9kg
MWD	140m（T字杖歩行）	360m（T字杖歩行）	420m（T字杖歩行）
6MWT	160m（T字杖歩行）	180m（T字杖歩行）	220m（T字杖歩行）
WIQ	21点	128点	203点
vascuQOL	34点	83点	87点

MWD：最大歩行距離，6MWT：6分間歩行試験．

iii）画像所見

手術前下肢CT（図1，2）と手術後下肢CT（図5，6）と比較し，膝窩動脈以遠の動脈枝の造影が改善した．

iv）理学療法の介入によって

手術後，入院期から外来1カ月まで理学療法の介入を行うことによって，身体機能やQOLなどに向上が認められた．特に膝伸展筋力の増加が認められた．MWDや6MWTの増加は下肢動脈バイパス術による血流の改善に加え，理学療法による下肢筋力の増加が大きく影響し，こ

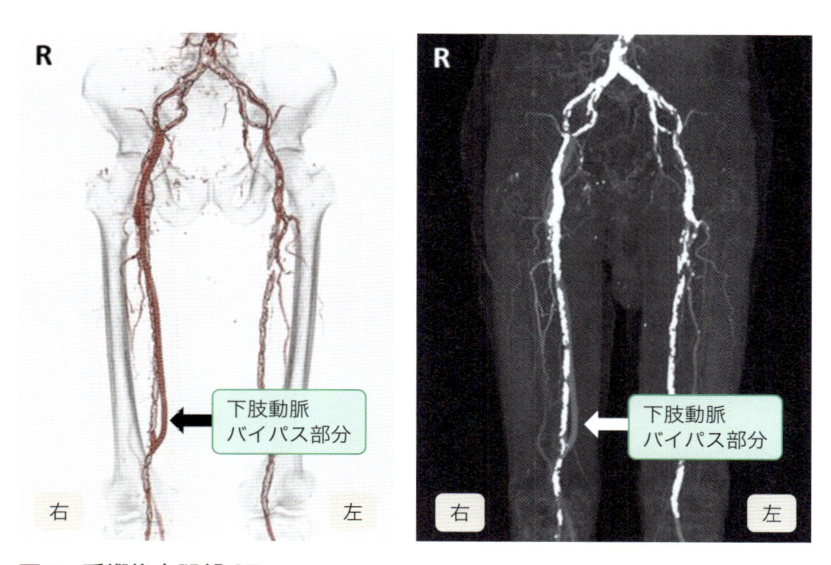

図5　手術後大腿部CT

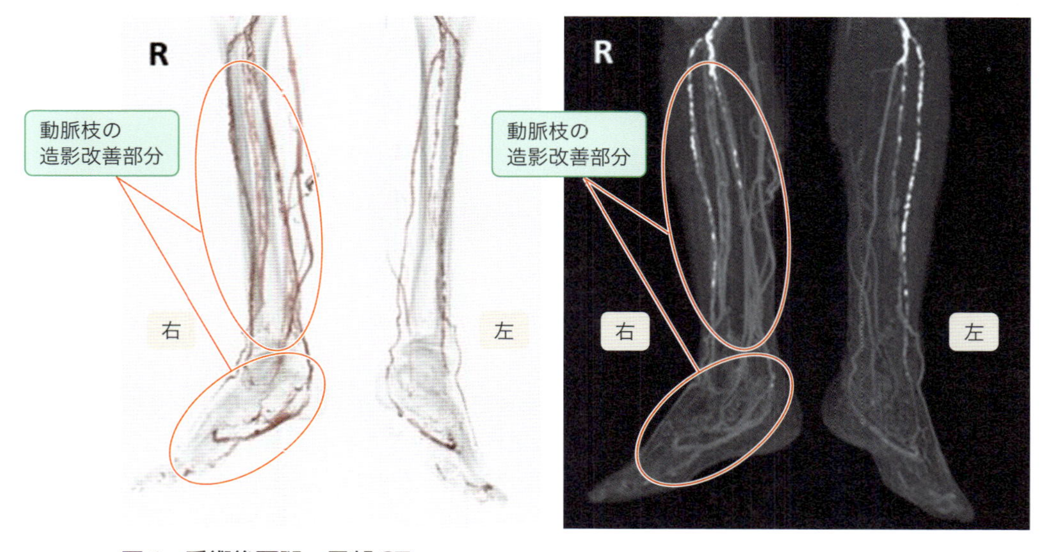

図6　手術後下腿～足部CT

れがWIQやvascuQOLの改善にもつながっていると考えられた.

退院後，週に1回という低頻度にもかかわらずこのような効果が得られたのは，過去のエビデンスや報告にもとづいた介入と指導を行い，外来での理学療法介入時に自宅での生活を確認し，指導をくり返し行ったことと，患者自身がそれを着実に継続してきたことによる効果であろう.

入院期から外来での理学療法介入を行うことがわかっている場合には，個々の患者に応じ退院後の生活を想定したセルフエクササイズの指導を行うことが非常に重要である.

■ 文献

1）平澤有里，他：健常者の等尺性膝伸展筋力．理学療法ジャーナル，38：330-333，2004

2）2014年度合同研究班報告，末梢閉塞性動脈疾患の治療ガイドライン（2015年改訂版）（http://www.j-circ.or.jp/guideline/pdf/JCS2015_miyata_h.pdf），日本循環器学会

3）Lundgren F, et al：Intermittent claudication--surgical reconstruction or physical training? A prospective randomized trial of treatment efficiency. Ann Surg, 209：346-355, 1989

4）循環器病の診断と治療に関するガイドライン（2011年度合同研究班報告），心血管疾患におけるリハビリテーションに関するガイドライン（2012年改訂版）（http://www.j-circ.or.jp/guideline/pdf/JCS2012_nohara_h.pdf），日本循環器学会

5）「下肢閉塞性動脈硬化症の診断・治療指針Ⅱ」（日本脈管学会/編），pp44-45，メディカルトリビューン，2007

6）森沢知之，荻野智之：末梢動脈疾患患者に対するレジスタンストレーニング．理学療法，32：511-518，2015

7）Parmenter BJ, et al：High-intensity progressive resistance training improves flat-ground walking in older adults with symptomatic peripheral arterial disease. J Am Geriatr Soc, 61：1964-1970, 2013

8）McGuigan MR, et al：Resistance training in patients with peripheral arterial disease: effects on myosin isoforms, fiber type distribution, and capillary supply to skeletal muscle. J Gerontol A Biol Sci Med Sci, 56：B302-B310, 2001

9）Matsuo T, et al：Effect of in-hospital physical activity on cardiovascular prognosis in lower extremity bypass for claudication. J Phys Ther Sci, 27：1855-1859, 2015

10）Otsuka S, et al：Clinical importance of change in physical activity after endovascular treatment combined with exercise training in patients with peripheral arterial disease. Heart Vessels, 32：143-148, 2017

11）Rooke TW, et al：2011 ACCF/AHA Focused Update of the Guideline for the Management of Patients With Peripheral Artery Disease (updating the 2005 guideline): a report of the American College of Cardiology Foundation/American Heart Association Task Force on Practice Guidelines. J Am Coll Cardiol, 58：2020-2045, 2011

■ 参考文献

・森沢知之，他：末梢動脈疾患に対する血行再建術施行後の理学療法．理学療法，31：998-1005，2014

能力養成問題解答

問3 ③週3回

「心血管疾患におけるリハビリテーションに関するガイドライン（2012年改訂版）」[4] では，日に1～2回の運動を週に3回以上行うこと（できれば週に5日以上）としており，治療期間は3～6カ月が一般的であるとされている．運動方法は監視型運動療法を推奨している．運動はウォームアップ，歩行運動，クーリングダウンの順番で行い，1回の歩行時間は30分以上1時間までとしている．

6 慢性心不全に対するデバイス埋め込み症例の入院期リハ デバイス埋め込み術後，運動耐容能低下および変時性不全（CI）にどう介入するのか？

大浦啓輔

目標

- 急性慢性心不全でデバイス埋め込み術後患者に対して，どのように評価するのかを理解する
- 評価結果の解釈をもとに，どのような理学療法プログラムを立案するかを理解する
- デバイス埋め込み術後に行う運動療法について理解する
- 慢性心不全に対するデバイスの種類・特徴・設定などを理解する

1 症例紹介

i）概略

年齢	63歳
性別	男性
診断名	慢性心不全の急性増悪，拡張相肥大型心筋症，心室細動 〔埋め込み型除細動器（Implantable Cardioverter Defibrillator：ICD）埋め込み術後〕
身長	164.0cm
体重	58.8kg
BMI	21.9kg/m^2
趣味	畑仕事．毎日1～2時間程度を休憩しながら行っている．
職業	5年前まで会社の管理職．5年前に初回心不全入院となり，以降は退職．
既往歴	5年前：拡張相肥大型心筋症，慢性心不全急性増悪により入院，高尿酸血症，高血圧症，高脂血症 4年前：慢性心不全の急性増悪により再入院 2年前：慢性心不全の急性増悪により3度目の入院
内服薬	カルベジロール（β遮断薬），フロセミド（利尿薬），エプレレノン（利尿薬）アトルバスタチン（脂質異常症治療薬），アロプリノール（高尿酸血症治療薬），ファモチジン（消化性潰瘍治療薬），エチゾラム（ベンゾジアゼピン系抗不安薬）

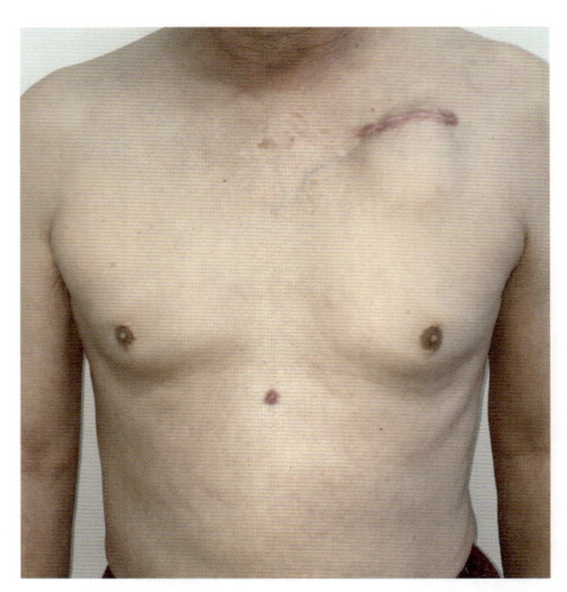

図1　埋め込み型除細動器（ICD）埋め込み術後写真
左胸部に埋め込んだ.

ii）現病歴

30年前に心機能低下を指摘されるが，未治療で経過していた．5年前に慢性心不全急性増悪により救急搬送され初めての入院加療を行った．4年前にも慢性心不全の急性増悪にて当院へ救急搬送となり再入院，β遮断薬の調整後に退院した．2年前にも慢性心不全の急性増悪にて3度目の入院となり，利尿薬の調整後に退院となった．その後，外来にて心不全増悪なく経過していたが，4度目の入院の数日前から感冒様症状を認め，入院当日には呼吸状態が悪化し当院へ救急搬送された．受診時は意識レベル低下を認め，人工呼吸器管理となった．肺炎契機の慢性心不全急性増悪であり，入院当日から抗菌薬，強心薬，利尿薬の投与を開始した．第3病日に人工呼吸器離脱．第5病日に心室頻拍・心室細動を認め電気的除細動を要した．第6病日より抗不整脈薬の内服を開始し，不整脈は出現を認めなくなったが，第14病日に心室頻拍・心室細動による突然死予防のため埋め込み型除細動器（ICD）埋め込み術を施行した（**図1**）．第15病日より理学療法開始となった．

コラム　埋め込み型デバイスの種類と特徴

ペースメーカー（Pacemaker：PM）
徐脈の治療に用いる．Ⅱ度以上の房室ブロック，洞不全症候群，徐脈性心房細動など徐脈性不整脈に対し埋め込みが行われる.
埋め込み型除細動器（Implantable Cardioverter Defibrillator：ICD）
心室細動や心室頻拍などの致死性心室性不整脈を認める，もしくは可能性が高い症例に適応となる．致死性心室性不整脈出現時に抗心拍ペーシングや除細動を与える．ペースメーカー機能も有している.
両心室ペーシング（Cardiac Resynchronization Therapy：CRT）
低心機能の心不全症例では，心房心室間や心室内，心室間同期不全が生じやすく，心臓の収縮の同期不全を改善するために用いられる．通常，PMは右房・右室の右心系を刺激するが，CRTは左室も刺激する．また，CRTにICDの機能が付加されたCRT-Dがある.

コラム ペースメーカー（PM）の設定

PMは適応となる疾患により刺激伝導系のなかの異常となる部位が異なるため，心臓を刺激する部位，心臓の刺激を感知する部位，作動様式を変えて設定する．PMコードには国際PMコードがあり，コードは3文字で表記され1文字目は刺激電極の位置（A：心房，V：心室，D：両方），2文字目に感知電極の位置（A：心房，V：心室，D：両方），3文字目に自己心拍を感知した際の応答（T：同期，I：抑制，D：両方）である．さらに心拍数調節機能（レートレスポンス機能）を加える場合は4文字目にRを加える．
埋め込み型除細動器（ICD）では心室頻拍，心室細動などの致死性心室性不整脈の除細動のため上限心拍数を設定する．これを超えた場合，ICDが除細動を行う．CRTでは心機能が低下し心収縮の同期が不良となった心臓に対し，心室の収縮を同期させるためにさまざまな設定を行う．

2 初期評価

i）問診

主訴：不整脈が怖い．動くと息が切れる

ニード：畑仕事をしたい．心不全を悪くしたくない

ii）フィジカル・アセスメント

NYHA分類：class Ⅲ，Nohria-Stevenson分類：warm-dry（**第2章-7**参照），四肢の浮腫，頸静脈怒張などのうっ血・低心拍出を示すサインは認めず，循環動態は安定していた．心拍数は50回/分ですべてペースメーカー（PM）による心拍であった．疼痛はICD埋め込み術創部に認めNRS：5/10であった．上肢は自動運動可能で著明な関節可動域制限は認めないが僧帽筋，菱形筋，小胸筋などに筋緊張の亢進，圧痛を認めた．労作時はバイタルサインに異常な変動はないものの倦怠感，息切れを認めた．

iii）検査結果

① 血液検査

BNP	866.5pg/mL	**ALB**	3.8g/dL
Cre	1.6mg/dL	**TP**	6.5g/dL
BUN	32.2mg/dL		

② 12誘導心電図

入院時の自己脈による心電図は，心拍数56回/分であった（図2）．ICD埋め込み術直後の心房刺激心室自己心拍による心電図は，心拍数50回/分であった（図3）．

③ 心エコー

LVEF（左室駆出率）	42％
LVDd（左室拡張末期径）	62mm
LVDs（左室収縮末期径）	49mm
壁運動	びまん性に壁運動低下

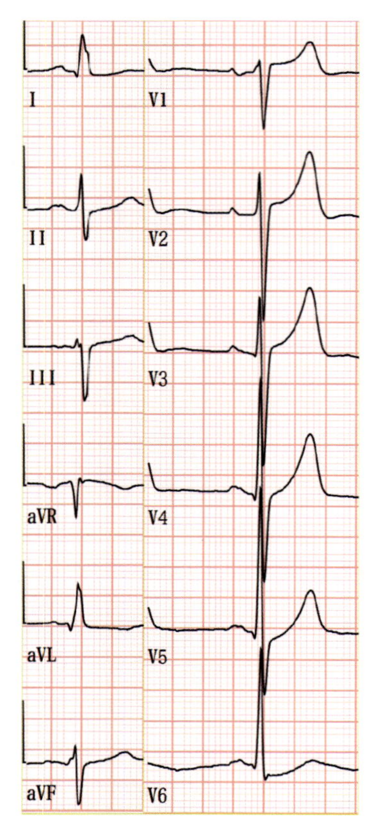

図2　入院時12誘導心電図
著明な異常所見なし．

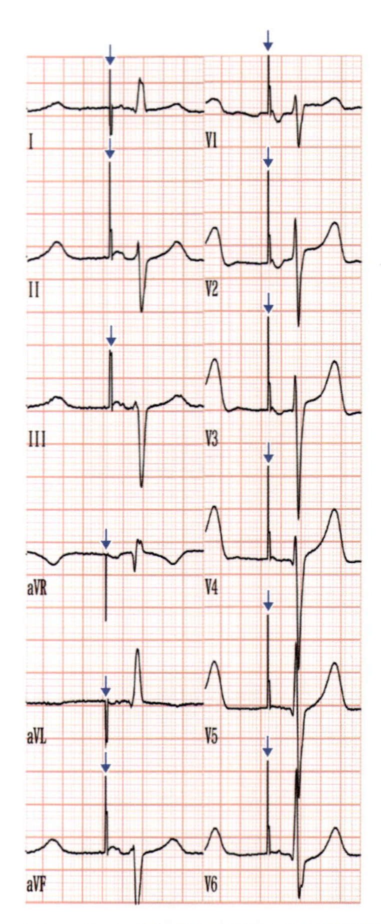

図3　ICD埋め込み術後12誘導心電図
心房にペースメーカーによる刺激（↓）が入りP波とQRS波が出現している．

iv）画像所見

入院時胸部X線画像では，CTR（心胸郭比）：53％，うっ血像を認めたが，胸水の著明な貯留は認めなかった（**図4**）．

理学療法開始胸部X線画像では，CTR（心胸郭比）：56％．うっ血像の改善が認められた（**図5**）．左胸部にICD埋め込み．

v）理学療法開始時のICDのペースメーカー設定

- **モードDDD**：心房と心室両方で刺激と感知を行い，自己心拍を認めない場合はPMから刺激が起き，自己心拍を認めると刺激が抑制される．
- **心拍数50～130回/分**：心拍数50回/分以下で刺激が起こり，最低50回/分から最高130回/分まで刺激が保証される．
- **VT/VF検出，心拍数＞176回/分**：VT/VF検出は心拍数が176回/分を超えると除細動機能が作動する．

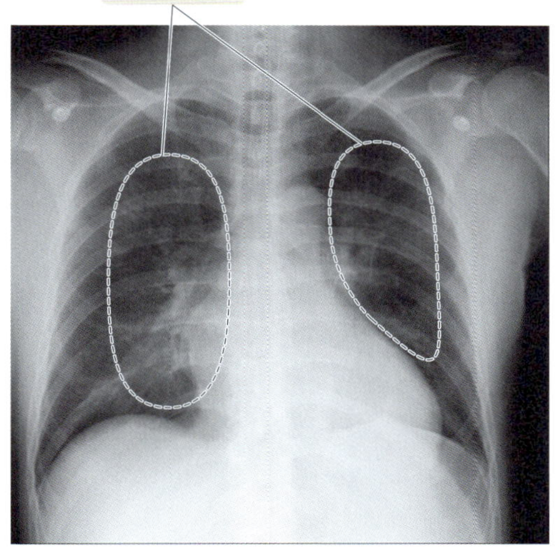

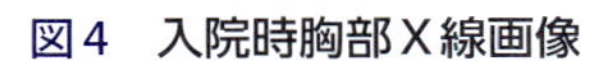
図4　入院時胸部X線画像

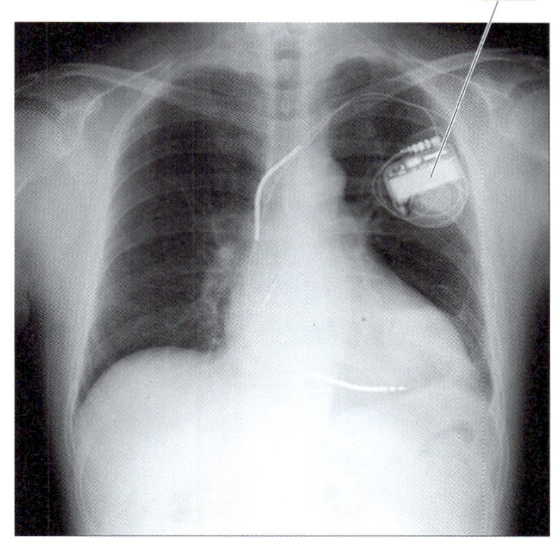

図5　ICD埋め込み術後胸部X線画像

vi）身体機能

血圧		97/57mmHg
安静時心拍数		50回/分，すべてペースメーカーによる心拍
筋力		四肢MMT4～5レベル， 臥床による軽度の低下はあるものの動作上著明な低下は認めなかった
関節可動域		明らかな制限なし，ICD埋め込み側である左肩関節の関節可動域制限は認めなかった
疼痛		デバイス埋め込み術創部NRS：5/10， 僧帽筋，菱形筋，小胸筋に筋緊張の亢進，圧痛を認めた
動作能力		自立レベル
歩行能力	歩行可能距離	100m．息切れ，倦怠感を認めた
	Borg Scale	15/13
	運動時心拍数	50回/分，すべてペースメーカーによる心拍

能力養成問題

解答は次ページ以降に

問1　運動時の心拍出量の増加に重要ではない因子は何か？

❶ 心拍数
❷ 一回拍出量
❸ 筋力

3 問題点

i）運動耐容能の低下

本症例の問題点は主訴が労作時の息切れであり，また100m歩行で著明な息切れを認めていることから運動耐容能の低下と考えた．運動耐容能は筋力，筋持久力や心機能・呼吸機能などの全身持久力に加え，さまざまな機能が複合的に関与している．本症例の運動耐容能低下に関与している因子について考察した．

① 心機能低下

まず運動耐容能低下の要因として心臓に関するものを考えた．循環動態は血圧・心拍数は安定，Nohria–Stevenson分類はwarm–dryと安定していた．しかし胸部X線画像上は肺うっ血像を認め，左室駆出率が42％と心機能低下を認めた．さらに何度も心不全の急性増悪で入院していることより，心機能低下が本症例の運動耐容能低下に関与していることは十分に考えられた．

② 筋持久力について

次に運動耐容能低下の要因として骨格筋に関するものを考えた．重症心不全患者は骨格筋異常を認め[1]，筋持久力が低下することが知られている．本症例においても，入院から理学療法処方までの期間が長くデコンディショニングが進んでいたことや，心不全歴が長く入退院をくり返していたことから骨格筋異常による筋持久力低下が考えられた．そのため本症例において筋持久力低下が運動耐容能の低下に関与していると考えられた．ただし，筋力に関しては，四肢MMT4～5レベルと保たれており，動作上も問題を認めていなかったことにより，本症例における運動耐容能自体には大きな問題とはなっていなかった．

③ 変時性不全（CI）

また本症例において運動耐容能にかかわる最も重要な問題点としては運動時に心拍数50回/分と運動時の心拍応答を認めていないことであった．デバイス埋め込み患者の多くはβ遮断薬や抗不整脈薬の投薬，心不全による自律神経異常により，運動時の心拍応答が低下した変時性不全（Chronotropic Incompetence：CI）を認める．本症例においても心不全歴が長く，β遮断薬投与中でありCIを認めた．心拍応答がなければ心拍出量の増加も制限されるため，骨格筋に十分な酸素供給を行うことができず，代謝に悪影響をおよぼし疲労感や息切れを引き起こす．本症例においても心拍数のCIが心拍出量の増加を制限し息切れに関連し，運動耐容能低下の要因となったことが考えられた．

以上のことより本症例の運動耐容能の低下は，心機能の低下と筋持久力の低下に加え，さら

能力養成問題 解答

問1 ❸筋力

心拍出量は一回拍出量×心拍数により算出される．運動時の心拍出量は一回拍出量・心拍数ともに増加するが，なかでも心拍数増加により調整されるため運動時の心拍数増加は重要である．

に運動時のCIが関与していることが考えられた．

ii）デバイス埋め込み術後の上肢の機能障害

またデバイス埋め込み術後は上肢の運動制限のため上肢の機能障害を認めることが多い．本症例では著明な問題はないものの僧帽筋，菱形筋，小胸筋などに筋緊張の亢進を認めたため埋め込み側肩関節の機能障害予防が重要であった．

iii）心不全の管理および予防

その他に，本症例は致死的不整脈である心室頻拍に対してICDを埋め込んだ．デバイス埋め込み後に抗不整脈薬を投与しており不整脈を抑えることができていたが，入院中にも心室頻拍・心室細動を認めていたため理学療法においても不整脈をモニター心電図などで管理することは非常に重要なポイントであった．

さらに本症例は心不全増悪入院をくり返していたことも非常に重要な問題であった．心不全増悪予防のための運動指導・生活指導など理学療法士だけでなく多職種での指導が必要であった．

能力養成問題

解答は次ページ以降に

問2 完全房室ブロックのときに適応となるデバイスは何か？

1. 埋め込み型除細動器（ICD）
2. ペースメーカー（PM）
3. 両心室ペーシング（CRT）

問3 デバイス埋め込み症例の運動耐容能改善に必要な運動は何か？

1. 有酸素運動
2. 協調性運動
3. 関節可動域運動

4 介入

i）理学療法プログラム

❶ウォーミングアップ（四肢のストレッチ）
❷関節可動域運動・肩関節周囲リラクセーション（ICD埋め込み側肩関節を中心に機能障害予防）
❸レジスタンストレーニング（大腿四頭筋，下腿三頭筋など下肢中心に実施）
❹自転車エルゴメーターによる有酸素運動
❺動作練習（階段昇降・農作業）
❻生活指導（水分制限・塩分制限・活動制限）

ii）理学療法プログラムの根拠

本症例においては運動耐容能改善のために，まずは循環動態に注意して可及的早期に離床を行い，運動療法可能な状態になれば全身持久力・筋持久力の改善のために通常の心不全患者と同様に有酸素運動を行うことが重要であった．また心不全患者に対してレジスタンストレーニングを行うことは身体機能・ADLの向上において重要であるが，それだけでなく生命予後やQOLにおいても重要であることが報告されており[2)]，本症例においても積極的に実施した．そして最も重要である運動時心拍のCIに関して，運動時の心拍出量増加のためにペースメーカー（PM）設定の見直しを医師と行う必要があると考えた．

iii）ここがポイント！

デバイス埋め込み術後のリハビリテーションの重要点はデバイスが正しく作動しているかどうかを評価することである．

① ICDの至適設定について

本症例の心拍数は歩行時においても安静時と変化がなくCIを認めた．これが運動耐容能の低下要因になっていると考え，医師とPMの設定変更を行い，運動や動作により設定心拍数が自動的に切りかわる心拍数調節機能（レートレスポンス機能）を追加した．

ICDのようなデバイス埋め込み患者の多くはβ遮断薬や抗不整脈薬により，運動時の心拍応答が低下したCIが多いため運動時の至適心拍数設定は慎重に行う必要がある．CIの存在は，虚血性心疾患[3)]・心不全の予後不良因子であり，さらにPeak $\dot{V}O_2$や$\dot{V}E/\dot{V}O_2$ slopeより強い死亡予測因子[4)]という報告もある．不必要な右心室ペーシングを増やすことは心機能を悪くするため[5) 6)]，低心機能例においてのレートレスポンス機能は慎重にすべきである．しかし，臨床の現場ではレートレスポンス機能により運動耐容能改善を得る症例もあるため，運動時のデバイス至適設定の検討は重要である．

またICD埋め込み症例では心室頻拍を検出するための心拍数上限を超えると高頻拍ペーシングや除細動が開始されるので心拍数が上限を超えないようにモニタリングすることも重要である．

能力養成問題解答

問2 ②ペースメーカー（PM）

PMは房室ブロックや洞機能不全症候群などの徐脈性不整脈に対し埋め込みが行われる．ICDとCRTについてはコラム「埋め込み型デバイスの種類と特徴」参照．

問3 ①有酸素運動

デバイス埋め込み患者は慢性心不全患者と同様の病態を示すことが多く，運動耐容能改善のためには心不全患者と同様に有酸素運動が重要である．また骨格筋に問題を有することも多いためレジスタンストレーニングも重要である．

能力養成問題 解答は次ページ以降に

問4 デバイス埋め込み後の患者が日常生活上で注意が必要なものは？

❶ IH調理器の使用
❷ 埋め込み側で鞄をもつ
❸ 運動

② ICD埋め込み側上肢機能障害に関して

術後のプロトコールは一定のものはなく施設により安静指示や運動制限などがあるため主治医との相談が重要である．一般的に上肢挙上に伴うリードの脱落を防ぐ目的で，おおむね1週間は肩関節外転90°以内に制限している施設が多い．デバイス埋め込み術後はリード脱落，血腫や創部離開に注意が必要である．

5 介入結果（2週間の入院リハビリテーションによる変化）

i）フィジカル・アセスメント

NYHA分類：class II，Nohria-Stevenson分類：warm-dry，循環動態は安定．安静時心拍数は60回/分であり，すべてペースメーカー（PM）による心拍．術創部の疼痛は改善し，上肢の機能障害は認めなかった．頸静脈怒張や四肢浮腫などの心不全兆候は認めなかった．労作時の心拍数はPMのレートレスポンス機能のため80回/分台へ上昇を認め，歩行時・階段昇降時の自覚的運動強度はBorg Scaleで11（胸部・下肢ともに）に改善を認めた．

ii）理学介入後の計測結果

血圧		97/57mmHg
心拍数		60回/分
筋力		MMT5レベル，著明な低下は認めなかった
関節可動域		明らかな制限なし，ICD埋め込み側関節可動域制限なし
動作能力		自立レベル
歩行能力	安定歩行	可能．歩行による自覚症状は認めず特に制限は認めない
	Borg Scale	11/11（胸部/下肢）
	歩行時心拍数	80回/分台へ上昇を認めた
	6分間歩行距離	420m
運動時心拍数		80～85回/分，すべてペースメーカーによる心拍
心肺運動負荷試験（ATまで実施）	AT	7.5mL/min/kg
	AT時の心拍数	60回/分，すべてペースメーカーによる心拍であり安静時から変化なし
	AT-1min LOAD	28W

表中の心肺運動負荷試験の結果は運動負荷装置に自転車エルゴメーターを使用して計測したものである．体動を感知するセンサーがうまく感知できなかったため運動中の心拍応答を認めずPM設定の下限値である心拍数60回/分を示したままであった．このため歩行時のデータと乖離があり解釈には注意が必要である．しかしATが著明に低いことは事実であり継続した注意が必要であった．

注意点 **ペースメーカーのレートレスポンス機能と運動時心拍応答**

ペースメーカーには運動や生活に応じて設定心拍数を自動的に調節できる心拍数調節機能がある．調節機能センサーにより作動するが，機種により違いがあり作動様式が異なる．センサーは大きく以下の3種類である．

- 生理的センサー（分時換気量，心内インピーダンス）
- 非生理的センサー（加速度センサー）
- デュアルセンサー（生理的＋非生理的）

センサーにより自転車エルゴメーター，トレッドミル，歩行など運動への反応に違いを認めるため，機種ごとにどのセンサーが搭載されているか確認することが必要である．例えば非生理的センサーでは自転車エルゴメーターによる心肺運動負荷試験では心拍応答を認めないため過小評価につながる可能性がある．そのためトレッドミルや廊下歩行など負荷形態に工夫が必要である．また生理的センサーによる分時換気量の感知はエルゴメーター負荷で適切な心拍応答を得られるが，心不全症例は換気応答に異常があり，過換気に反応する可能性がある．そのためICDなどのショックデバイスでは搭載されていない．

iii）理学介入後のICDのペースメーカー設定

- **モード DDDR**：運動時の心拍応答を認めなかったため，前述したモードDDDにレートレスポンス機能追加．
- **心拍数60～130回/分**
- **VT/VF検出，心拍数＞188回/分**

iv）心不全に関して

心不全患者は，再入院率が非常に高く，5年生存率が50～60％と予後不良である．そのため心不全患者は再入院に対して注意する必要があり，水分・塩分制限などの生活指導や運動指導が重要である．本症例においても，VT/VF歴のある低心機能症例であり心不全入院をくり返しているため再増悪予防のための指導が重要であった．本症例では理学療法だけでなく管理栄養士から栄養指導，薬剤師から薬剤指導，看護師から生活指導などと多職種での介入を行い一定の理解を得られることができた．

能力養成問題 解答

問4 ① IH調理器の使用

電磁波の生じる機器において誤作動を起こす可能性があるため，注意が必要である．鞄など荷物をもつことに関しては埋め込み後1～2カ月は注意が必要だが，その後は非常に重いものでなければもつことは可能である．運動については禁忌とならず心不全患者と同様に適切な運動療法や身体活動量が必要である．デバイス埋め込み後の患者には，日常生活において何に注意が必要か指導しなければならない．

v）理学療法により

ICDのPM設定の変更，心不全の改善により自覚症状は改善を認めた．筋力などには著明な変化は認めていないが入院前と比較して身体機能やADLが低下することなどなく退院につなげることができた．またデバイス埋め込み側上肢の機能障害も予防することができ，疼痛，関節可動域制限なく経過した．これらにより退院時に階段昇降・軽度の農作業などが可能な状態となった．しかし心肺運動負荷試験の結果より参考値ではあるものの，運動耐容能の低下は著明であった．今後の運動耐容能の改善のためには長期間の継続した運動療法が重要であると考えられた．

これから在宅でも運動療法を継続すること，心不全増悪因子に気をつけて生活することによりQOL改善や予後の改善につなげることができると考えた．

本症例のように，**デバイス埋め込み術後に運動耐容能およびCIの改善を求められる場合，まずはデバイスが正しく作動しているか，至適な設定になっているかを確認することが必要である．その後，バイタルをチェックしながら適切な運動療法を行いつつ，患者に対して運動療法の継続と生活について一定の理解を得られるよう指導することが重要である．**

■ 文献

1）Okita K, et al：Exercise intolerance in chronic heart failure--skeletal muscle dysfunction and potential therapies. Circ J, 77：293-300, 2013
2）Jessup M, et al：2016 ESC and ACC/AHA/HFSA heart failure guideline update - what is new and why is it important? Nat Rev Cardiol, 13：623-628, 2016
3）Savonen KP, et al：Chronotropic incompetence and mortality in middle-aged men with known or suspected coronary heart disease. Eur Heart J, 29：1896-1902, 2008
4）Robbins M, et al：Ventilatory and heart rate responses to exercise：better predictors of heart failure mortality than peak oxygen consumption. Circulation, 100：2411-2417, 1999
5）Wilkoff BL, et al：Dual-chamber pacing or ventricular backup pacing in patients with an implantable defibrillator: the Dual Chamber and VVI Implantable Defibrillator (DAVID) Trial. JAMA, 288：3115-3123, 2002
6）Nägele H, et al：Rate-responsive pacing in patients with heart failure: long-term results of a randomized study. Europace, 10：1182-1188, 2008

7 心不全症例に対する在宅理学療法
週1回の訪問リハビリテーションで，どうやって効果を出すのか？

渡辺恵都子

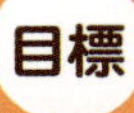

- 心不全症例の訪問リハビリテーションにおいて，何を評価したらよいのかを理解する
- 評価の結果をどう解釈し，どのような点に理学療法プログラムを立案すべきかを理解する
- 在宅生活という非監視下でリハビリテーションを継続するために，どのような指導をするのかを理解する

1 症例提示

i ）概略

年齢	95歳
性別	男性
診断名	高血圧性心疾患（慢性心不全），細菌性肺炎
身長	165cm
体重	71.3kg
BMI	26.2kg/m^2（筋肉質体形）
趣味	美術品をみること
職業	美術品の額縁デザイン・作製の会社の会長． 仕事内容は主に会議や営業など．
退院時処方	テルミサルタン（40）1T 1×M，アムロジピンベシル酸塩OD（2.5）1T 1×M， 抑肝散 3P 3×MNA，大建中湯 3P 3×MNA，リスペリドンOD（1）1T 2×MA
既往歴	不眠症，癒着性イレウス術後

ii ）現病歴

20XX年9月下旬に仕事で日本に帰国した．出張先で細菌性肺炎を契機に慢性心不全が急性増悪し，緊急入院した．その入院中抗生剤と，血管拡張剤を投与し改善した．入院加療に伴いデコンディショニングが進み，リハビリテーション目的で10月上旬S病院へ転院した．転院後は肺炎が改善し，心不全のコントロールも良好であったため，リハビリテーションを中心に加療を行った．経過中に血圧の上昇を認めたため，アムロジピンベシル酸塩の投与を追加した．

その他の内服調整や処置の必要なく，11月下旬に自宅に退院した．

退院後，12月上旬より発作性夜間呼吸困難（PND）が出現し，その数日後S病院へ受診するも問題なく，経過観察となった．その後，当院外来診療へ移行となった．このころは，30分程度，自宅周囲を散歩すると具合が悪くなる状態だった．外来で体重測定や，塩分制限などの指導も受けたが1カ月で体重が4.3kg増えたため内服追加となった．

症例は高齢ではあるが認知症はなく，仕事も会長職を継続したいという希望があった．退院後，外来受診（車で通院）以外は自宅内の生活を中心に行っていた．心不全管理と屋外歩行を再獲得するため主治医や家族より依頼があり，週1回，訪問リハビリテーション（訪問リハ）を開始することになった．

iii）社会背景

介護保険	要介護３（利用サービス：訪問リハ以外なし）
家族構成	娘と２人暮らし．娘は平日仕事のため，日中独居． 近隣に孫夫婦在住（週１〜２回はひ孫を連れて訪問あり）．
住環境	２階建ての２階が生活スペース，階段に片側手すりあり（１〜２階まで15段，おどり場あり）．バリアフリーで寝室は電動ベッド使用．トイレ，浴室も手すりあり．

2 初期評価

i）問診

主訴：1日中，咳や痰が出て苦しい，階段昇降時や労作後に息切れがする

デマンド：一番楽しみであったお気に入りのせんべい（1日3枚）を再び食べられるようになりたい

ニード：自覚症状の軽減，筋力・歩行耐久性向上，胸郭柔軟性向上

ii）フィジカル・アセスメント

フィジカル・アセスメントは，その日の運動負荷量を設定するうえでも重要になる．毎回，訪問時に心不全評価を行い，前回と比較してどう違うか，内服変更の影響はないか，家族への問診も忘れずに行う．

血圧	116/72mmHg	聴診	背側呼吸音減弱，背側下葉に断続性ラ音〔水泡音（coarse crackle）〕
心拍数	67回/分		
SpO_2	96％	呼吸	湿性咳嗽あり，呼気短縮あり．痰は白色〜レモン色，粘性高め．
呼吸数	24回/分		
体温	36.3℃	浮腫	両下腿〜足背に軽度あり
問診	娘：「2〜3日このような咳が続いています」 本人：「せんべいを食べるのが一番楽しみ」	触診	足部，手指のみ末梢冷感あり
		Nohria-Stevenson分類	cold-dry（表参照）

表　Nohria-Stevenson 分類

		うっ血所見	
		なし	あり
組織灌流の低下	なし	A warm-dry	B warm-wet
	あり	L cold-dry	C cold-wet

Nohria-Stevenson 分類は，うっ血所見と低灌流所見の有無を身体所見から判断し，心不全の病態を4つに分類する．病態，治療法，重症度を把握できるため，臨床での有効性は高い．身体所見は聴診や触診で判断できるため，聴診器と自分の手で確認することができる．心不全の訪問リハビリテーションの評価の1つとしても活用できる．

能力養成問題　解答は次ページ以降に

問1　理学療法士が訪問時に確認できないものはどれか？

❶ 胸水貯留の程度
❷ CO_2貯留の程度
❸ 体液貯留の程度

iii）初期評価時の検査結果

生化学検査	BNP（CLIA 法）：65.6
心電図所見	1度房室ブロック，完全右脚ブロック
心エコー所見	LVEF：50 %，mild AR，MR，LVH（＋），拡張障害（＋）

iv）画像所見（図1）

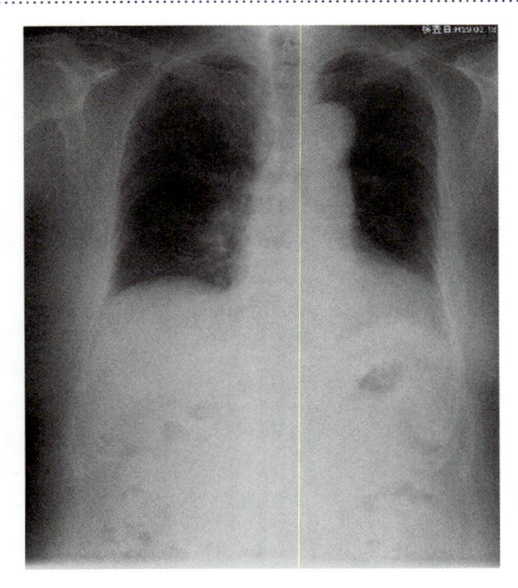

図1　胸部X線画像
心拡大あり，明らかな肺うっ血や浸潤影なし，胸水貯留なし（以前は左胸水あり）．

v）その他の計測結果

① 身体機能評価

SPPB	5点（立位バランス4点，4m歩行0点，椅子立ち上がり1点）
4m歩行時間	9秒16
立ち上がり時間（5回）	25秒97
握力	右：18kg，左：14kg
6分間連続歩行距離（屋外）	移動手段：杖＋軽介助，距離：175.6m
最大連続歩行時間	7分24秒
NYHA分類	Ⅲ
活動範囲	室内トイレ歩行のみ
SAS（身体活動能力質問表）（図2）	2METs
症状の出る動作	Borg Scale 13ぐらいの「ややきつい」に値する一連の動作．階段昇降，屋外歩行，立ち上がり，入浴，踵上げ，上肢の運動〔例：階段昇降1→2階，労作後：呼吸数27回/分，心拍数73回/分，SpO_2：98％，Borg Scale（呼吸）13/（下肢）11〕

身体活動能力質問表
(Specific Activity Scale)

●問診では、下記について質問してください。
（少しつらい、とてもつらいはどちらも「つらい」に○をしてください。わからないものには「？」に○をしてください）

1. 夜、楽に眠れますか？(1Met 以下)	はい	つらい	？
2. 横になっていると楽ですか？(1Met 以下)	はい	つらい	？
3. 一人で食事や洗面ができますか？(1.6Mets)	はい	つらい	？
4. トイレは一人で楽にできますか？(2Mets)	はい	つらい	？
5. 着替えが一人でできますか？(2Mets)	はい	つらい	？
6. 炊事や掃除ができますか？(2～3Mets)	はい	つらい	？
7. 自分で布団を敷けますか？(2～3Mets)	はい	つらい	？
8. ぞうきんがけはできますか？(3～4Mets)	はい	つらい	？
9. シャワーを浴びても平気ですか？(3～4Mets)	はい	つらい	？
10. ラジオ体操をしても平気ですか？(3～4Mets)	はい	つらい	？
11. 健康な人と同じ速度で平地を100～200m歩いても平気ですか。(3～4Mets)	はい	つらい	？
12. 庭いじり(軽い草むしりなど)をしても平気ですか？(4Mets)	はい	つらい	？
13. 一人で風呂に入れますか？(4～5Mets)	はい	つらい	？
14. 健康な人と同じ速度で2階まで昇っても平気ですか？(5～6Mets)	はい	つらい	？
15. 軽い農作業(庭掘りなど)はできますか？(5～7Mets)	はい	つらい	？
16. 平地で急いで200m歩いても平気ですか？(6～7Mets)	はい	つらい	？
17. 雪かきはできますか？(6～7Mets)	はい	つらい	？
18. テニス(又は卓球)をしても平気ですか？(6～7Mets)	はい	つらい	？
19. ジョギング(時速8km程度)を300～400mしても平気ですか？(7～8Mets)	はい	つらい	？
20. 水泳をしても平気ですか？(7～8Mets)	はい	つらい	？
21. なわとびをしても平気ですか？(8Mets 以上)	はい	つらい	？

症状が出現する最小運動量 ＿＿＿＿Mets

※ Met: metabolic equivalent（代謝当量）の略。安静坐位の酸素摂取量（3.5ml/kg 体重/分）を 1Met として活動時の摂取量が何倍かを示し、活動強度の指標として用いる。

図2　SAS（身体活動能力質問表，Specific Activity Scale）
文献1より引用．

② ADL

FIM	101点/126点
排泄	毎日あり（1日2〜3回）（ビサコジル，大建中湯，酸化マグネシウム錠内服）
食事	朝：果物，カステラ1切れ，ヨーグルト 昼：蕎麦（むせあり，調理は娘）
入浴	週1回，手すりあり，衣類の準備は娘，浴槽への移動は修正自立. 10分程度入浴し，その後30分程度疲労感が持続，休憩が必要
移動	屋内：独歩自立，屋外：杖歩行＋腋窩介助

FIM：Functional Independence Measure（機能的自立度評価表）

③ 日中の身体活動

日中はリビングのリクライニング椅子座位で過ごすことが多く，主にテレビ鑑賞していた．2階にトイレ，風呂，台所があり，動線は15m以内．昼食は娘が準備したものを自分で配膳し食べていた．

コラム SPPB（Short Physical Performance Battery）（第2章-1参照）

高齢者の下肢機能を評価する目的で開発され，近年では，サルコペニアの診断基準の1つとしても用いられている．測定項目はバランス，歩行速度，椅子立ち上がりの3つからなり，12点満点で評価する．Guralnikらはサルコペニアのカットオフ値として，SPPB 8点以下としている[2]．4mの歩行路と椅子があれば測定可能で所要時間も全体で10分程度と簡便である[3]．訪問リハは病院と比較し，評価できるスペース，物品，時間に限りがある（1件40〜60分，週1〜2回）．そのなかで，評価，治療，指導を行う必要があり，簡便なSPPBは重宝する．

3 問題点

本症例は感染による心不全増悪をきたした高齢心不全患者であった．2カ月間の入院中に身体機能が低下し，入院リハ実施により何とか短距離独歩自立を再獲得し自宅退院となった．しかし，退院して1カ月後に心不全増悪を起こした．体重測定や塩分指導が実施されていたが，本人と家族の理解は乏しかった．

重症度はNYHA分類でⅢ（中等度〜重症）で身体活動の制限が高度にあり，実際の動作でも，階段昇降，屋外歩行，立ち上がり，入浴，踵上げ，上肢の運動でBorg Scale 13と労作時の息切れを認めた．活動範囲もトイレ歩行以外，日中は椅子座位で過ごすことが多く，SASでは症状が出現する最小運動量は2METsであった．

呼吸状態は聴診において背側呼吸音減弱，背側下葉に断続性ラ音〔水泡音（coarse

能力養成問題解答

問1 ❷ CO_2貯留の程度

❶の胸水貯留の程度は聴診および打診によって確認できる．❸は視診で浮腫の程度や体重測定で確認できる．❷は血液ガスを測定して確認するため，採血のできる医師や看護師の訪問時に行う．

crackle)〕を認め，呼気短縮があった．主訴に「1日中，咳や痰が出て苦しい，階段昇降時や労作後に息切れがする」と自覚症状があり，60分の訪問リハの際には，数回の自己喀痰および白色〜レモン色の粘性高い痰がみられた．また，SPPB 5点とサルコペニアを認める結果となった．サルコペニアは生活動作のなかでも階段昇降や屋外歩行時，立ち上がり動作に影響しており，FIMの減点項目としてもあげられている．

以上のことから，主要な問題点は心不全増悪による労作時呼吸困難，易疲労性と考えた．この原因として2カ月間の入院加療に伴うデコンディショニングの結果，筋萎縮，筋力低下，運動耐容能低下が生じていると考えられた．

したがって，理学療法プログラムは下肢筋力トレーニング，屋外歩行による有酸素運動を中心とし，デコンディショニングの改善を図ることとした．

4 介入

i）理学療法プログラム

❶呼吸リハビリテーション（排痰法指導）
❷関節可動域練習（足部，胸郭，体幹）
❸自重を利用したレジスタンストレーニング（下肢，体幹）
❹心負荷のかかる動作の確認（階段昇降，屋外歩行）
❺動作指導（休憩の時間や場所）
❻自主練習指導

ii）理学療法プログラムの根拠

本症例は「1日中，咳や痰が出て苦しい」と自覚症状があり，聴診においても背側呼吸音減弱，背側下葉に断続性ラ音（水泡音，coarse crackle）が聴取され，呼吸状態として，湿性咳嗽や，呼気短縮があり，自己喀痰時に白色〜レモン色の粘性高い痰を認めた．そこで座位で実施できるハフィングを指導し自覚症状の軽減を図った（❶）．

また，SPPB 5点と下肢機能低下を認めたため，自重を利用したレジスタンストレーニングやストレッチ指導を行い，胸郭柔軟性向上，筋力向上をめざした（❷，❸）．自覚症状を確認しながらBorg Scale 13以下でできるようにトレーニングの種類や回数を確認し，下肢，体幹を中心とした運動プログラムを作成し指導した（❻）．

生活動作において階段昇降，屋外歩行，立ち上がり，入浴で労作時の息切れを認め，日中の活動範囲はトイレ歩行以外は椅子座位で過ごすことが多く，高度に身体活動が制限されていた．バイタルサインや症状回復にかかる時間を測定しながら，毎回症状の出る動作や自主練習の実施状況を確認し運動耐容能の向上を図った（❹，❺）．

iii）ここがポイント！

入院や外来リハビリテーションでも自主練習の指導が行われているが在宅生活は非監視下であり，「種類が多くてわからなくなった」，「回数が多く疲れるからやめた」など実施状況の把握

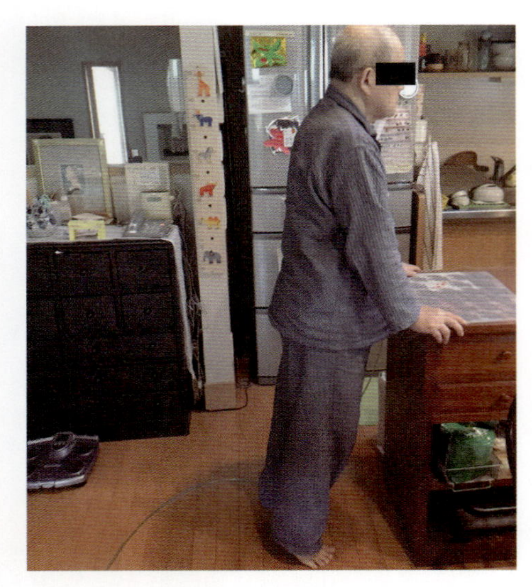

図3　安全面を考慮し家具を使用した運動指導

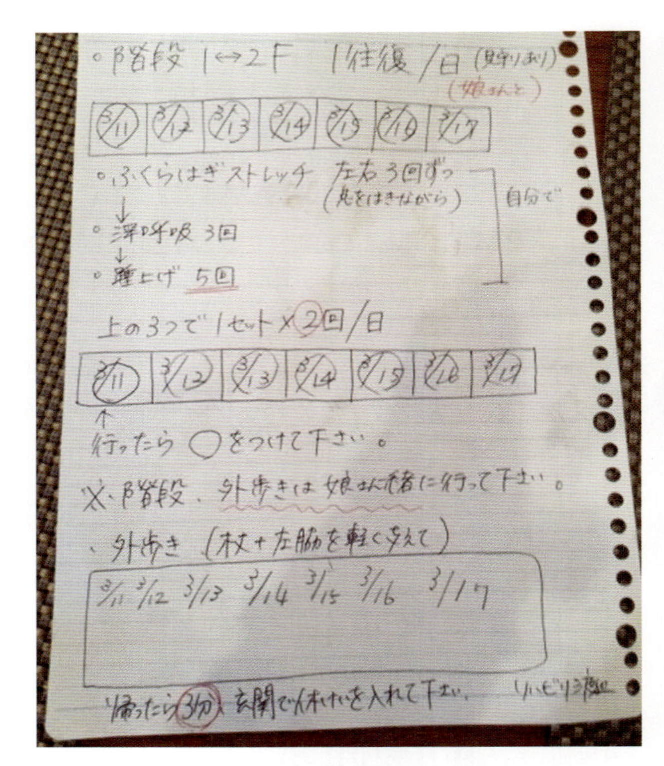

図4　個々に合わせた記録用紙の作成（本症例の場合）

が困難である．

効率よく生活のなかに運動をとり入れてもらうためには，週1回の訪問を運動の機会にするだけでなく，それ以外の時間にどう運動する時間を確保するかが大切になる．そのためには「性格」や「運動に対する意識」，「安全性」も考慮した指導が継続への一歩となる（**図3**）．ポイントを以下に3つ示す．

①運動の種類は1種類から開始し継続状況に合わせて種類や回数の変更を行っていく．

②二重負荷を避けるための休憩のタイミングと方法を明確に伝える．

③実施状況の記録用紙を作成し，チェック式にすることで1週間の運動状況を把握する（**図4**）．

能力養成問題　解答は次ページ以降に

問2　在宅生活のなかで息こらえやいきみ（バルサルバ）動作に当てはまらないものはどれか？

❶ 排泄（排便）

❷ 階段昇降

❸ 屋外歩行

5 介入結果

i）フィジカル・アセスメント

呼吸状態として，聴診時の呼吸音，副雑音の改善や湿性咳嗽・痰の軽減，呼吸数や酸素化の改善がみられた.「呼吸が楽になった」，「息切れが減った」など自覚症状にも変化がみられた.下腿浮腫は軽減し，足部の可動性の改善を認めた.

ii）介入前後の計測結果

		初期	8週後
バイタルサイン	心拍数	67回/分	56回/分
	呼吸数	24回/分	15回/分
	SpO_2	96％	98％
	血圧	116/72mmHg	126/64mmHg
体重		71.3kg	72.3kg（利尿剤1剤中止）
NYHA分類		Ⅲ	Ⅱ
活動範囲		室内2階のみ（10m以内）	屋外（自宅周囲20分範囲）
症状の出る動作（Borg Scale 13レベル）		階段昇降，屋外歩行，立ち上がり，入浴，踵上げ，上肢の運動	入浴，上肢の運動
Borg Scale		安静時11→労作時13	安静時11→労作時11～12
SAS（身体活動能力質問表）		2METs	4～5METs
主訴		1日中，咳や痰が出て苦しい，階段昇降時や労作後に息切れがする	呼吸が楽になって体を動かせるようになった
デマンド		一番楽しみであったお気に入りのせんべい（1日3枚）を再び食べられるようになりたい	美術館に行って館内を歩いて鑑賞したい（車椅子は×）
ニード		自覚症状の軽減，筋力・歩行耐久性向上，胸郭柔軟性向上	心不全のセルフモニタリング，自主練習継続による筋力・歩行耐久性向上
ADL（FIM）		101点/126点	111点/126点（整容，更衣，排尿コントロール，浴槽，歩行，階段昇降で改善）
SPPB	立位バランス	4点	4点
	4m歩行	0点（9秒16）	2点（6秒87）
	椅子立ち上がり	1点（25秒97）	2点（14秒61）
	合計	5点	8点
握力		右：18kg，左：14kg	右：18kg，左：17kg
片脚立位時間		0秒	右：3.06秒，左：1.04秒
6分間連続歩行距離		175.6m（杖＋軽介助）	282.8m（杖＋見守り）
最大連続歩行時間		7分24秒	24分30秒

iii）8週間の介入によって

本症例に対し，週1回の訪問リハを実施するなかで運動の習慣付けと心不全の疾病管理を行った．介入によって身体機能，ADLの改善，向上に効果を認めた．

① 心不全管理について

訪問時に体重測定を実施し，1日1回の体重測定の意識付けを行った．カレンダーに記録し増減を確認してもらい，1週間で＋2kg以上の際は連絡をお願いした．また，塩分については調理を行う家族へ塩分早見表を渡して注意してもらい，楽しみのせんべいは1日1枚（塩分は1枚あたり0.2g）を家族との団らんの際に食べることとした．

② 運動について

筋ポンプ作用の改善へ向け，下腿三頭筋に着目し，柔軟性，筋力の改善を図り動作効率の改善をめざした．自主練習は短時間から，階段昇降など生活動作に必要なものから開始し生活範囲の拡大を図った．階段昇降はMETsも高いため，途中で深呼吸を入れるなど具体的な注意点を記録用紙に書きながら運動指導を行った．日中は1人のため，転倒などのリスク管理も考慮し，下肢のレジスタンストレーニングなどは台所のカウンターテーブルを支持し実施することとした．毎回，身体機能の評価やフィジカル・アセスメントを行い，低負荷から漸増的に負荷量を調節した（少量頻回）．

後藤らは，拡張期心不全については報告が少ないが，拡張不全患者（LVEF＞45％）に対する運動療法により収縮不全患者（LVEF＜35％）と同様の運動耐容能の改善が得られたと報告している[4]．また，運動療法により，心不全患者の運動時換気亢進，骨格筋の筋肉量・ミトコンドリア容積の増加，骨格筋代謝および機能の改善，呼吸筋機能の改善がみられ，これらが運動耐容能の改善と相関することが示されている[4]．

本症例においても8週間の介入と日々の自主練習の結果，6分間連続歩行距離は175.6mから282.8mと運動耐容能の改善を認めた．これには下肢筋力向上の影響が大きいと考えられた．非監視下の在宅運動療法は週3～5回が望ましいとされているが生活の一部として毎日の自主練習を実施したことで，訪問リハは週1回でも効果が得られた．

能力養成問題 解答

問2 ③屋外歩行

歩行は有酸素運動，力み動作は無酸素運動で心負荷増大する．バルサルバは息をこらえることにより，筋肉を緊張させて通常より強い力を発揮できる現象である．その際，胸腔内圧が上昇し，一時的に血圧が上昇した後，増大した胸腔内圧が心臓や血管を圧迫し静脈還流が減少して血圧が急激に低下するものと考えられている．バルサルバの呼吸形態が循環動態におよぼす影響に関する詳しい報告はまだ少ない[5]．本症例は高血圧性心疾患があり，いきみ動作による急激な血圧上昇を避ける必要があった．例えば，排便においては，整腸剤や下剤を使用し，排便コントロールを行うことがいきみ動作を減らすことにつながる．また，動作時は休憩時間や深呼吸を入れることで上昇した血圧を緩やかに低下させることができる．このように，バルサルバを避けるためには動作中に呼吸をとり入れたり，動作後に深呼吸を入れるなど工夫が必要になる．

このように高齢心不全患者においても在宅で適切な評価と継続するための運動指導および心不全管理の指導を実施することで心不全増悪なく効果的な介入ができる.

■ 文献

1）三重県ホームページ「身体活動能力質問表」（http://www.pref.mie.lg.jp/common/content/000117476.pdf）
2）Guralnik JM, et al：A short physical performance battery assessing lower extremity function: association with self-reported disability and prediction of mortality and nursing home admission. J Gerontol, 49：M85-M94, 1994
3）齊藤正和：在宅心臓リハビリテーションの実際と展望. 理学療法ジャーナル, 46：811-816, 2012
4）後藤葉一：心臓リハビリテーション：エビデンスと展望. 日本心臓病学会誌, 3：195-215, 2009
5）西本哲也, 他：等尺性運動, バルサルバが健常成人の血圧・心拍に及ぼす影響. 川崎医療福祉学会誌, 7：405-409, 1997

■ 参考文献

・「「なぜ」から導く循環器疾患のリハビリテーション 急性期から在宅まで」（内 昌之，高橋哲也/編），金原出版，2015
・澤邉 泰：心機能に着目した理学療法―心不全に対する理学療法の展開―．理学療法の歩み，26：10-19，2015
・「ナースがわかる＆はなせる 心不全まるわかりBOOK」（佐藤直樹/監），メディカ出版，2016

第3章 代謝

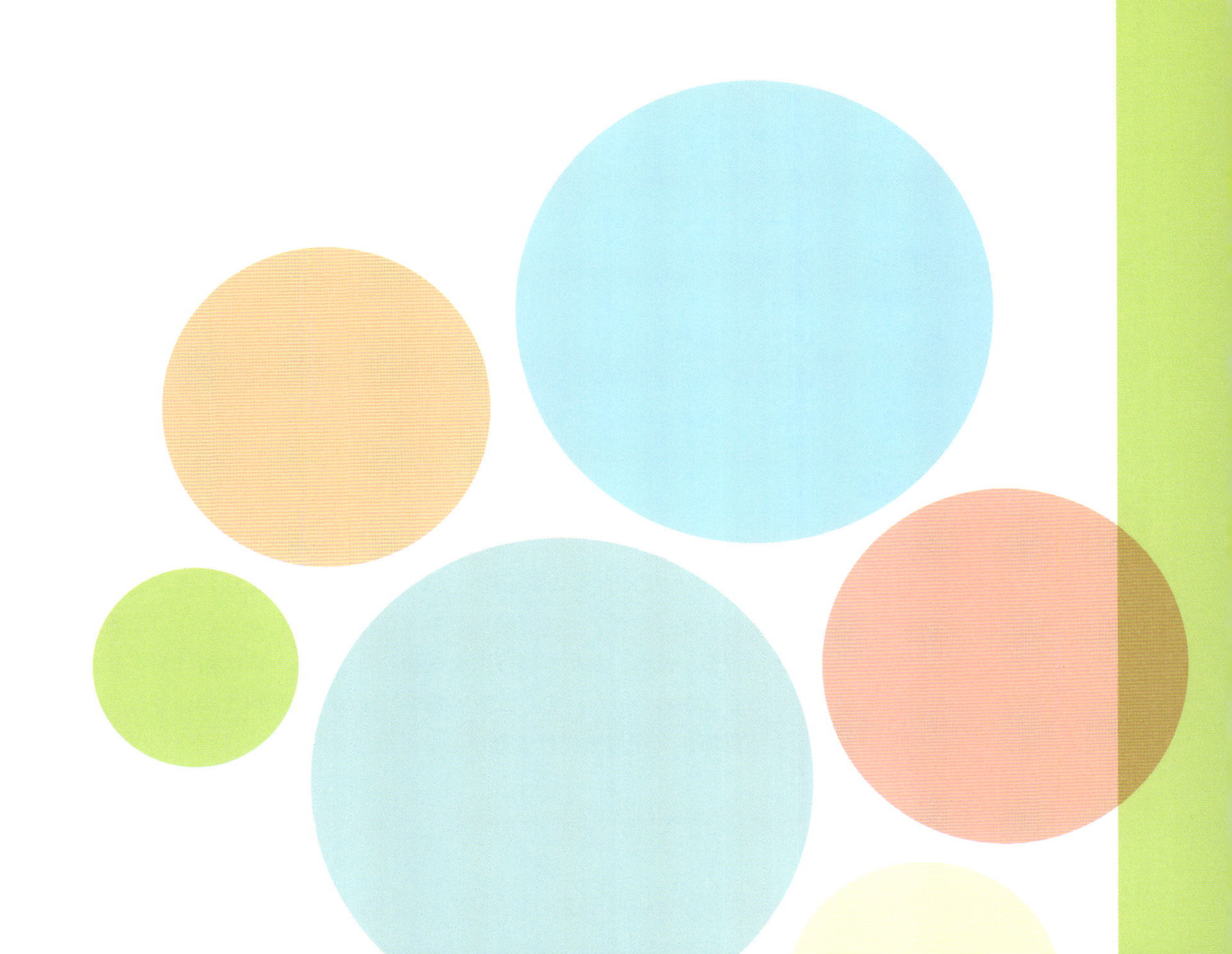

1　2型糖尿病患者に対する教育入院／外来での療養指導 運動習慣のない患者に，良好な血糖コントロールをどう導くか？

宮本俊朗

目標

- 2型糖尿病患者に対して，良好な血糖コントロールの獲得を目的としてどのような評価を行ったらよいのかを理解する
- 評価結果をどう解釈し，どのように理学療法プログラムを考えればよいのかを理解する
- 介入の仕方とその結果の解釈，効果判定，その後の対応について理解する

1 症例提示

i）概略

年齢	57歳
性別	男性
診断名	2型糖尿病
身長	163.2cm
体重	85.3kg
BMI	32.1kg/m^2
体脂肪率	39.2%
趣味	釣り．月1回程度．
職業	会社の管理職．仕事内容は主にデスクワーク中心で通勤は車を利用している．
既往歴	7年前より脂質異常症，肥満症．2年前より脂肪肝．

ii）現病歴

2年前に口喝と多尿を感じ出したため，近医のクリニックを受診したところ2型糖尿病と診断された．診断後，半年程度は食事に気を遣っていたが，徐々に生活習慣が悪化するようになったため，メトホルミン（ビグアナイド薬）が処方されるようになった．ここ数カ月は仕事の影響でさらに生活習慣が乱れ，かかりつけ医を受診したところ，糖代謝に関する血液検査の結果が悪化していることがわかった．すぐに糖尿病専門医がいる病院を紹介され，教育入院中に理学療法士から運動療法の指導を受ける運びとなった．

2 初期評価

i）問診

主訴：口喝，多尿，体がだるい，歩くと膝に痛みが生じることがある

ニード：今後，良好な血糖コントロールで生活したい

ii）検査結果

血液検査	HbA1c	8.3％
	空腹時血糖	111mg/dL
	インスリン	21.3 μU/mL
	TG	90mg/dL
	HDLコレステロール	40mg/dL
	LDLコレステロール	117mg/dL
	総コレステロール	163mg/dL
	AST（GOT）	31IU/L
	ALT（GPT）	42IU/L
	Cre	0.8mg/dL
	BUN	12mg/dL
心拍変動係数（CVR-R）		2.5％
漸増運動負荷試験		運動負荷試験中における心電図の異常所見なし
神経伝導検査		運動神経，感覚神経ともに伝導速度は60m/秒
食事摂取量		2,893kcal/日（管理栄養士より）

iii）理学療法評価

バイタル	血圧：136/82mmHg，74回/分，安静時の不整脈なし
疼痛	安静時に疼痛なし，歩行時に左膝関節の内側部が痛くなることがある
関節可動域	両母趾中足指節（MP）関節の伸展50°，足趾MP関節伸展35°，足関節背屈15°，他正常範囲内
筋力	下肢，上肢ともにMMT5
膝伸展筋力	右：2.7Nm/kg，左：2.5Nm/kg
感覚	表在感覚，痛覚，運動覚，位置覚，両側内果の振動覚に異常なし
深部腱反射	図1のように，特に問題なし
バランス	機能的バランステスト：56点
歩行能力	10m歩行：2.4m/秒（最大歩行速度）
身体活動量	総活動量：17.7METs・時/日，歩行活動量：3.9METs・時/日，歩数：5,685歩/日
非運動性活動量	2.5METs・時/日，座位時間：10時間24分（活動量計装着時間の81.5％）
行動変容ステージ	必要は感じているが，行動には移していない（関心期）

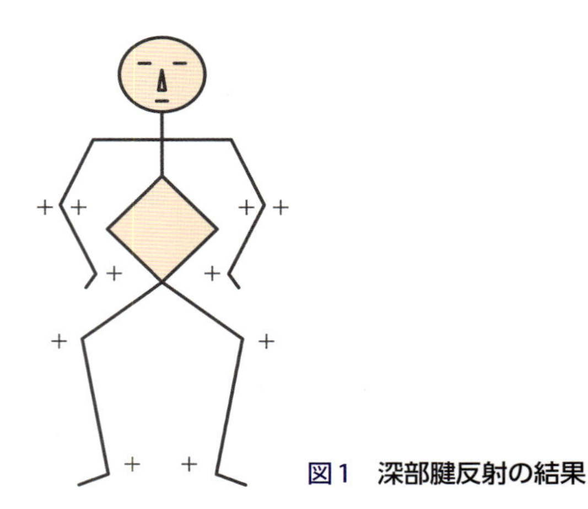

図1　深部腱反射の結果

能力養成問題　解答は次ページ以降に

問1　合併症予防を目標とする場合，血糖コントロールの目標として正しいのはどれか？

❶ HbA1cが6.0％未満

❷ HbA1cが7.0％未満

❸ HbA1cが8.0％未満

3 問題点

問題点を考える前に，糖尿病療養指導としてかかわる目的を考えたい．本症例は今まで糖尿病教育を受けておらず，今後の糖尿病療養において良好な血糖コントロールが継続できるようにかかわる必要があった．したがって，ここでは，良好な血糖コントロールを獲得することを目的として本症例の問題点を考えてほしい．

i）インスリン抵抗性

初期評価時はBMIが32.1kg/m^{2}で体脂肪率が39.2％であり，肥満症と診断されていた．また，脂肪肝も認められ，これは血液検査（AST，ALT）からも読みとることができ，内臓脂肪の蓄積が顕著であることが予想できる．内臓脂肪はインスリン抵抗性を亢進することが知られており[1]，本症例のインスリン抵抗性はHOMA-IR（Homeostasis Model Assessment-Insulin Resistance＝空腹時インスリン×空腹時血糖値/405）で5.8であり，インスリン抵抗性の亢進が顕著である．したがって，本症例において，インスリン抵抗性の亢進が血糖コントロールを悪化させていると判断できるが，改善するためには，その誘因となる因子を具体的に特定しなくてはならない．

ii）エネルギー摂取量と身体活動量

日本人の糖尿病患者のうち，約95％を占める2型糖尿病の発症には生活習慣が強くかかわっているため，生活習慣を詳細に評価していかなくてはならない．本症例においても，現病歴から，生活習慣の乱れが血糖コントロールの悪化に強くかかわっている可能性が高いものと思われた．つまり，注目すべきは食事と身体活動である．管理栄養士の評価から，1日2,893kcalのエネルギーを摂取していた．これは厚生労働省の平成27年の国民健康・栄養調査[2]による同性同年代の平均摂取エネルギーである2,186kcalよりも過剰なエネルギー摂取であるといえる．また，身体活動に着目してみると，歩数は5,685歩であり，同年代の歩数である8,071歩[2]よりも少ないといえる．身体活動量が少ない原因として，デスクワーク中心のライフスタイルが影響しているものと考えられるが，主訴より歩行をしたときに生じる疼痛により身体活動を制限してしまっている可能性も考えられる．疼痛は荷亘時に膝関節の内側に生じており，圧痛もないことから，荷重によるメカニカルストレスが原因であると考えられる．つまり，過荷重によって疼痛が生じている可能性が高いと判断できる．したがって，疼痛を避けながら身体活動を増加させるようなかかわりによって体重を減少させるべきであると考えられる．

iii）筋力と下肢の関節可動域制限

また，本症例は感覚検査や心拍変動係数（CVR-R）の自律神経検査の結果から糖尿病神経障害を有していないと判断できる．漸増運動負荷試験においても労作性の狭心症症状を認めないことから，ある程度の負荷の身体活動を実施できる状況にあると考えられる．糖尿病患者は健常者と比較して筋力が低下するといわれているが[3]，初期評価時には著明な筋力低下は認めていない．これらの糖尿病性合併症の有無は，本症例の糖尿病罹患歴が短いことに起因しているのかもしれない．現在は筋力低下を認めていなくても，将来的な筋力低下のリスクを考慮して対応していくことも必要である．

一方で，本症例は両下肢遠位に関節可動域制限を認めている．足病変は糖尿病合併症の1つであり，特に下肢末梢の可動域制限を呈する．本症例は糖尿病罹患歴が2年であり，その他の合併症もないことから，糖尿病由来の足病変というよりも，もともと下肢関節に可動域制限があるのかもしれない．原因が何であれ，下肢遠位の可動域制限は，歩行時における前側部の圧上昇によって創傷のリスクが高まるといえ[4]，前もって対応していくことが糖尿病療養につながるものと思われた．

iv）まとめ

まとめると，本症例の血糖コントロールを改善するためには，内臓脂肪の減少が必要であり，エネルギー摂取量をコントロールしたうえで身体活動量を増加させなくてはならない．本症例の身体活動量の低下は，仕事を含めたライフスタイル，過体重による膝の疼痛が起因しているものと考えられた．内臓脂肪の減少による体重の減少は，インスリン抵抗性の改善だけでなく，歩行時の疼痛軽減に作用してさらなる身体活動量の増加を見込める．ただし，本症例は糖尿病を罹患してから積極的な身体活動を実施しておらず，急激に身体活動量を増加させるよりも段階的な身体活動量の増加が好ましいと思われた．これは，膝の疼痛を考慮したうえでも重要な点である．まずは，取り組みやすくかつ，膝に負担が増加しないような方法で身体活動を増加させるべきである．さらに，今後の糖尿病療養のことを考慮に入れて，下肢遠位の可動域制限を改善することが重要である．

4 介入

i）理学療法プログラム

❶身体活動量増加のための指導
❷足部の関節可動域運動

ii）理学療法プログラムの根拠

① 身体活動量増加のための指導

座位時間の延長が早期死亡や疾病リスクに与える影響と糖・脂質代謝に与える影響を説明した．また，座位時間の延長は中強度の運動とは独立してこれらの因子に影響を与えることを説明した．日常生活において，座位時間を極力減少させ，30分ごとに座位活動を中断することを提案し，極力，実施してもらうこととした．

② 足部の関節可動域運動

自宅で足関節背屈，足趾伸展の可動域運動を実施してもらうように指導した（図2，3）．伸長時間は60秒程度として毎日実施してもらうようにした．

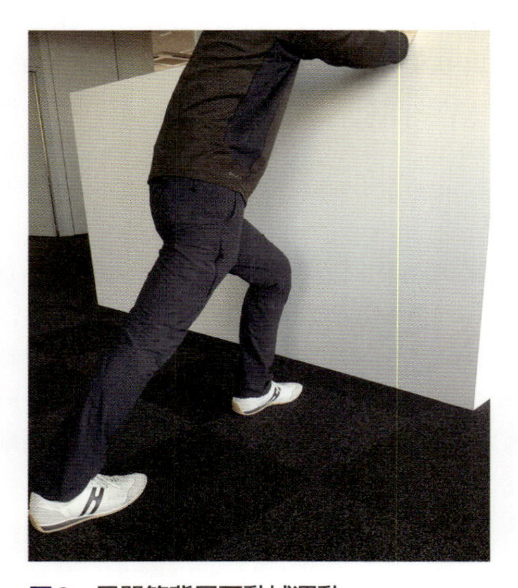

図2　足関節背屈可動域運動

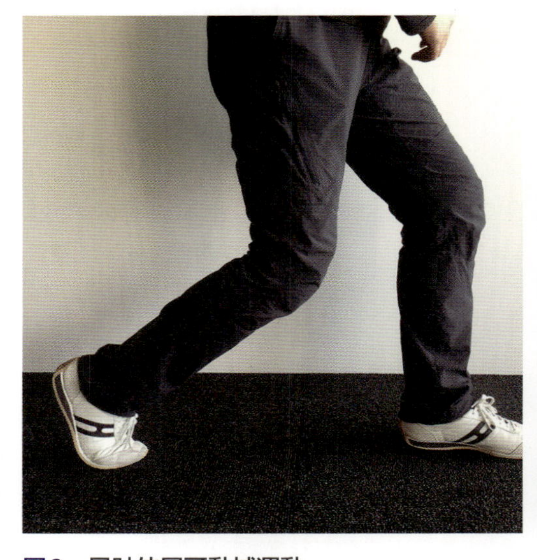

図3　足趾伸展可動域運動

能力養成問題解答

問1 ❷HbA1cが7.0％未満

合併症の予防の観点からHbA1cの目標値は7.0％未満とされている[11]．6.0％未満，8.0％未満はそれぞれ，血糖正常化をめざす際の目標，治療強化が困難な際の目標とされている．また，高齢糖尿病患者の場合は，認知機能やADL，使用薬剤の状況を考慮して目標値が設定されている．

能力養成問題 解答は次ページ以降に

問2 「糖尿病診療ガイドライン2016」[5] では運動の到達目標として，中強度の有酸素運動を少なくとも週に何分実施することが勧められているか？

1. 100分
2. 150分
3. 200分

iii）ここがポイント！

「糖尿病診療ガイドライン2016」では，有酸素運動とレジスタンストレーニングを推奨している[5]．運動の到達目標としては，頻度はできれば毎日，少なくとも週に3～5回，強度が中等度の有酸素運動を20～60分間行い，計150分以上実施することが推奨されている．また，レジスタンストレーニングを週に2～3回実施することも勧められている．

① 症例に合わせた身体活動量の増加

本症例は今まで積極的な身体活動を実施してこなかった経緯があり，中強度の身体活動を急に実施してしまうと膝関節へのメカニカルストレスが増加し，膝関節の疼痛を増悪させてしまう可能性があった．これは，さらなる身体活動量の低下を招く可能性があり，血糖コントロールに対して逆効果となってしまう恐れが懸念された．そこで，軽強度でかつ，簡易的に実施できる身体活動を行うように指導すべきであると考えた．

本症例はデスクワークが中心であり，座位時間が1日平均10時間を超えていた．近年の疫学研究では，座位時間が1日8時間を超えると，1日平均4時間未満の者と比較して早期死亡リスクが高まるとされている[6]．また，座位時間が1日8時間を超えると，その死亡リスクの上昇を帳消しにするためには1日1時間以上もの中強度の身体活動を行わなければいけないことが報告されている[7]．このように，近年，座位時間の増加を含む身体不活動の増加は早期死亡リスクや糖代謝に対して，有酸素運動などの中・高強度の身体活動とは独立したリスクファクターとして考えられている．したがって，米国糖尿病学会では，有酸素運動やレジスタンストレーニングを推奨し，さらに90分以上の座位時間を続けないことや，30分ごとに座位時間を中断することを推奨している（**表**）[8]．座位時間の減少は立つ・座るなどの非運動性活動や軽度の歩行活動を促すことができ，これは糖・脂質代謝に好影響を与えるものと予想される．したがって，本症例では，中強度の有酸素運動を促すのではなく，座位時間の減少に焦点を当てて，体重減少，血糖コントロールの改善を図ることとした．

② 足部の関節可動域運動

足部の可動域運動では，創傷のリスクが高い症例では非荷重位での運動やフットウェアを利用した荷重位での運動を推奨すべきであるが，本症例は罹患歴や合併症の有無から判断すると，荷重位による可動域運動でも胼胝などの足部の合併症をきたすリスクは低いと考えられた．そのため，どこでも実施できるような方法として荷重位での運動とした．しかしながら，糖尿病由来の足病変に対する可動域改善の可能性は明確な結論が得られていない．健常若年者や高齢者に対する足関節のストレッチに関する報告では，一回あたり30～60秒の施行を4～6週間

表　米国糖尿病学会による身体活動の推奨[8]

・1週間で少なくとも3日，中から高強度の身体活動を計150分以上実施する 実施しない日を連続して2日間以上設けないようにするべきである．なお，若くて活動的な患者では，より短い時間（最低でも75分/週）の激しい身体活動またはインターバルトレーニングで十分である可能性がある．
・週2～3回のレジスタンストレーニングを実施すべきである
・高齢糖尿病患者では，柔軟性やバランスのトレーニングを週2～3回の実施を推奨すべきである
・非運動性の活動を増加させるべきである
・30分ごとに3分以上の軽い活動を実施して座位活動を中断する

実施したところ，対象の可動域が改善したとしている[9) 10)]．このことより，可動域が改善しにくいと予想される糖尿病患者では60秒程度の伸長時間が必要であると考えられる．

5 介入結果（3カ月の外来リハによる変化）

i）身体活動量，エネルギー摂取量

	初期評価	3カ月後
総活動量	17.7METs・時/日	20.5METs・時/日
歩数	5,685歩/日	6,891歩/日
歩行活動量	3.9METs・時/日	4.1METs・時/日
非運動性活動量	2.5METs・時/日	4.3METs・時/日
座位時間	10時間24分/日	8時間13分/日
エネルギー摂取量	2,893kcal/日	2,528kcal/日
行動変容ステージ	関心期	実行期

能力養成問題解答

問2 ②が正しい

「糖尿病診療ガイドライン2016」では中強度の有酸素運動を少なくとも週に150分実施することが推奨されており，米国糖尿病学会の推奨（表参照）と同様である．

ii）身体組成

	初期評価	3カ月後
体重	85.3kg	82.1kg
BMI	32.1kg/m²	30.9kg/m²
体脂肪率	39.2％	37.4％

iii）血液検査

	初期評価	3カ月後
HbA1c	8.3％	7.7％
空腹時血糖	111mg/dL	114mg/dL
インスリン	21.3 μU/mL	14.3 μU/mL
HOMA-IR	5.8	4.0
TG	90mg/dL	98mg/dL
HDLコレステロール	40mg/dL	47mg/dL
LDLコレステロール	117mg/dL	111mg/dL
総コレステロール	163mg/dL	158mg/dL
AST（GOT）	31IU/L	30IU/L
ALT（GPT）	42IU/L	32IU/L

iv）理学療法評価

		初期評価	3カ月後
疼痛		歩行時に左膝関節の内側部が痛くなることがある	歩行時の疼痛を感じる頻度は以前より少なくなった
関節可動域	足関節背屈	15°	20°
	母趾MP関節伸展	50°	55°
	足趾MP関節伸展	35°	40°

v）3カ月の介入によって

本症例に対し，教育入院中および月1回の外来受診時の療養指導によって，身体活動量が増加し，身体組成や血糖コントロールの改善が得られた．

第一目的である血糖コントロールについてHbA1cが8.3％から7.7％まで改善しており，同時に体脂肪率の低下による体重減少に成功している．これには，管理栄養士の指導による栄養指導もかかわっているが，身体活動量の増加も大きく寄与しているものと思われる．特にデスクワーク中心のオフィスワーカーに典型的であった座位時間の延長が改善され，一日平均8時間13分に減少している．座位時間の減少には座位活動の中断が必要であり，それには立つ・座るなどの動作の他，歩行活動も重要な役割を担っている．座位時間の中断および減少が非運動性活動量や歩行活動量の増加を導いたものと思われる．また，エネルギー摂取量のコントロール，身体活動量の増加によって引き起こされた体脂肪率の低下は，内臓脂肪量にも影響しているものと予想される．これは，AST，ALTの値の変化より，脂肪肝に若干の改善が認められていることからも推察できる．また，両下肢遠位の可動域制限は若干の改善を認めている．糖尿病による影響で関節可動域の低下を認めていたのか，その他の要因によって可動域が低下していたのかは判断できないが，理学療法開始時点から足病変への予防を含めたかかわりも必要であると思われる．

しかしながら，HbA1cや身体組成を含めてまだまだ改善の余地を残している．座位時間の減少によって身体活動量は増加したが，中・高強度の運動をこの時点では実施しておらず，時期をみて中・高強度の運動を実施してもらうようにかかわる必要がある．糖尿病治療の目標は「高血糖に起因する代謝異常を改善することに加え，糖尿病に特徴的な合併症および糖尿病に併発しやすい合併症の発症・増悪を防ぎ，健常人と変わらない生活の質を保ち，健常人と変わらない寿命をまっとうする」ことである[5]．血糖正常化をめざすにはHbA1cが6.0％未満，合併症予防のためには7.0％未満を目標にしなければならず[5]，継続したかかわりが必要であると思われる．

本症例のように，**十分な糖尿病教育を受けていない患者に対しては，良好な血糖コントロールを導くため糖尿病療養指導が非常に重要である．また，運動習慣がない場合は，生活習慣をよく聞きとり，患者に合わせた身体活動量増加の指導をすべきである**（本症例においては座位時間の減少を指導）．

■ 文献

1）「21世紀の分子生物学」（日本分子生物学会/編），pp41-58，東京化学同人，2011

2）平成27年国民健康・栄養調査結果の概要（http://www.mhlw.go.jp/file/04-Houdouhappyou-10904750-Kenkoukyoku-Gantaisakukenkouzoushinka/kekkagaiyou.pdf），厚生労働省，2015

3）Park SW, et al：Decreased muscle strength and quality in older adults with type 2 diabetes: the health, aging, and body composition study. Diabetes, 55：1813-1818, 2006

4）McPoil TG, et al：The distribution of plantar pressures in American Indians with diabetes mellitus. J Am Podiatr Med Assoc, 91：280-287, 2001

5）「糖尿病診療ガイドライン2016」（日本糖尿病学会/編著），pp67-81，南江堂，2016

6）van der Ploeg HP, et al：Sitting time and all-cause mortality risk in 222 497 Australian adults. Arch Intern Med, 172：494-500, 2012

7）Ekelund U, et al：Does physical activity attenuate, or even eliminate, the detrimental association of sitting time with mortality? A harmonised meta-analysis of data from more than 1 million men and women. Lancet, 388：1302-1310, 2016

8）Colberg SR, et al：Physical Activity/Exercise and Diabetes: A Position Statement of the American Diabetes Association. Diabetes Care, 39：2065-2079, 2016

9）Bandy WD & Irion JM：The effect of time on static stretch on the flexibility of the hamstring muscles. Phys Ther, 74：845-850, 1994

10）Feland JB, et al：The effect of duration of stretching of the hamstring muscle group for increasing range of motion in people aged 65 years or older. Phys Ther, 81：1110-1117, 2001

11）「糖尿病治療ガイド2016-2017」（日本糖尿病学会/編著），文光堂，2016

■ 参考文献

・「糖尿病の理学療法」（清野 裕，他/監，大平雅美，他/編），メジカルビュー社，2015

・「理学療法士のための わかったつもり?!の糖尿病知識Q&A」（石黒友康，田村好史/編），医歯薬出版，2016

・「身体機能・歩行動作からみたフットケア」（野村卓生，河辺信秀/編），文光堂，2016

2 神経障害を有する２型糖尿病患者の外来リハビリテーション “無自覚” な有害事象を回避し，いかに効果を出すのか？

本田寛人

目標

- 糖尿病神経障害を有する患者に対する評価（アセスメント）を理解する
- アセスメント結果の解釈および理学療法プログラム立案の方法を理解する
- 理学療法実施の際の注意点および有害事象へのリスク管理について理解する
- 糖尿病神経障害を有する患者に対する理学療法の効果判定について理解する

1 症例提示

i）概略

年齢		66歳
性別		男性
診断名		２型糖尿病，糖尿病神経障害
身長		168.0cm
体重		78.6kg
BMI		27.8kg/m^2
趣味		俳句（教室は月に２回），旅行（年に４～５回）
職業		55歳まで事務職（車通勤），現在は無職
既往歴		10年前より脂質異常症
使用薬剤	経口血糖降下薬	グリメピリド（商品例：アマリール），ボグリボース（商品例：ベイスン），ビルダグリプチン（商品例：エクア）
	脂質異常症治療薬	アトルバスタチン（商品例：リピトール）

ii）現病歴

16年前（50歳のころ）に健康診断で高血糖を指摘され，近医を数回受診したものの，その後は放置していた．3年ほど前から視力の低下を感じ，眼科を受診したところ，血糖値（随時）が277mg/dL，HbA1c（ヘモグロビンA1c，血糖コントロールの指標）が10.6％であった．高血糖是正のため，内科を紹介され２週間の糖尿病教育入院となった．精査の結果，糖尿病網膜症は重度ではない単純網膜症であったものの，明らかな糖尿病神経障害を認めた．入院中は，自転車エルゴメーターを用いた軽強度の有酸素運動と日常生活指導を行った．

退院後は再び通院頻度が減ってしまい，血糖コントロールが乱れてしまった．最近，半年ぶりに来院したが，HbA1cが前回来院時の8.3％から9.4％へと悪化しており，以前に比べ両足の痺れを強く感じるようになっていた．内科および眼科のアセスメントをふまえ，適度な運動は可能と判断し，週2回程度の通院で理学療法を実施することとなった．

コラム　糖尿病神経障害の特徴

糖尿病神経障害は，糖尿病による細小血管障害のなかで最も発症頻度が高い（有病率30～40％）．障害分類として，糖代謝異常を主な誘因とする多発神経障害（広汎性左右対称性神経障害）と血管閉塞を主な誘因とする単神経障害に分けられる．前者は感覚・運動神経障害と自律神経障害があり，感覚・運動神経障害は下肢末梢から両側性に出現して徐々に上行する．自覚症状として，靴下状の異常感覚，感覚鈍麻，夜間に増強する電撃痛，こむら返りなどがあげられる．後者は，脳神経障害（特に外眼筋麻痺），体幹・四肢の神経障害，糖尿病筋萎縮があり，局所的に神経麻痺などの症状が現れる．

2 初期評価

i）問診

主訴：持続的な両足の痺れ，夜間にときどき起こるこむら返り，起床時の立ちくらみ
ニード：神経障害の進行を防ぎ，旅行など外出する機会を維持したい

ii）フィジカル・アセスメント

問診すると，主訴以外に日常生活での多発神経障害に対する自覚症状はなかった．痺れは，特に両側の足趾の症状が強く，5.07モノフィラメント（Semmens-Weinstein Monofilament）で検査すると，足趾から足底にかけての知覚（圧覚）の中等度鈍麻を認めた．アキレス腱反射は消失しており，128Hzの音叉を用いる振動覚検査では，右足関節内果で1.9秒，左足関節内果で1.2秒と振動覚の著明な低下を確認した（健常者では10秒以上）．また，両足部には，クロウトゥ（claw toe）の変形を認めた．

歩行や階段昇降などの基本動作は遂行でき，関節痛や転倒の経験はないものの，開眼片脚立位検査では両側とも立位保持時間が右で4.3秒，左で6.9秒と短かった（健常者では15秒以上）．

iii）検査結果

① 生化学・身体組成データ

HbA1c	9.4％	尿中Cペプチド排泄	67.3 μg/日
空腹時血糖	198mg/dL	尿中アルブミン（ALB）排泄量	43.2mg/g・Cr
血清総コレステロール	242mg/dL	eGFR（推定糸球体濾過量）	79mL/min/1.73m²
血清トリグリセリド（TG）	171mg/dL	体表面積補正eGFR	87mL/min/1.73m²
血清LDLコレステロール	139mg/dL	体脂肪率	28.1％
血清HDLコレステロール	44.4mg/dL	骨格筋率	26.6％
血清クレアチニン（Cre）	0.76mg/dL	腹囲	92.5cm
血清Cペプチド	1.7ng/mL		

② 神経伝導検査

運動神経（脛骨神経）	伝導速度	右：38m/秒，左：37m/秒
	複合筋活動電位	右：11.7mV，左：10.9mV
	F波最小潜時	右：5.4ms，左：5.2ms
感覚神経（腓腹神経）	伝導速度	右：44.6m/秒，左：43.2m/秒
	活動電位	右：11.9 μV，左：10.4 μV

③ 心電図R-R間隔変動係数（CVR-R）

安静時	1.62％
深呼吸時	1.86％

④ 動脈機能検査

心臓足首血管指数（CAVI）	右：0.98，左：0.91
足関節上腕血圧比（ABI）	右：8.8，左：8.7
血流依存性血管拡張反応（FMD）	2.8%

CAVI：Cardio-Ankle Vascular Index
ABI：Ankle-Brachial Pressure Index
FMD：Flow-Mediated Dilation

第3章 2

iv）画像所見

眼底検査では，網膜出血（点状・斑状出血）や毛細血管瘤を認めるが，その他の所見はなく，初期段階の単純網膜症と診断された（図1）．

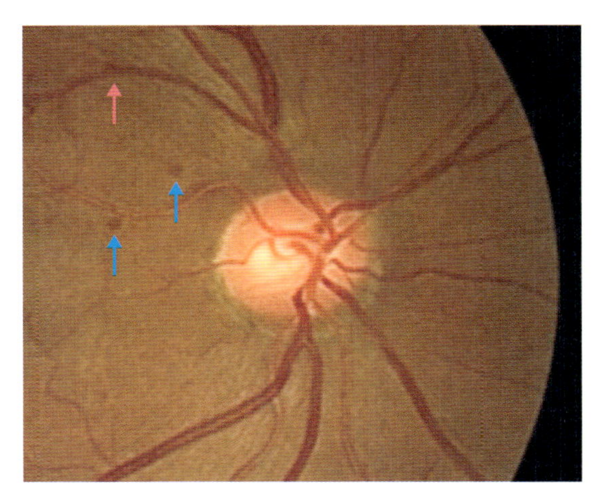

図1　眼底検査時の眼底画像

視神経乳頭周囲を拡大．網膜出血（点状・斑状出血）（➡），毛細血管瘤（➡）．

v）その他の計測結果

安静時血圧	臥位：142/86mmHg，座位：138/82mmHg
膝伸展筋力（体重比）	右：49.2％，左：46.9％
握力	右：33.8kg，左：30.9kg
足関節背屈可動域	右：10°，左：10°
第一中足趾節関節伸展可動域	右：55°，左：55°
FRT（Functional Reach Test）	22.1cm
行動変容ステージ	熟考期（運動をしていないが，6カ月以内にはじめようと思う）
1日の平均歩数	3,260歩/日
嫌気性代謝閾値AT（心肺運動負荷試験より）	12.5mL/min/kg（対応する心拍数101回/分）

能力養成問題　解答は次ページ以降に

問1 糖尿病多発神経障害の簡易診断基準（「糖尿病性神経障害を考える会」提唱）[1]の条件項目として誤っているものはどれか？

❶ クロウトゥなどの明らかな足部変形
❷ 両側アキレス腱反射の低下あるいは消失
❸ 両側内果の振動覚低下
❹ 糖尿病多発神経障害に基づくと思われる自覚症状

問2 糖尿病による自律神経障害の症状として誤っているものはどれか？

❶ 発汗異常
❷ 起立性低血圧
❸ 便通異常（便秘，下痢）
❹ 口渇，多飲

3 問題点

i）糖尿病神経障害の合併

まず本症例は，血糖コントロールだけでなく脂質代謝や血圧の管理状況も悪く，いわゆるメタボリックシンドローム（内臓脂肪型肥満）の状態であった．また，動脈機能検査の結果から，動脈硬化が進行していることがわかった．

本症例は，両側性の感覚障害の明らかな自覚症状があり，また，両側のアキレス腱反射の消失および振動覚の著明な低下を認めたことから，糖尿病神経障害を合併していると判断できた．これは，神経伝導検査の結果とも合致した．

では，糖尿病神経障害を有することで，臨床上どのような点が問題であろうか．本症例の神経障害は，両足部の痺れや感覚鈍麻が主たる症状であったが，そうした感覚神経の障害だけでなく，心電図R-R間隔変動係数（CVR-R）の結果から自律神経障害の存在が疑われた．起床時の立ちくらみも自律神経障害による起立性低血圧の症状であると考えられた．また，片脚立位時間の短縮やFRTの減少がみられたことから，下肢筋の筋力低下や知覚障害が立位バランス能力の低下を引き起こしていることが推測された．

ii）その他の合併症

さらに，本症例のように罹患歴の長い患者では，糖尿病に特異的な他の合併症についても把握しなければならない．眼底検査より単純網膜症，および尿中アルブミン排泄量やeGFRの結果より早期腎症期（第２期）であると判断された．

iii）主要な問題点

以上のことから，本症例の主要な問題点は，血糖コントロールが長期にわたって悪化したことにより，神経障害が進行し，感覚障害による自覚症状だけでなく，自律神経障害が引き起こされていることと考えた．また，筋力やバランス能力の低下から，運動遂行能力の低下や転倒リスクの上昇を引き起こす恐れがあった．これらをふまえ，神経障害による有害事象の発生を予防しながら，筋力強化など身体機能を高めつつ代謝機能の改善をめざしていく必要があると考えられた．

能力養成問題　解答は次ページ以降に

問3 糖尿病網膜症患者における病期別の運動療法の適否として，正しい組合わせはどれか？

❶ 単純網膜症―バルサルバ型（息をこらえて力む）運動は行わない
❷ 増殖前網膜症―日常生活動作のみにとどめる
❸ 増殖網膜症―極力動かないようにする
❹ すべての病期―積極的な運動は行わない

4 介入

i）理学療法プログラム（週２回程度）

❶コンディショニングとしての下肢筋を中心とした筋のストレッチ
❷下肢・体幹を標的としたバランストレーニング（図2）
❸自重を利用した筋力トレーニング（問題なければ重錘を利用してもよい）（図3）
❹自転車エルゴメーターを用いた定常負荷による有酸素運動

ii）理学療法プログラムの根拠

糖尿病の罹患歴が長くなると，筋などの軟部組織の伸張性低下により関節可動域の制限が起こりやすい．例えば足関節背屈制限が起こると，それが前足部の足底圧の上昇をもたらし足病

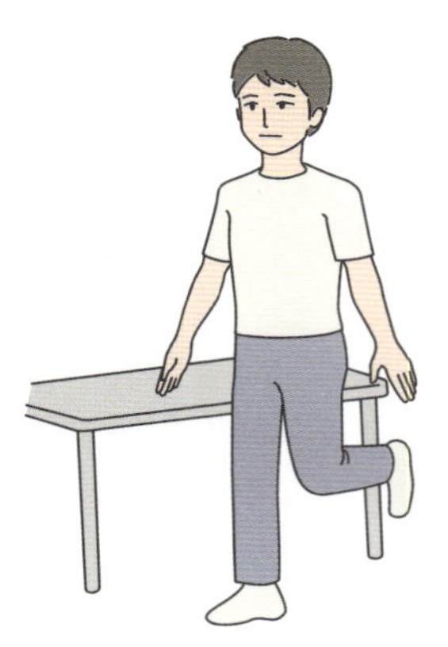

図2　バランストレーニングの例：フラミンゴ運動

一定時間，片脚立位を維持する運動．転倒防止のため台や手すりなどの近くで実施．

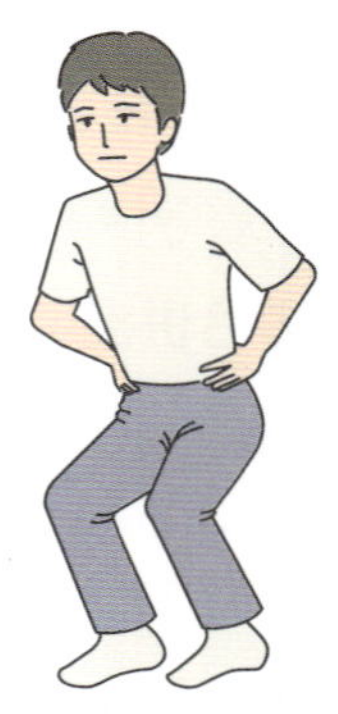

図3　筋力トレーニングの例：スクワット運動

スロー法でのハーフスクワット．

能力養成問題解答

問1 ❶クロウトゥなどの明らかな足部変形

❶も糖尿病神経障害の関与が示唆されているが，本診断基準では❷～❹が採用されている．「糖尿病が存在する」かつ「糖尿病多発神経障害以外の末梢神経障害を否定しうる」ことを必須とし，❷～❹のうち2つ以上の検査で異常が認められれば，糖尿病多発神経障害ありと判断する．2で述べられているように，本症例はこの条件を満たしていた．本診断基準は妥当性が高く，日常の診療によく使用される．

問2 ❹口渇，多飲

糖尿病による自律神経障害として，❶～❸の他に，瞳孔機能異常，胃不全麻痺，膀胱障害，勃起障害，無自覚性低血糖があげられる．❹は高血糖によって生じた脱水症状である．

問3 ❶が正しい

合併する糖尿病網膜症が初期段階の単純網膜症である場合，糖尿病に対する一般的な運動療法は可能である．ただし，急な血圧上昇を引き起こす可能性があるバルサルバ型運動は，単純網膜症を含めすべての病期で行わないようにする．増殖前網膜症においては，血圧上昇や頭部への刺激（下方に下げる，強く振る）を避けた軽めの運動および歩行程度の運動は可能な場合がある．増殖網膜症においては，積極的な運動療法は行わないものの，通常の日常生活を制限する必要はない．また，眼科的治療によって網膜症の進行が止まれば，運動療法を再開することができる．

変へとつながる恐れがある[2)3)]．本症例は，足関節および足趾において，軽度の関節可動域制限がみられたため，関節可動域の維持・改善を目的としてストレッチを行った（❶）．また，他の部位へのストレッチは，後続するトレーニングの準備運動としての役割も兼ねる．バランストレーニングはさまざまな方法が考えられるが，ここでは開眼片脚立ち（フラミンゴ運動），バランスボール練習，およびステップ運動を実施した（❷）．フラミンゴ運動はバランス能力だけでなく骨密度の増加も期待できる方法であり，安全性の観点からも高齢糖尿病患者に適用しやすい．筋力トレーニングは，まずは自重負荷からはじめた（❸）．高齢者がとり入れやすい方法としてスロートレーニングがあり，急な血圧上昇や過度な関節負荷を避けながら，筋力強化を図ることができる．有酸素運動は，自転車エルゴメーターを用いて低負荷（嫌気性代謝閾値ATの約50％負荷）から開始し，定常負荷にて20分間実施した（❹）．

トレーニング実施にあたり，運動前・中・後で血圧や血糖値をモニタリングし，立ちくらみや胸痛などの自覚症状の有無やBorg Scaleによる呼吸困難感および下肢疲労感を適宜確認した．トレーニング終了後は使用筋のストレッチなどのクーリングダウンを行った．

能力養成問題　解答は次ページ以降に

問4　末梢神経障害が著明に進行している場合に適さない運動方法は以下のうちどれか？

❶ 水泳
❷ サイクリング
❸ インターバル速歩
❹ タオルギャザー運動

ⅲ）ここがポイント！

本症例は，関節障害はなく通常の身体活動は可能であることから，一般的には減量を目的とした積極的な運動療法が適応となる．しかし，ここで糖尿病神経障害の存在を考慮して，運動療法プログラムを立案しなければならない．

① 低血糖発作や急な血圧変化へのリスク管理

本症例は自律神経障害の存在が明らかであり，これに関連した有害事象の防止が非常に重要であった．血糖管理で最も注意すべき点は，“無自覚性低血糖”である．運動は急性的に血糖値を降下させるが，自律神経障害を有する場合，低血糖状態に気づかずに突然に意識を消失する恐れがある．そのため，運動前後の血糖値の把握を怠ってはならず，運動に際し，低血糖発作にすぐに対応できるようブドウ糖などを常備・携帯しておくべきである．また，自律神経障害では運動中に急な血圧上昇や低下を起こしやすく，突然死や“無痛性心筋虚血”も誘発する可能性があるため，運動実施の際には注意が必要である．必要に応じて，心電図モニターを用いてリスク管理を行う．

② 腎保護や網膜症進行防止

本症例のように腎や網膜に軽度の合併症をもつ場合でも代謝機能改善を目的とした通常の運動療法は実施可能であるが，腎保護や網膜症進行防止の観点から，バルサルバ型（息をこらえて力む）運動など過度な負荷は避けるべきである．運動は低強度から開始し，中等強度を上限として徐々に負荷を上げていくプログラムとした．

③ 足病変に関するリスク管理

有酸素運動の方法は多様であるが，日常生活のなかで習慣化しやすいものとして，一般には歩行を中心としたプログラムを立てることが多い．本症例は，運動器障害はなく通常の歩行は問題なく行えているが，末梢神経障害が進行していることやクロウトゥを認めることから，トレーニングとしての歩行は足病変に対してハイリスクであると考えた[4]．靴擦れや足部への過度な荷重を避けるために，積極的な歩行ではなく自転車エルゴメーターを用いた運動を採用した．本症例は，通院にて週２回程度の頻度で運動を継続しているが，病院や近隣の運動施設で継続実施できる環境下にない患者では，家庭用の安価な機器などを購入して自宅で継続することも可能である．また，本症例では実施していないが，上半身の運動や水中運動など，足部に負担をかけないような方法を提示することも大切である．

ⅳ）自宅で行う運動プログラムの指導

さらに，糖尿病の病態管理では運動を含む身体活動を増加させることが重要であるため，どのような環境下にあっても，自宅で可能な運動プログラムも立案・提示すべきである．本症例では以下を指導した．

❶セルフストレッチ
❷足部・足趾の運動（足関節底背屈運動，タオルギャザー運動）
❸フラミンゴ運動
❹椅子からの立ち上がり運動，ハーフスクワット運動
❺椅子座位での運動（足踏み，膝関節伸展運動）

ⅴ）糖尿病神経障害患者における理学療法に関するエビデンス

糖尿病神経障害に対し，薬物療法を含むさまざまな介入でその発症・進行予防が可能であることが示されている．運動療法においても，介入によって神経障害の発症を抑制する[5]ことや，神経伝導速度[6]，心拍変動[7]，筋力[8]，およびバランス能力[9]の改善が報告されている．糖尿病神経障害のリスク管理を十分に行ったうえで，早期から代謝機能および運動機能へのアプローチを実施することが重要である．

注意点　無自覚性低血糖のリスク管理

本文でも述べたように無自覚性低血糖を呈する患者では，低血糖に対するリスク管理は重要である．運動の種類やタイミングはもちろんのこと，食事や薬剤使用状況の把握が必須である．薬剤については，インスリン治療例や本症例のようにスルホニル尿素薬であるグリメピリドを使用している例では，低血糖の発生に特に注意する必要がある．低血糖症状が出ていないから問題ない，ではなく，神経障害を有する場合は，運動や生活活動に際しこまめに血糖測定を行うよう指導すべきである．

能力養成問題解答

問4 ❸インターバル速歩

重篤な末梢神経障害を有する患者では，下肢への荷重運動を控えるべきであり，「糖尿病診療ガイドライン2016」でも，水泳やサイクリング，上半身運動が推奨されている[11]．タオルギャザー運動は，足部や足趾の皮膚ケアを怠らなければ実施可能である．

5 介入結果（12週間の外来通院による変化）

i）フィジカル・アセスメント

足部の痺れなど，自覚症状に変化はなかった．こまめに血糖測定を行っており，稀に血糖値が70mg/dL前後に下がることもあったが，補食を摂るなど自己管理に意識が向くようになったため，重篤な低血糖発作はみられなかった．足部の皮膚状態は著変なく，変形の悪化もみられなかった．その他，日常生活において転倒などの有害事象の発生はなかった．

ii）介入前後の計測結果

	介入前	介入後
HbA1c	9.4％	8.6％
空腹時血糖	198mg/dL	157mg/dL
体重	78.6kg	76.7kg
体脂肪率	28.1％	26.4％
腹囲	92.5cm	90.8cm
血清総コレステロール	242mg/dL	215mg/dL
血清トリグリセリド（TG）	171mg/dL	143mg/dL
血清LDLコレステロール	139mg/dL	126mg/dL
血清HDLコレステロール	44.4mg/dL	46.5mg/dL
安静時血圧（座位）	138/82mmHg	134/80mmHg
血流依存性血管拡張反応（FMD）	2.8%	4.1%
膝伸展筋力（体重比）	右：49.2％，左：46.9％	右：52.1％，左：50.8％
足関節背屈可動域	右：10°，左：10°	右：10°，左：10°
開眼片脚立位時間	右：4.3秒，左：6.9秒	右：8.2秒　左：9.8秒
FRT（Functional Reach Test）	22.1cm	26.4cm
嫌気性代謝閾値（AT）	12.5mL/min/kg	12.9mL/min/kg
行動変容ステージ	熟考期	実行期
1日の平均歩数	3,260歩/日	5,820歩/日

iii）12週間の介入によって

本症例に対し，週2回程度の外来通院での運動療法の実施，および自宅でのセルフトレーニングの実施により，血糖コントロールや脂質代謝の改善，体重の減少，および運動機能の改善がみられた．何より，低血糖発作や足病変などの有害事象を発生させずに病態の改善が得られたことが，大きな意味をもつ．また，症例は生活活動を工夫する（買い物に歩いていく）など意欲的に身体を動かすようになり，運動に対し前向きな発言がみられるようになった．

しかし，本症例の介入後のHbA1cは8.6％であり，合併症予防のための目標値である「7.0％」[10] をいまだ超えているため，良好な血糖コントロール状態であるとはいえない．本症例のこれまでの経緯から，再び通院頻度が減ってしまう可能性があり，注意が必要である．糖尿病の管理において問題となるのは治療の中断であり，それによって血糖コントロールが乱れ，合併症を進行させてしまう恐れがある．本症例のような**糖尿病神経障害を有する症例に対するリハビリテーションでは，こまめな血糖測定や足部への過度な荷重を避けるなど，無自覚な有害事象へのリスク管理が必要である．また，外来リハビリテーションに一般的にいえることだが，定期的に面談を行うなど心理的サポートを十分に行い，運動面では，自宅での生活活動を含めた身体活動量を維持していくことが重要である．**

■ 文献

1）糖尿病性神経障害を考える会：糖尿病性多発神経障害の診断基準と病期分類．末梢神経，23：109-111, 2012

2）Charanya G, et al：Effect of foot sole hardness, thickness and footwear on foot pressure distribution parameters in diabetic neuropathy. Proc Inst Mech Eng H, 218：431-443, 2004

3）Kanade RV, et al：Walking performance in people with diabetic neuropathy: benefits and threats. Diabetologia, 49：1747-1754, 2006

4）Valensi P, et al：Quality of life and clinical correlates in patients with diabetic foot ulcers. Diabetes Metab, 31：263-271, 2005

5）Balducci S, et al：Exercise training can modify the natural history of diabetic peripheral neuropathy. J Diabetes Complications, 20：216-223, 2006

6）Fisher MA, et al：Physiological improvement with moderate exercise in type II diabetic neuropathy. Electromyogr Clin Neurophysiol, 47：23-28, 2007

7）Sridhar B, et al：Increase in the heart rate variability with deep breathing in diabetic patients after 12-month exercise training. Tohoku J Exp Med, 220：107-113, 2010

8）Praet SF, et al：Long-standing, insulin-treated type 2 diabetes patients with complications respond well to short-term resistance and interval exercise training. Eur J Endocrinol, 158：163-172, 2008

9）Richardson JK, et al：A focused exercise regimen improves clinical measures of balance in patients with peripheral neuropathy. Arch Phys Med Rehabil, 82：205-209, 2001

10）「糖尿病治療ガイド2016-2017」（日本糖尿病学会/編著），文光堂，2016

11）「糖尿病診療ガイドライン2016」（日本糖尿病学会/編著），南江堂，2016

■ 参考文献

・本田寛人，井垣 誠：代謝機能障害に対する運動療法．「運動療法学 障害別アプローチの理論と実際 第2版」（市橋則明/編），pp471-489，文光堂，2014

・河辺信秀：糖尿病神経障害に対する理学療法．「糖尿病の理学療法」（清野 裕，他/監，大平雅美，他/編），pp132-145，メジカルビュー社，2015

3 糖尿病患者における胃がん全摘出術後のリハビリテーション 血糖管理と術後合併症予防に注意し早期離床を進めるには？

池永千寿子

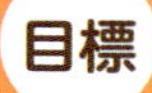

目標

- 胃がん摘出術前の糖尿病患者に対して，何を指導し，どのように血糖管理をし，どのような評価を行うのかを理解する
- 術後にどのような評価を行い，術前の評価と合わせて，理学療法にどのように活かすのかを理解する
- 術後の食事開始と血糖コントロールについて理解する
- 糖尿病患者の胃がん摘出に対して術前術後から退院までに実施するリハビリテーションと効果判定について理解する

1 症例提示

i ）概略

年齢	79歳
性別	女性
診断名	進行性胃がん（胃がん，T2N1M0 ClinicalStage ⅠB）※1
身長	150cm
体重	52kg
BMI	23.1kg/m^2
趣味	読書
職業	専業主婦
既往歴	50歳：糖尿病（健康診断で尿糖陽性と出て受診） 52歳：高血圧症，脂質異常症 66歳：糖尿病神経障害，単純網膜症 72歳：糖尿病性腎症３期Ａと指摘 79歳：非アルコール性脂肪性肝疾患

※1　**がんの病期分類**：がんの大きさや広がりから，がんの進行度を分類し（TNM分類），進行の度合い（病期，ステージ）が診断される．がんの大きさや深さ（T因子），リンパ節への転移の程度（N因子），遠隔転移の有無（M因子）が評価され，TNMの結果を組合わせて総合的にステージが決定される．手術前に診断される病期を臨床病期，手術後にがん細胞の組織などから判断する病期を病理病期とよび，病理病期は臨床病期から変更になることがある．

ii）現病歴

2カ月で7kgの体重減少を認めたため受診した．精査にて進行性胃がんと診断され手術の方針になったが，血液検査でHbA1cが9.6％であったため内科に紹介され，血糖コントロールを目的にインスリンが導入された．2週間の自宅療法後に，1週間の術前血糖コントロール入院を経て，腹腔鏡下胃全摘術が施行された．

注意点　手術前の血糖コントロール

血糖コントロールが悪い状態で手術を受けると，手術自体のリスクだけでなく，術後感染症の可能性が高くなる．手術侵襲による交感神経系の賦活化は，抗インスリン作用ホルモンを分泌させ，細胞に糖が取り込まれないため糖新生を亢進させ，血糖値を上昇させる（外科的糖尿病）．高血糖は，細菌を排除する白血球の機能を低下させ，術後感染症を生じやすくする．術後感染症は入院期間の延長や死亡率の増加につながる．そのため，手術を受ける患者は，手術までに血糖をコントロールする必要がある．侵襲の大きい手術の場合には経口血糖降下薬を中止し，インスリン治療に変更して手術に備える．それでも，コントロール不良の場合には，術前に血糖コントロール目的の入院をさせて準備する．インスリンの導入に伴い低血糖症状が出現することがあるので，術前の運動療法においてそのリスクを理解させておくようにする[1]．

iii）糖尿病の療養方法

食事療法	間食あり，外食あり，朝食の欠食習慣あり，アルコールは飲まない
運動療法	徒歩で買い物に行く．片道10分，週2日 市民センターでラジオ体操：30分，週1日
運動歴	社交ダンス（膝を傷めてやめた）
内服薬	スルホニル尿素薬
低血糖	経験あり
同居の家族	夫（無職）と2人暮らし

2 初期評価

i）問診

主訴：食欲がなく，疲労しやすい

ホープ：夫は家事ができないので予定通りに退院したい

ニード：安全に離床を進め，周術期に伴う合併症を予防する

ii）フィジカル・アセスメント

体重減少	2カ月で7kg減少
めまい	長い時間座った後に立ちくらみが生じることが時々ある
疼痛	階段昇降時に右膝関節痛あるが，通常の生活に支障なし

ⅲ）検査結果

① 生化学検査

栄養	TP	6.5g/dL	腎	BUN	16.3mg/dL
	ALB	3.8g/dL		Cre	0.56mg/dL
肝	T-Bil	0.9mg/dL		eGFR	56mL/min/1.73m^2
	AST	47U/L	脂質	TG	168mg/dL
	ALT	33U/L		LDL-C	131mg/dL
	ALP	308IU/L		HDL-C	35mg/dL
	γ-GTP	106IU/L	糖	HbA1c	9.6％
	LDH	159IU/L		BG	246mg/dL
			炎症	CRP	0.12mg/dL

② 血液検査

WBC	3,880/μL
Hb	13.5g/dL
PLT	22.1万/μL

③ 腫瘍マーカー

CEA	2.4ng/mL
CA19-9	15.6U/mL

④ 尿検査

UA	360mg/dL
尿タンパク	±（擬陽性）

⑤ 呼吸機能検査

FEV1％	86％
％VC	97％

能力養成問題　解答は次ページ以降に

問1 糖尿病患者の運動療法を制限するべき症状で間違っているものはどれか？

❶ 空腹時血糖250mg/dL以上，尿ケトン陽性
❷ 単純網膜症
❸ 高度自律神経障害

iv）画像所見

① 腹部CT画像

胃体部前壁よりに壁肥厚および粘膜の増強を認めた（T2）（図1A）．胃噴門部周囲には小リンパ節転移を認めた（N1）（図1B）．腹膜播種および上下腹部臓器に転移を伴う所見はない（M0）．

② 上部内視鏡検査

胃体中部前壁～小弯側にかけて25mm程度の潰瘍を認めた（図2）．

③ X線透視検査

胃体中部～体上部小弯前壁寄りに，潰瘍性病変を認めた（T2）（図3）．

④ 手術記録

術式	腹腔鏡下胃全摘術
手術時間	5時間30分
出血量	50g
輸液総量	2,000mL（尿量：1,400mL）
手術所見	胃体部小弯前壁に病変を認め（T2），周囲にリンパ節転移を認めた（N1）． 明らかな肝転移，腹膜播種は認めなかった（M0）．

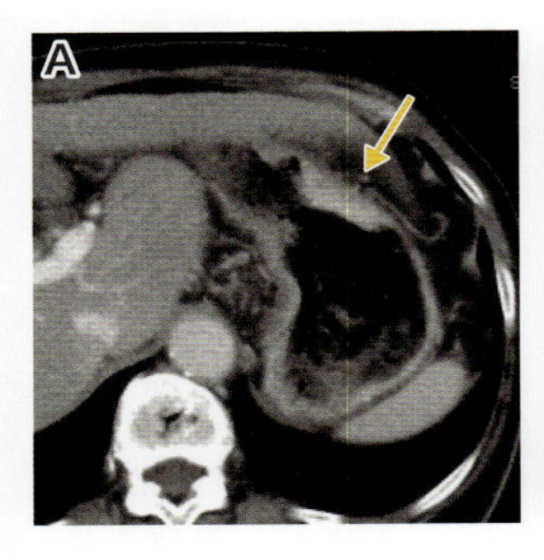

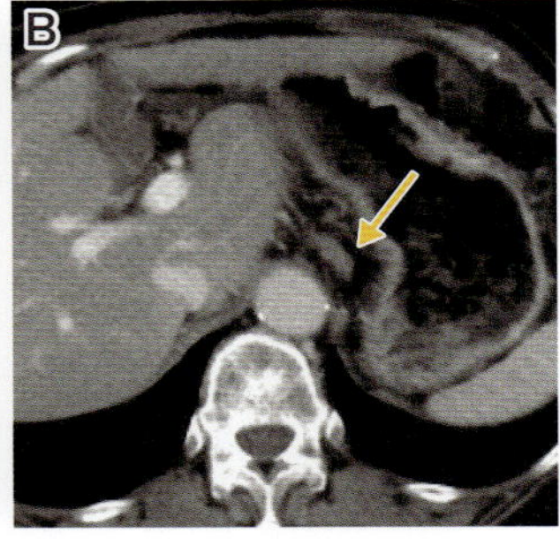

図1　腹部CT画像
A）➡は胃体部前壁よりの壁肥厚と粘膜増強．
B）➡は胃噴門部周囲の小リンパ節転移．

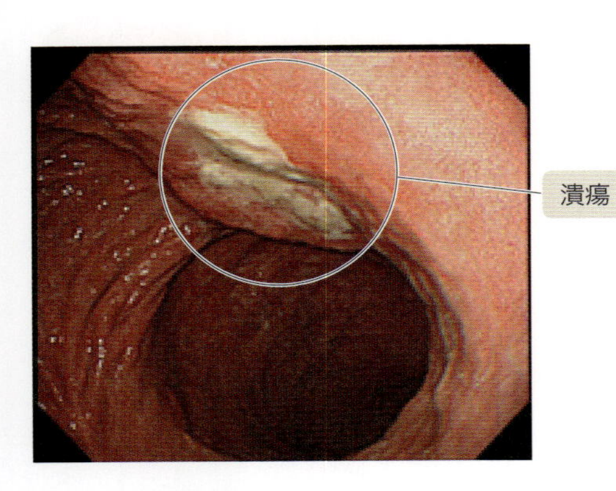

図2　上部内視鏡検査

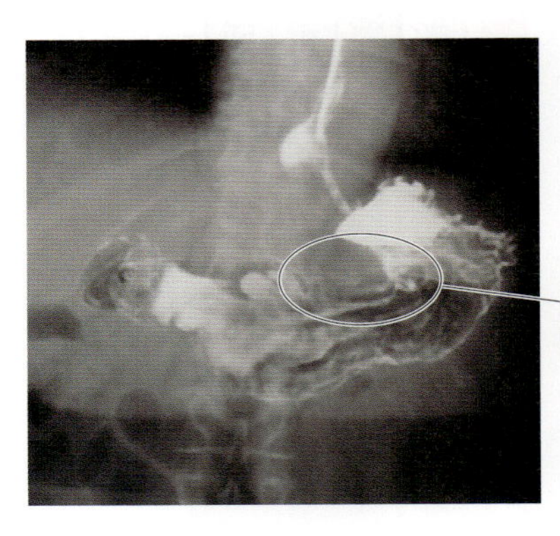

図3　X線透視検査

v）その他の所見

疼痛（NRS）	安静時	0	
	運動時	0	
	咳嗽時	0	
握力		右：13.8kg，左：15.1kg	
10m歩行		7.2秒（1.3m/秒）	
体組成 （生体電気インピーダンス方式で測定）	骨格筋量	上肢：右1.80kg，左1.88kg 体幹：14.5kg 下肢：右4.50kg，左4.29kg	
	骨格筋量指標（SMI＝体肢骨格筋量/身長^2）	5.5kg/m^2	
	体脂肪率	44％	
6分間歩行試験	距離	325m	
		実施前	実施後
	心拍数	92回/分	107回/分
	SpO_2	96％	94％
	呼吸数	22回/分	20回/分
	Borg Scale呼吸	0	1
	Borg Scale下肢	0	2
	歩行補助具	独歩	
Clinical Frail Scale※2		2点（壮健）	
長谷川式簡易知能評価スケール		29点	

NRS：Numerical Rating Scale.

※2　Clinical Frail Scale[2)]：「フレイル」とは，加齢などによって心身機能および生理的予備能が低下し，脆弱になった状態.「Clinical Frail Scale」は，身体的フレイルの程度を判別するための9段階の尺度表である. 胃がん患者のフレイルは，術後の死亡率との関連が報告されている.

能力養成問題解答

問1　❷が間違っている

糖尿病患者において血糖コントロールが極端に不良な場合，肝臓で産生された糖がインスリン不足により骨格筋に取り込まれないために，高血糖を助長することがある. そのため，慎重に運動療法を行わなければいけない. 網膜症では，増殖網膜症において積極的な運動によって眼底出血のリスクが高まることが示唆されている. 高度自律神経障害では，無自覚性低血糖や起立性低血圧などの症状がみられ，運動療法においては環境設定や事前の血糖測定など慎重な介入が求められる.

能力養成問題 解答は次ページ以降に

問2 本症例をサルコペニアと診断した理由として間違っているのはどれか？

① 骨格筋量が少ない
② 体脂肪率が高い
③ 握力が弱い

3 問題点

i ）胃がん全摘出術と合併症

周術期リハビリテーションの目標は，術後合併症の予防である．そのために理学療法士には，早期離床が求められ，それを阻害する可能性のある因子を術前から把握しておく．

胃がん全摘出術後に生じやすい合併症を以下に示す．

早期	せん妄，呼吸器合併症，ICU関連筋力低下，術後出血，縫合不全，肺血栓症塞栓症
食事開始後	逆流性食道炎，ダンピング症候群※3，吻合部狭窄，貧血

※3 **ダンピング症候群**：胃切除後の食事摂取の際に，胃がないために炭水化物が急速に小腸に流入するために生じる症状である．全身の血液量変動や血糖の急上昇と急低下にともなう症状が発現しやすい．

ii ）胃がん全摘出術に伴うリスク因子

本症例の術後合併症のリスク因子として，高齢者，狭心症，糖尿病，糖尿病性腎症3期，糖尿病神経障害，運動耐容能低下，筋力低下，サルコペニアがあげられる．加齢に伴う生理的変化は臓器予備能力の低下を引き起こすため，術後の合併症の頻度や死亡率を上昇させる．冠動脈硬化症は，術後の心筋虚血や不整脈の発症リスクとの関連が指摘されている．筋肉量の低下や筋力低下，および運動耐容能低下は，ICU関連筋力低下，呼吸機能低下，および離床の遅延との関連が明らかにされている．

iii ）糖尿病に伴う問題点

糖尿病患者の術後合併症として，術後高血糖，低血糖，糖尿病性昏睡，および感染症（創部感染，人工呼吸器関連肺炎，尿路感染）への影響が指摘されている．手術侵襲により，交感神経が刺激され，ストレスホルモンと炎症性サイトカインの増加が促進される．これらの物質は，インスリン分泌能を低下させ，肝や骨格筋などでの糖利用の減少によるインスリン抵抗性の悪化，および肝での糖新生（正常時の約30％亢進）とグリコーゲン分解の亢進を引き起こし，高血糖状態にさせやすい．高血糖は，好中球機能を低下させるため，感染リスクを増大させる．さらに，インスリンの作用不足から，脂肪分解とタンパク質の異化が亢進され，筋肉量低下や体重減少に影響する．また，高血糖を是正するためのインスリン投与や術後のエネルギーの摂取量の低下や胃がんに伴うダンピング症候群は，低血糖を生じさせる．また，糖尿病性腎症は脱水や腎不全の増悪に影響し，離床時の起立性低血圧を誘発する可能性がある．

以上のことから，本症例は術後合併症の発症の危険因子を多く有していることが考えられた．手術前から，合併症予防に取り組まなければならない．

能力養成問題　解答は次ページ以降に

問3 術後の合併症リスクを予防するための理学療法プログラムとして，下記のなかで最も勧められるのはどれか？

❶ 早期離床
❷ レジスタンストレーニング
❸ 日常生活動作練習

4 介入

i）理学療法プログラム

① 術前（外来〜血糖コントロール目的の入院中）

❶周術期の理学療法の内容と進め方を説明，起居動作練習
❷自動周期呼吸法の指導
❸運動療法の指導（身体活動量の確保，レジスタンストレーニングなど）

術後のリハビリの流れとその効果とを理解してもらうことや，疼痛や点滴ルートなどに配慮した起居動作の練習は，早期離床を円滑に進めるために重要である．呼吸法の指導によって，自動周期呼吸法を身につけられ，呼吸器合併症を予防できるようになる．術後の不活動による血糖値上昇と筋力や筋量の低下を予防するために，術前の運動療法は必要である．

② 術後（翌日〜３日）

❶呼吸法の練習
❷離床の練習（病棟内歩行まで，１日１〜２回）（図4）

術後の合併症予防や入院期間の短縮に対して，早期離床が勧められている（図5）．手術翌日は，離床を安全に進めるために，病室に訪問する前に，カルテにて，発熱の有無，平均血圧（60mmHg以上），心拍数，呼吸数，SpO_2，尿量（0.5mL/kg/h），ヘモグロビン，血糖値，疼痛，ドレーン性状（表1）および胸部X線画像などを確認して離床することを判断した．本症例において，疼痛が強そうだったため看護師と相談し，理学療法前に硬膜外麻酔に加え鎮痛剤の投与を依頼した．訪室後，患者に対し，フィジカル・アセスメント，ドレーンの性状，および自覚症状を確認し，理学療法介入可能と判断した．NRSを用いて体位変換ごとに疼痛の増悪を確認しながら，起き上がり，立ち上がりまで実施した．起立直後の血圧で30mmHg以上の低下を認め，起立性低血圧と判断し介入を中断した．

２日目は，血糖測定で250mg/dL以上を認めたため，疼痛だけでなく過負荷にならないように運動強度に配慮して離床練習を実施した．介入によって午前と午後の２回の離床に成功し，

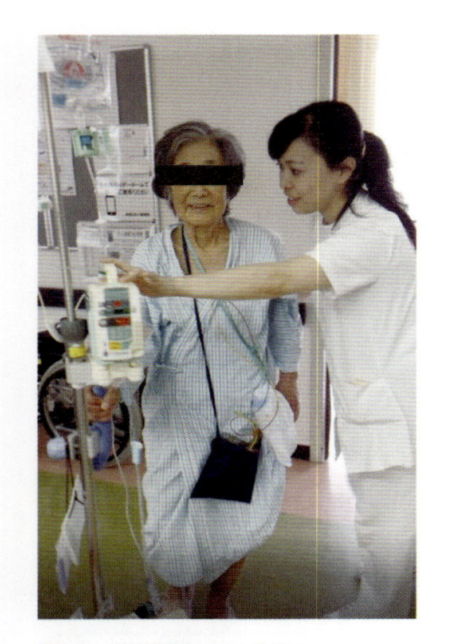

図4　術後翌日の歩行

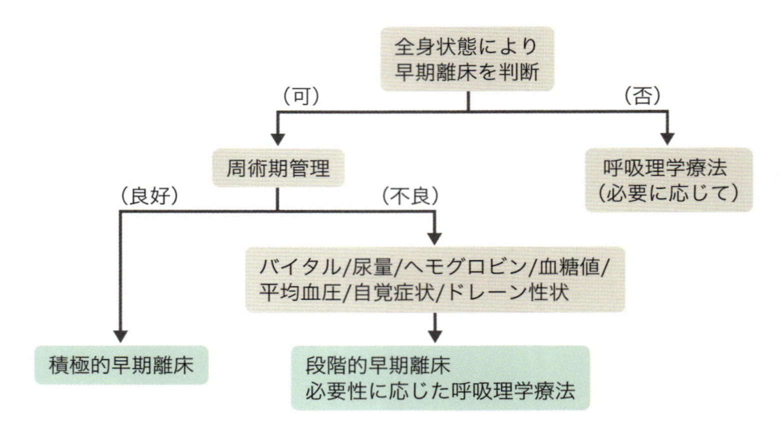

図5　早期離床の進め方

表1　ドレーンの性状確認

性状	想定される原因
淡血性⇒淡黄色	正常
血性	術後出血 / 縫合不全
濃黄色	胆汁漏
白濁 / ワイン色	膵液漏
膿性	感染 / 膿瘍

尿バッグも抜去できた．

3日目に，硬膜外麻酔が外れた．疼痛増悪が見込まれるため，理学療法前に鎮痛剤を使用した．食事が開始され，ダンピング症候群の影響を考慮して，食事直後と2時間後を避けて，理学療法の介入をした．理学療法の時間以外でも離床が行えるようになった．

能力養成問題解答

問2 ❷が間違っている

アジア人のサルコペニア診断基準（AWGS）では，歩行速度が0.8m/秒以下，もしくは握力が，男性で26kg未満，女性で18kg未満である場合に，さらに四肢骨格筋量の減少（生体電気インピーダンス方式では，男性で7.0 kg/m^{2}未満，女性で5.7 kg/m^{2}未満）が加わったときに，サルコペニアと判定される．胃がんのサルコペニア症例では，術後の合併症の増加や生存率の低下が報告されている．加えて，サルコペニア症例よりも，サルコペニア肥満症例が手術部位感染症の増加と関連することも明らかにされた．本症例の体脂肪率は44％と高く，術前からの食事・運動療法は重要である[4) 5)]．

③ 術後（4日以降）

❶レジスタンストレーニング（ハーフスクワット，カーフレイズなど）

❷有酸素運動（自転車エルゴメーター，トレッドミルなど）

❸退院後の運動療法指導

病棟生活で離床が進み，筋力や体力向上目的にリハビリテーション室での運動に変更した．胃の全摘出後に伴う食欲低下や不安定な食事摂取量は，低血糖を招きやすいため，理学療法介入前に，カルテより食事量や血糖値の変化を把握し，理学療法介入中は低血糖症状の観察を強化した．嘔吐した日の理学療法の際は，理学療法前に血糖値測定を看護師に依頼した．

退院後の運動療法について，運動の実施基準と中断基準，低血糖対策（補食やブドウ糖持参）などを説明した．退院後は，「夫と一緒に活動量計をつけて，車でショッピングモールに行く．体調に合わせて，モール内で身体活動量を上げていく」という計画を立案された．

注意点 術後の血糖コントロール

測定した血糖値に応じて，投与するインスリンの量を決定する方法のことをスライディングスケールという．全身状態やエネルギー摂取量，インスリン抵抗性が日々変化する周術期では，投与量が変えられるため有用である．一方で，血糖値が高いときには投与するインスリン量が増えるため，低血糖になるリスクが高くなる．逆に，血糖値が低いときには，高血糖のリスクが高くなる．スライディングスケールによる血糖のマネジメントが行われている期間は，インスリン投与量と食事量を把握したうえで，運動量を設定する必要がある．

能力養成問題

解答は次ページ以降に

問4 低血糖の症状ではないのはどれか？

1. 冷汗
2. 動悸
3. 血圧低下

能力養成問題解答

問3 ❶早期離床が最も勧められる

術後は，臥床のままだと，胸郭が拡がりにくく十分な呼吸ができず痰が 貯留しやすい状態となるため，体を起こすことで無気肺や肺炎の予防になる．また，体を動かすことで血流を促し，創部の治癒や深部静脈血栓症の予防になる．胃がん術後では，消化管運動を促進しイレウスの予防にもなる．他にも歩くことで，自然排尿が促され膀胱留置カテーテルを早期に抜去でき，ルートが外れることでせん妄の予防になる．そのため早期離床が最も勧められる．

ii）ここがポイント！

① 術前

術前の準備

患者は手術前に身体活動が減少する傾向にある．不活動による筋力低下は，術後合併症のリスクを上昇させ，筋による糖代謝の制限は血糖コントロールを不良にする．術前に身体活動を制限させないように指導を行う．

術後の理学療法の展開を説明する

手術翌日に離床を説明されても受け入れ難く離床遅延の原因になる．手術前から十分に説明し理解を得ることは早期離床を進めやすくする．さらに，呼吸法や起居動作の練習は術後の理学療法を進めやすくする．理学療法の展開は本人だけでなく家族にも説明しておくとよい．

② 術後

術後合併症の対策

早期離床は術後の呼吸器合併症やせん妄などを予防し，回復を促進するための重要な要素である．創部の疼痛の程度を確認し，必要に応じて鎮痛の対応を病棟に相談するなど，介入のタイミングを検討する．

術後3～7日で転換期までに内分泌は正常化しやすいといわれている[3)]が，理学療法介入が過負荷にならないように血糖値を確認してから介入する．外科的高血糖は高浸透圧利尿を生じ，慢性的な脱水傾向を生じる．発熱などでさらに脱水が助長されると容易に高血糖高浸透圧昏睡に陥るリスクに転じる．介入前に，バイタルサインや点滴の注入量，尿量，生化学データに加えて，血糖値も確認し介入の内容を検討する．

低血糖対策

術後1～3日：点滴バッグによる血糖コントロールでは，点滴の流速が低血糖リスクに影響することも留意しておく．多くの術後管理では，スライディングスケールが使用され，目標血糖値110～115mg/dLをめざして処置される．ときにインスリン注射の効果による低血糖が生じるので，低血糖症状を理解しておく．

術後3日目以降：食事開始になると，ダンピング症状や嘔吐による低血糖リスクが高まる．食後2～3時間や嘔吐後の時間を避け，リスクの高いときは理学療法介入前の血糖測定も検討する．胃がん術後の食事摂取量は不安定なため確認しておく．運動負荷や量を増加するときは

能力養成問題解答

問4 ❸血圧低下

血糖値が70mg/dL以下になると低血糖発作が起こる．悪心，動悸，震え，冷汗などが起こり，さらに進行するとけいれん，昏睡が生じる．日ごろの血糖値が高い場合や，急激に血糖値が低下した場合は，血糖値が70mg/dL以上でも低血糖発作が起こる．症状が現れたときは，すみやかに血糖値を上げるためにブドウ糖を投与する．理学療法士は，患者に血糖測定を施行できないため，食事前などの低血糖の生じやすい時間を避けて運動療法を行う．また，無自覚性低血糖や低血糖発作の経験のない患者には運動前に測定してもらって安全を確認する．

バイタルサインや自覚的運動強度だけでなく低血糖症状も確認する．

退院後の運動療法について，胃がん術後患者の多くは，退院後もエネルギー摂取量が不安定になりやすく，低血糖のリスクが伴う．また，体力低下も生じやすく，積極的な運動療法は難しくなりがちである．社会的サポートの依頼や体調を崩さない環境の選択，低血糖時の対策（ジュースが購入できる）などを考えて，身体活動量の増加を提案する．

5 介入結果［術後14日（退院までの経過）］

i）フィジカル・アセスメント

体重減少	2週間で3kg減少
発熱	手術翌日に生じたが，以後は平熱で経過した
起立性低血圧	手術翌日のみ生じた
呼吸状態	手術翌日に酸素の投与は中止され，SpO_2や呼吸数は安定していた
ドレーン性状	淡血性から淡黄色で経過し，3日目にドレーンを抜去した
創部感染	生じなかった

ii）その他の計測結果（表2〜4）

表2　術後1〜4日目までの疼痛評価（NRS）

術後	寝返り	起き上がり	起立	歩行	咳・痰
1日	5	7	7	7	10
2日	3	5	3	3	9
3日	3	7	3	3	10
4日	3	4	1	1	6

表3　術前術後の理学療法評価

		術前	術後1週間	術後2週間（退院時）
握力		右：13.8kg 左：15.1kg	右：11.2kg 左：10.0kg	右：14.3kg 左：14.1kg
10m歩行		7.2秒	15.7秒	6.8秒
体組成（生体電気インピーダンス方式で測定）	体重	52.0kg	51.2kg	48.7kg
	骨格筋量指標（SMI＝体肢骨格筋量/身長^2）	5.5kg/m^2	4.9kg/m^2	5.2kg/m^2
	体脂肪率	44％	46％	43％
6分間歩行試験		325m	200m	360m

表4　術前から退院までの看護記録

		術前		術後													
		1週間	手術日	1	2	3	4	5	6	7	8	9	10	11	12	13	14
糖尿病治療薬		インスリンデグルデグとインスリンアスパルトの混合薬		インスリンリスプロ											インスリンデグルデグとインスリンアスパルトの混合薬		
		インスリンリスプロ		インスリングラルギン											—		
食事形態		常食		絶食（飲水可）		3分がゆ	5分がゆ	全がゆ	通常食								
血糖値(mg/dL)	朝	130〜150		268	275	241	232	196	70	57	88	95	138	129	117	107	109
	昼	200〜240		250	196	229	162	98	65	60	122	121	97	114	75	89	90
	晩	160〜240		301	214	223	194	165	78	99	90	206	105	111	161	118	
体重（kg）		50.5				50.2						48					47
摂食量	朝（%）	90〜100					40	70	20	20	50	60	100	75	75	80	75
	昼（%）	90〜100				50	90	10	90	40	20	40	10	10	60	60	50
	晩（%）	90〜100				30	80	45	20	20	95	50	45	50	50	60	50
嘔吐								朝あり			昼あり						
体温（℃）		36.2	35.6	36.9	36.9	36.9	36.4	36.7	36.2	36.6	36.4	36.0	36.8	36.1	36.4	36.2	36.3
SpO_2（%）		96〜99		93（酸素1L/min）	96（酸素off）	96	97	99	95	96	97	94	97	99	98	99	97
血圧：mmHg（心拍数：回/分）	安静時	120/67（68）	119/63（67）	130/61（61）	126/61（67）	139/78（70）	129/77（68）	131/64（67）	128/79（71）	125/74（71）	109/59（69）	118/62（72）	105/53（66）	102/54（64）	104/49（72）	133/77（73）	113/59（67）
	端座位			119/51（67）	118/71（72）												
	立位			91/45（75）	120/67（67）												
	歩行				137/79（60）												
	筋力向上運動					133/71（65）	132/67（71）	137/74（60）	132/67（71）	128/74（70）	102/54（66）	120/68（68）	125/61（64）	129/54（64）	109/9（63）	139/77（68）	117/59（67）
	有酸素運動	129/72（70）				129/70（81）	121/66（72）	133/69（69）	121/66（72）	120/61（75）	98/52（75）	100/51（68）	130/70（64）	119/54（65）	111/60（74）	141/72（73）	130/69（71）

□は低血糖を示す．術後11日目までスライディングスケール使用．**4日目**：朝のBGが高いが，食事摂取量は少ないので運動中の低血糖リスクに注意した．**5日目**：嘔吐があり，ダンピング症候群の可能性を認めた．昼の摂食量が少なく低血糖リスクに配慮した．**6日目**：昼に低血糖を生じており，インスリン注射をしていなかった．それに対し，食事摂取量は多いため運動負荷による高血糖に注意した．**7日目**：昨日より食事量が少なく，朝と昼にBG70mg/dL以下で低血糖を認めた．運動中の低血糖症状に注意した．**8日目**：嘔吐を認めた．ダンピング症候群，および低血糖になる可能性があった．

iii）周術期リハビリテーションの介入によって

理学療法中のリスク管理では，手術翌日に起立性低血圧を認めたが，その後は著明な血圧変化はなかった．また，低血糖を生じることなく介入できた．術後合併症は，呼吸器合併症，せん妄，深部静脈血栓症，および創部感染を生じることなく，クリニカルパスにしたがって退院できた．

身体能力は，体重の低下に伴い筋肉量が減少したが，術後1週間と比較して退院時の筋量と握力に改善傾向を認めた．術後4日目より売店に行けるようになり，退院までに6分間歩行試験で360mと入院前の運動耐容能まで回復できた．

本症例のように，**糖尿病患者に胃がん全摘出術を行う場合，一時的に血糖値が不安定になりやすい．理学療法を安全に実施するために，介入前に血糖値やエネルギー摂取量を確認することで，運動量や負荷を設定することが重要である．**

■ 文献

1）「糖尿病専門医研修ガイドブック 改訂第7版 日本糖尿病学会専門医取得のための研修必携ガイド」（日本糖尿病学会/編著），診断と治療社，2017
2）会田薫子：超高齢社会のエンドオブライフ・ケアの動向―フレイルとエンドオブライフ・ケア―．Geriatric Medicine（老年医学），53：73-76，2015
3）「周術期の臨床判断を磨く 手術侵襲と生体反応から導く看護」（鎌倉やよい，深田順子/著），医学書院，2008
4）Nishigori T, et al：Sarcopenia as a predictor of pulmonary complications after esophagectomy for thoracic esophageal cancer. J Surg Oncol, 113：678-684, 2016
5）Fukuda Y, et al：Sarcopenia is associated with severe postoperative complications in elderly gastric cancer patients undergoing gastrectomy. Gastric Cancer, 19：986-993, 2016

4 糖尿病足潰瘍症例に対する外科的介入と理学療法
いかに足部免荷を達成し，創傷治癒と再発予防を導くのか？

河辺信秀，岡本貢一，猪熊美穂，武田直人

目標

- 糖尿病足病変をもつ患者に対して，どのような臨床検査，画像検査を行うのかを理解する
- 糖尿病足病変の病態と，病態に応じたリスク管理について理解する
- 検査結果の解釈と治療目的について理解する
- 糖尿病足病変の治療状況に応じた免荷（off loading）および理学療法を理解する

1 症例提示

i）概略

年齢	60歳代前半
性別	男性
診断名	糖尿病足潰瘍（左第2中足骨頭部潰瘍），左第2中足骨慢性骨髄炎
身長	約180cm
体重	約60kg
BMI	20kg/m^{2}前後
職業	無職
既往歴	15年前に糖尿病を発症し，インスリン強化療法（超速効型4-4-4-0U，持効型0-0-0-4U），食事療法（1,800kcal/日，塩分6g/日）を実施. 合併症は増殖網膜症，糖尿病性腎症1期，糖尿病神経障害〔末梢動脈疾患（PAD）は存在しない〕. 1年4カ月前に胃がん手術を受けており，抗がん剤投与中.

ii）現病歴

2年前に左第1-2中足骨頭部に潰瘍形成し，他院にて左第1中足骨切除術が実施され，3カ月後に治癒した．1年3カ月前には，右第5中足骨頭部潰瘍，右第5中足骨骨髄炎を発症し，右第5中足骨切除術が実施され治癒に至った．1年前に左第2中足骨頭部潰瘍が再発した．本症例は再発後，1年間も治癒が遷延している左第2中足骨頭部潰瘍に対する外科的介入（手術）を目的に当院に入院することとなった．

2 初期評価

i）問診

主訴：再発後，1年間も治癒が遷延している．潰瘍が治らなくて辛い

ニード：潰瘍を治してもと通りの生活をしたい

ii）フィジカル・アセスメント

① 潰瘍

左第2中足骨頭部に直径2mmの瘻孔状の潰瘍形成が認められた（図1）．

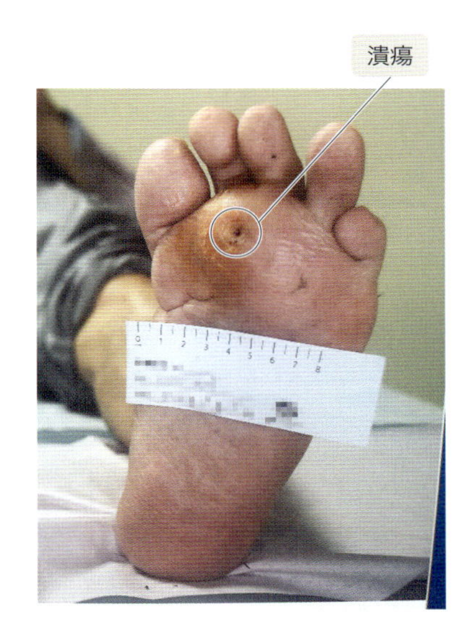

図1　左第2中足骨頭部潰瘍

② 糖尿病神経障害（DN）

5.07モノフィラメント（Semmes–Weinstain Mono-filament）による足底触圧覚検査では両側無感覚．両アキレス腱反射消失，128Hz音叉による振動覚検査では両側0秒，両足趾に痺れあり．糖尿病神経障害を考える会の簡易診断基準に準拠すればDNが疑われた[1]．

③ 末梢動脈疾患（PAD）

両足背動脈，後脛骨動脈触知可，間歇性跛行なし．

④ 足部変形

左1－3趾内転変形，右2－4趾，左2－3趾にハンマー/クロウトゥ（hammer/claw toe），右5趾に伸展拘縮が認められた（図2）．

⑤ 関節可動域

膝関節：屈曲140°/140°（右/左），伸展0°/0°．

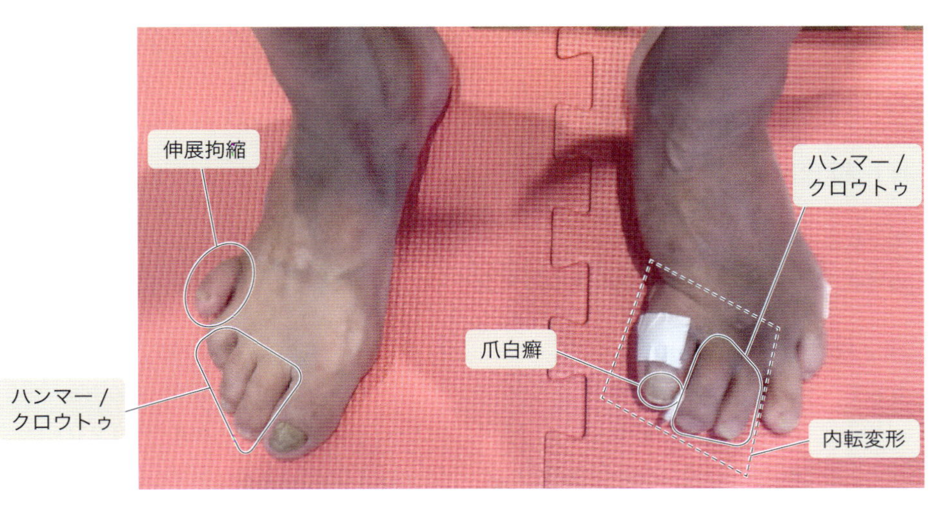

図2　足部変形

足関節：背屈（膝伸展位）0°/－5°，背屈（膝屈曲90°）10°/5°，底屈30°/30°，内返し25°/15°，外返し－10°/－5°.

第1中足趾節関節：伸展75°/－，屈曲20°/－.

⑥ 足底負荷量

足底負荷量を測定器にて計測した（図3）．POS（Post Operative Shoes）を装着した快適歩行下の歩行時足底負荷量（垂直成分）は，踵部は23Nと少なく，潰瘍が形成されている左第2中足骨頭部は284Nと著明な負荷量の上昇が認められた．また，接地開始時から左第2中足骨頭部に荷重が加わりはじめており，かつ立脚期を通して荷重の集中がみられた．これは，歩行時の踵接地の消失，全足底接地という異常歩行を反映していると考えられた．

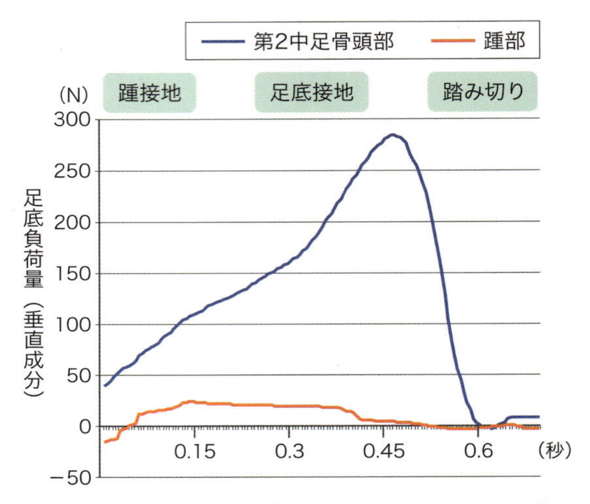

図3　術前におけるPOS着用下フリーハンド歩行時の足底負荷量

手術2日前に計測.

⑦ 爪病変

左母趾爪白癬による肥厚が認められ，爪による第2趾への圧迫が生じていた（図2）.

⑧ 筋力（MMT）

股関節，膝関節周囲筋：5レベル

足関節背屈（右/左）：2＋/2，底屈2＋/2

第1中足趾節関節（右/左）：伸展2－/－，屈曲2/－

⑨ 歩行

両下肢のSHB（Shoehorn Brace）を使用し屋外歩行自立レベル．屋内歩行時も，装具の使用を指示されていたが未装着で生活していた．歩容は，足関節背屈制限を反映し，アンクルロッカーが減少した歩行であり，かつ左下肢では踵接地消失，全足底接地が認められた.

⑩ 入院前生活

1年ほど前から外出は週に一度程度であり，ほぼ屋内生活であった.

iii）検査結果

栄養状態	ALB	4.4g/dL	脂質	TG	63mg/dL
血糖値		朝食前：74mg/dL，昼食前：87mg/dL，夕食前：160mg/dL	貧血	Hb	12.8g/dL
HbA1c		6.5％	感染	WBC	6,400/μL
腎機能	Cre	0.91mg/dL		CRP	0.1mg/dL
	BUN	17.1mg/dL	虚血	ABI	1.23/1.12（右/左）
	eGFR	66mL/min/1.73m^2		SPP	足背：80/76mmHg，足底：86/70mmHg

SPP：Skin Perfusion Pressure（皮膚灌流圧）

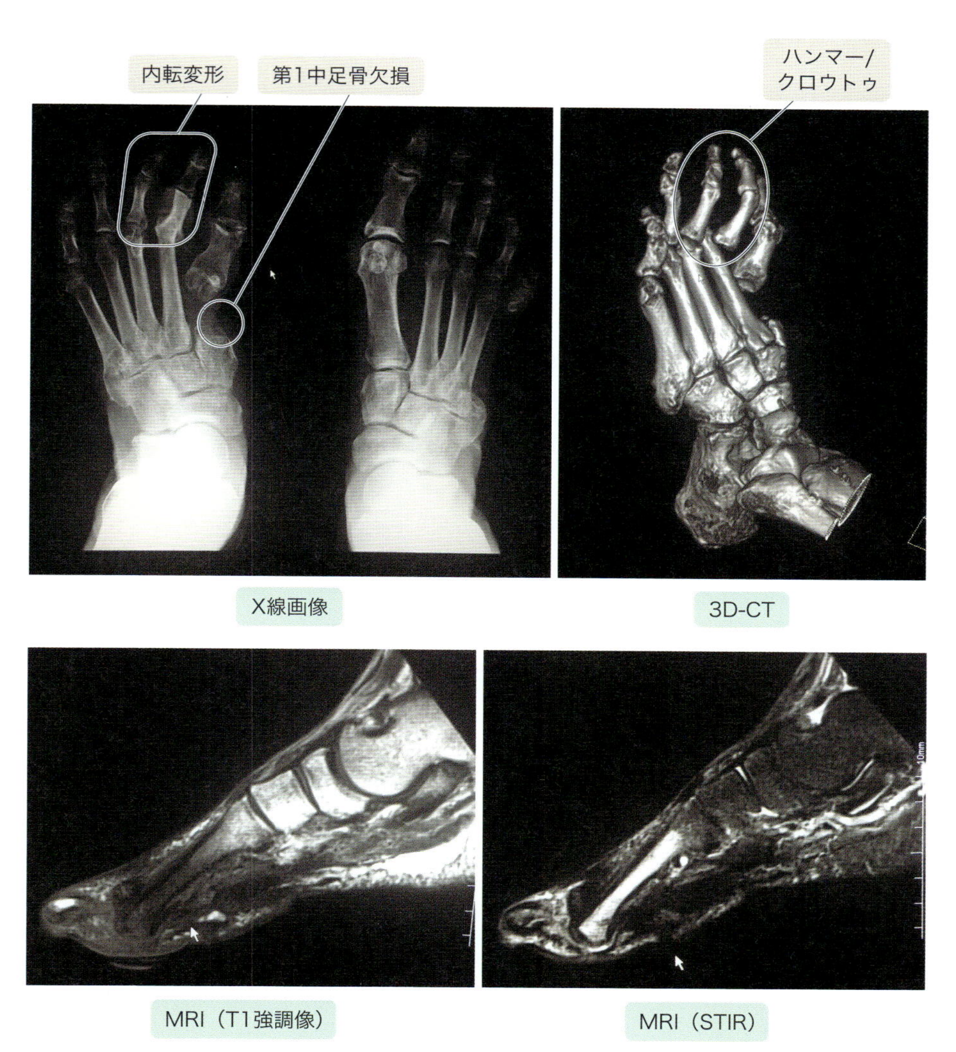

図4　X線画像，3D-CT，MRI

iv）画像所見（X線画像，3D-CT，MRI）

X線画像，3D-CTでは，左足部では第1中足骨の欠損による母趾および第2-3趾骨の著明な内転変形が認められた（図4上段）．左第2-3中足趾節関節では，ハンマー/クロウトゥ変形が認められ，中足骨は背側脱臼していた．右足部は，第5中足骨の欠損がみられた．MRI画像では，左第2中足骨にT1強調像低信号，STIR高信号域がみられ骨髄炎であると診断された（図4下段）．

v）それ以外に必要な評価

本症例は，神戸分類type Ⅰであった[2]．

コラム　神戸分類

下肢慢性創傷の病型分類に神戸分類がある[2)]．神戸分類は，創傷の発症要因ごとに4つのタイプに分類されている．Type Ⅰは神経障害を主体とした創傷，Type Ⅱは末梢血行障害を主体とした創傷，Type Ⅲは感染を主体とした創傷（Type Ⅰからの波及），Type Ⅳは末梢血行障害と感染を伴う創傷である．Type Ⅰ，Ⅱはそれぞれ原因が異なり，Type Ⅲ，Ⅳは Type Ⅰ，Ⅱにそれぞれ感染が加わった病態である．

能力養成問題

解答は次ページ以降に

問1 IWGDFの「糖尿病足病変のガイドライン」（IWGDF Guidance on the management and prevention of foot problems in diabetes 2015）[3)]において，足潰瘍の発症リスクと関連して糖尿病神経障害の有無を判断する材料として適切でないとされている情報はどれか？

❶ 5.07Semmes-Weinstain Monofilamentによる足底触圧覚無感覚
❷ 128Hz音叉による振動覚消失
❸ 長い糖尿病歴

問2 糖尿病足病変において足底負荷量を上昇させる因子として直接関与しないものはどれか？

❶ 糖尿病神経障害（DN）
❷ 足関節背屈可動域制限
❸ ハンマー／クロウトゥ変形
❹ 足趾切断

3 問題点

i）神経障害と創傷

下肢慢性創傷（足潰瘍・壊疽）による大切断（義足を必要とする大きな範囲の切断）は著しいADL，QOLの低下を引き起こすため，切断を回避することが重要な治療目標となる．糖尿病足病変によって発生する創傷は，さまざまな要因が関与する．

末梢動脈疾患（PAD）による下肢虚血は，痛みの強い虚血性潰瘍を引き起こす．本症例では足関節上腕血圧比（ABI）は1.23/1.12であり，両下肢とも正常範囲内であった（0.9以下で虚血あり）．また，局所の皮膚血流量を反映する皮膚灌流圧（SPP）も足背80/76mmHg，足底86/70mmHgであり，正常範囲の60mmHg以上に保たれていたため創傷治癒が期待できた[4)]．

一方で，本症例では糖尿病神経障害（DN）が認められた．DNは潰瘍形成の独立した危険因子であるとされている[5)]．判定に必要な検査として，5.07モノフィラメント（Semmes-Weinstain Monofilament）による足底触圧覚，アキレス腱反射検査，128Hz音叉による振動覚検査などがあるが，本症例ではこれらすべてが異常であった．このため足部の防御知覚はほぼ消失していると判断した．DNによるこれらの防御知覚の消失に，熱傷，外傷，靴ずれ，足底負荷量上昇，胼胝形成などのメカニカルストレスが加わることで創傷の発生につながる．本症例の創傷も，足底負荷量上昇，胼胝形成を要因とするが，詳細は後述する．また，感染に関しては，術前のMRI所見で，左第2中足骨にSTIRで高信号域が認められ骨髄炎が疑われる状況であった．血液検査では感染兆候，炎症所見はほとんど認められないため，感染が落ち着いている慢性骨髄炎と推測された．

本症例は，下肢虚血，感染を伴わないDN主体の創傷であるため神戸分類のType Ⅰに分類された．Type Ⅰの創傷治癒には，免荷（off loading）を達成することが最も重要である．

ⅱ）足部変形，背屈制限と足底負荷量

Type Ⅰの創傷におけるメカニカルストレスは，足底に加わる力学的負荷である．これらは，足底負荷量とよばれており，いわゆる床反力である．足底負荷量の上昇は，胼胝形成による皮下潰瘍に対する独立した危険因子であるとされている[5]．本症例における左第2中足骨頭部の潰瘍も足底負荷量の上昇が要因であった．負荷量測定器による計測において，踵の約10倍の負荷量が加わっていた．

中足骨頭部の負荷量が上昇する要因としては，ハンマー/クロウトゥ変形がある．この変形は，基節骨の過伸展によって中足骨頭が足底に突出するだけでなく，中足骨頭下脂肪組織の変位も引き起こすことで中足骨頭部の負荷量が上昇する[6]．本症例では，左2-3趾のハンマー/クロウトゥに加えて基節骨の背側脱臼が，左第2中足骨頭部の著明な負荷量上昇につながったと考えられた．また，左第1中足骨の欠損も足部第1列への荷重を不可能とし，第2列への荷重の集中を引き起こしていると考えられた．したがって，負荷量の軽減のためには，変形矯正を目的とした外科的介入が必要であると考えられた．

また，足関節背屈可動域制限も中足骨頭部の負荷量上昇を引き起こす[5]．背屈制限はアンクルロッカーを阻害し，重心の前方移動が前足部に留まる要因となる．本症例では，背屈可動域が右0°，左−5°であり著明な制限が認められた．これらは，歩行時の全足底接地の要因とも考えられるため，理学療法により改善を図る必要がある．本症例においては，創傷の治癒のために外科的治療，理学療法，装具療法を用いて免荷を達成することが治療上重要なポイントであると考えられた．

ⅲ）免荷と身体機能の低下

前述のように下肢慢性創傷の治療には免荷が必要である．また，本症例のように外科的介入を行うと免荷が長期間にわたる．免荷が長期にわたる場合，下肢慢性創傷患者では廃用症候群による身体機能の低下が大きな問題となる．本症例は，創傷が存在する足部の関節可動域制限や筋力低下は認められたが，屋外歩行が自立しており身体機能は高いと考えられた．免荷によって身体活動が制限されるなか，身体機能をいかに保つかが理学療法の重要な課題である．したがって，本症例のような場合には創部の免荷を保ちつつ立位/歩行をできるだけ積極的に行う必要がある．

ⅳ）運動時のリスク

本症例は，DNを合併しているため，無自覚性低血糖，無自覚性心筋虚血，起立性低血圧などの自律神経障害の可能性があった．理学療法実施時は，血圧や血糖をモニタリングするなど十分に注意を要した．一方で，本症例は糖尿病足病変症例に多い腎機能低下，下肢虚血は認められなかった．

4 介入

i）外科的介入（関節形成術）

外科的介入（手術）の目的は，左第2－5趾のハンマー/クロウトゥ変形による中足骨頭部への足底負荷量を軽減することであった．このため関節変形を矯正する関節形成術が選択された．左第2－5中足骨頭は遠位から約20mm切除され経皮ピンニングにて固定された（図5）．第2趾はPIP関節のrigid hammer toeが存在したため，基節骨頭部の切除も行われた．潰瘍部は骨髄炎部とつながっていたため，開放創のままとされた．

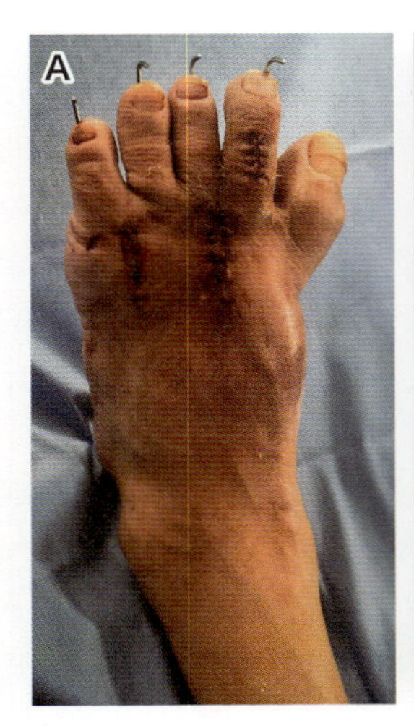

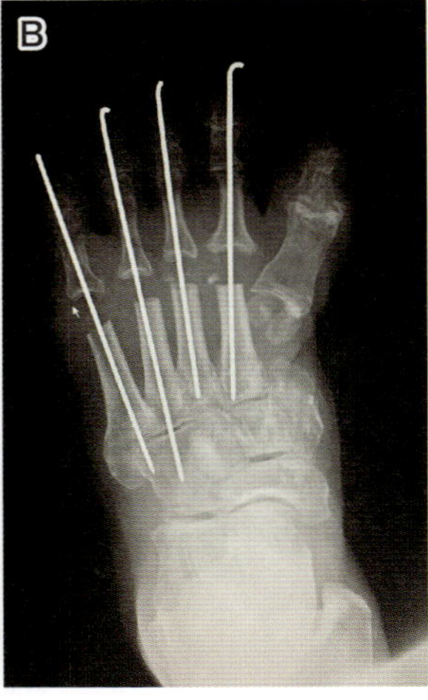

図5　術直後の足部画像
A）足部画像．　B）足部X線画像．

能力養成問題解答

問1 ❸長い糖尿病歴

病歴の長さは必ずしも糖尿病神経障害の有無に関連しないため，判定に用いることは不適切であるとされている．

問2 ❶糖尿病神経障害（DN）

足関節背屈可動域制限およびハンマー/クロウトゥ，足趾切断は物理的に足部の局所への荷重を増加させることが認められるため，その存在は何らかの身体的な介入を必要とする．一方で，DNは足底負荷量（FP）上昇に関与するとされているが，DNが直接FP上昇を促すわけではない．DNによる筋萎縮やアキレス腱肥厚などにより可動域制限や変形が生じるためFPの上昇が発生すると考えられており，間接的な関与であるといえる．

ii）術後の治療経過

① 感染

術前MRIでは左第2中足骨に骨髄炎が疑われたが，血液検査では感染徴候はなかった．術中の所見では，左第2中足骨周囲の軟部組織は癒着および硬化しており，膿汁流出などは認められなかった．骨髄の染色や3カ所の骨片の培養においても陰性であり活動性の感染はほとんど認められなかった．病理所見も慢性骨髄炎であった．

② 創傷治癒の経過と免荷の程度

術直後	理学療法介入時：プラスタゾート＋POSによる前足部免荷での荷重 病棟：シーネ固定，踵荷重のみ許可
術後10日	左第2中足骨頭部潰瘍治癒
術後12日	左足背の術創より血性浸出あり．理学療法介入時，病棟内ともに完全免荷
術後16日	左足背の術創閉鎖．浸出液なし．完全免荷継続
術後21日	ピン抜去，全足底への荷重開始
術後30日	靴型装具仮合わせ
術後41日	靴型装具完成
術後49日	退院

iii）理学療法プログラム

❶フットウェア
- プラスタゾートおよびPOSによる簡易免荷（図6A）
- 靴型装具の作製および使用方法の検討（図6B）

❷歩行練習
- 患側優位揃え型歩行による免荷歩行練習（図6C～E）
- 前足部への重心移動を促す歩行練習

❸足関節・足部・足趾関節の徒手的な関節可動域練習

❹下肢の筋力トレーニング
- 両下肢〔股関節外転・伸展，抵抗運動（ゴムバンド）〕
- 右下肢（片脚立位，スクワット，ブリッジ）

iv）ここがポイント！

① フットウェア

本症例では，糖尿病足病変による下肢慢性創傷の治癒と再発予防を目的に，負荷量上昇の要因となっていた足部変形を外科的手術により矯正した．続く理学療法の目的は，潰瘍の治癒，術後の安静のために必要な免荷の保持，廃用症候群を予防し高い身体機能を維持することにある．免荷を達成するためにはフットウェアと免荷歩行の技術が必要である．本症例は，術直後は前足部免荷のみで荷重が可能であった．フットウェアはPOSとプラスタゾートを組合わせた簡易免荷から開始した．POSは足底が撓まない構造であり前足部ロッカー機能を制限することで足底への力学的ストレスを減少させる構造をもつ．これらにクッション性が高く，除圧部位に合わせてくり抜き加工が可能なプラスタゾートをインソールとして用いた．このような簡易

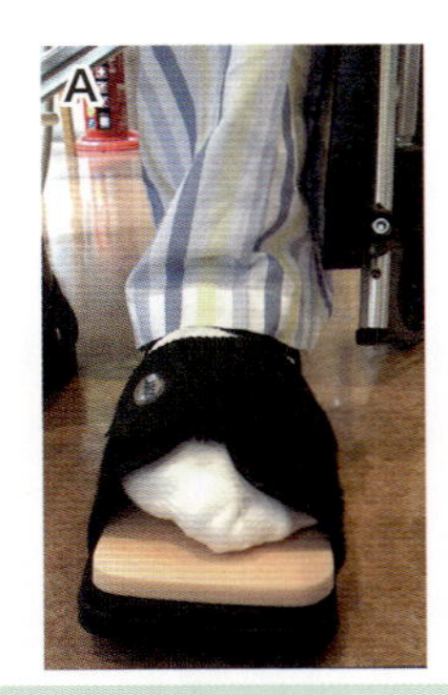

術後の簡易免荷
（プラスタゾートと POS）

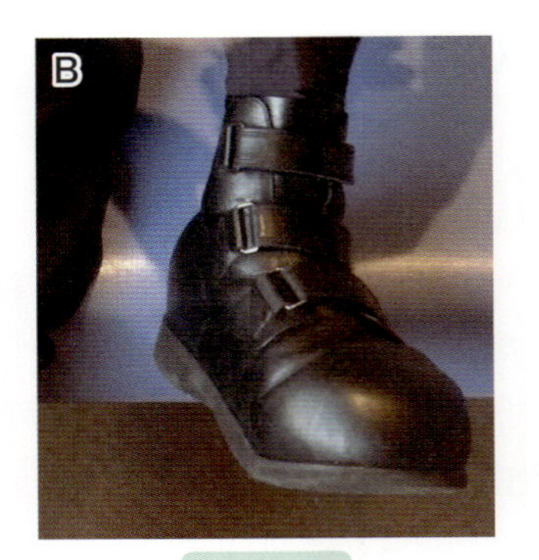

靴型装具

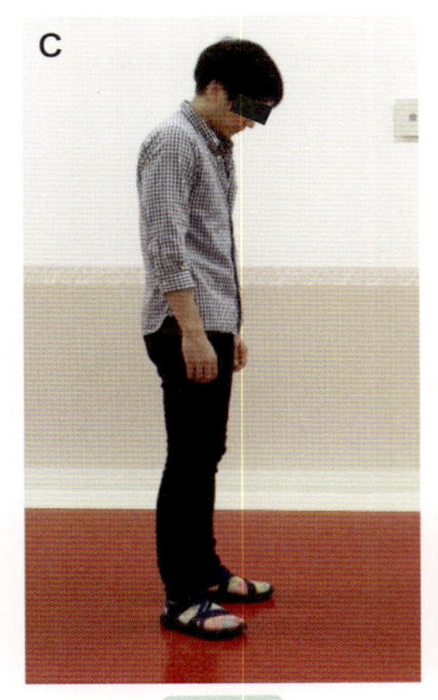

左患側

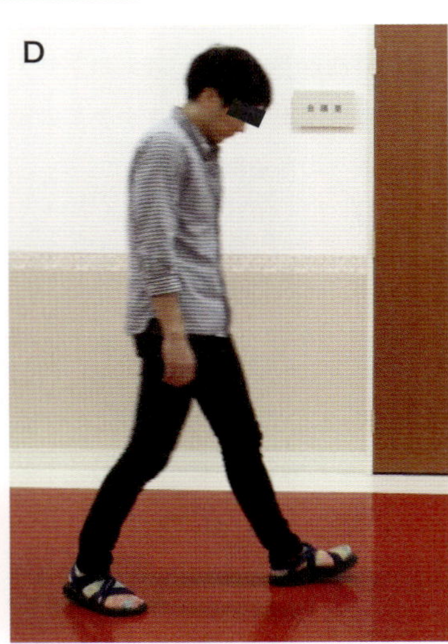

左足部を先行して振り出し
患側優位揃え型歩行

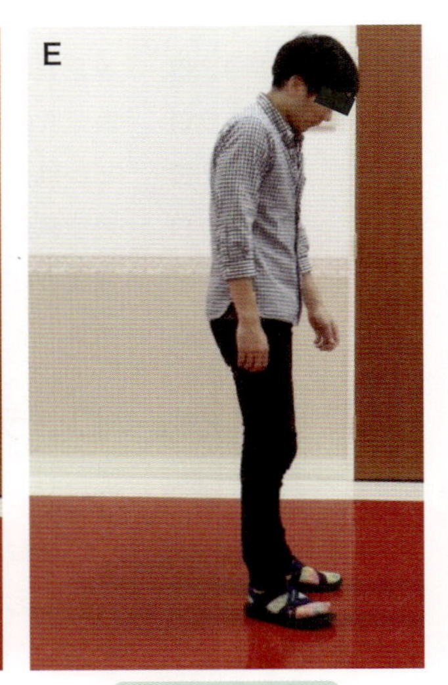

右足部は揃える

図6　理学療法プログラム

免荷が創傷治療の外科的介入後では一般的な免荷方法である．これらの利点は即時性にある．通常のフットウェアは，作製に時間を要するため術後すぐに利用できない．また，大幅な修正は困難であるため，手術により足部の状況が変化した場合，適合できなくなる可能性がある．これらの事情から術後早期は，簡易免荷が多用される．

② 歩行練習

術直後の免荷歩行練習では，前足部荷重を減少させるために，患側下肢を先に振り出して揃え型で歩行する患側優位揃え型歩行を実施する．先行研究において，この歩行方法は前足部の足底負荷量を48～87％減少させると報告されている[7]．前足部に創傷が存在する場合，平行棒内においてこの歩行から開始することが必要である．本症例は，術後5日目に両松葉杖を用いた免荷歩行に移行した．術後10日目に潰瘍は治癒したが，術後12日目に左足背の術創より血性浸出が認められ，完全免荷へと指示が変更になった．このため，歩行練習も完全免荷での平行棒内歩行，松葉杖歩行へと変更した．

術後21日目に術創治癒，ピン抜去となり，全足底での荷重が開始となった．しかし，全荷重が可能であっても，もともと創傷形成に対するリスクが非常に高い足部であるため，理学療法ではある程度の負荷量軽減が必要となる．このため，POSとプラスタゾートを継続して使用した．ただし，前足部免荷が必要ないためプラスタゾートの切り抜き加工は行わず足底全体が接触する状況で使用した．全足底荷重の歩行練習も平行棒内から開始した．これまで前足部免荷歩行を行っていたため，足部前方へ荷重をかけることが十分に行えない状況であった．したがって，足部荷重下での重心の前方移動を意識したトレーニングを行った．その結果，術後27日目には荷重状況の改善に加えて歩行も安定し，病棟内歩行自立へと至った．その後，靴型装具が完成し退院となった．

③ 関節可動域練習，筋力トレーニング

足関節の可動性低下は前足部足底負荷量の上昇につながるため理学療法による改善が必要である．しかし，本症例では創傷が存在し，かつ関節形成術後であるため関節可動域練習には配慮が必要であった．一般的に，創傷に牽引刺激が加わることは治癒を阻害するため避けなければならない．前足部に創傷が存在する場合，中足趾節関節のトレーニングは禁忌となる．また，足関節のトレーニングも創傷の深さによっては不可能となる場合もあり，主治医への十分な確認が必要である．本症例は，左中足趾節関節がピンにより固定されていたため，術直後は足関節のトレーニングのみ実施し，ピン抜去後に中足趾節関節のトレーニングを開始した．もし創傷に感染が認められる場合，関節可動域練習は感染の上行を引き起こすため禁忌となる．これらは筋力トレーニングも同様である．

能力養成問題　解答は次ページ以降に

問3 「理学療法診療ガイドライン2011」[8] では，歩行時足底負荷量の減少目標は何%程度を推奨しているか？

❶ 20%
❷ 50%
❸ 70%

5 介入結果

i）評価結果

① 潰瘍部，足部変形

左第2中足骨頭部の潰瘍は完全に治癒した（図7A）．右第5趾過伸展，左第1趾内転は残存していたが（図7B），左第2−5趾ハンマー/クロウトゥ変形は改善した（図7C）．

② 足底負荷量（図8）

術前，クロウトゥ変形の骨突出部である第2中足骨頭部に負荷量上昇と集中が認められた（284N）．術後退院時には，第2中足骨頭部の負荷量は術前の約60%に減少していた（162N）．

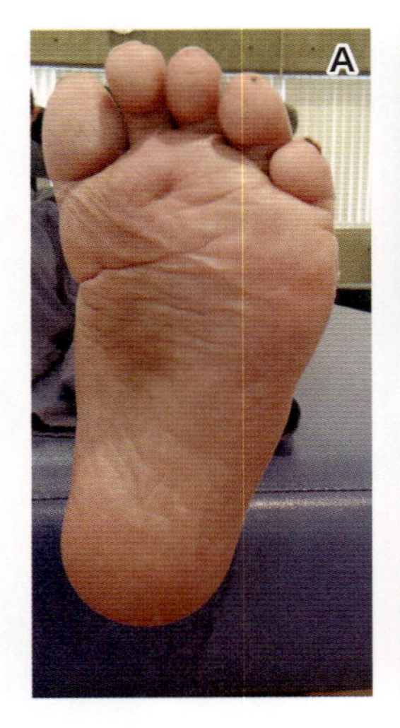

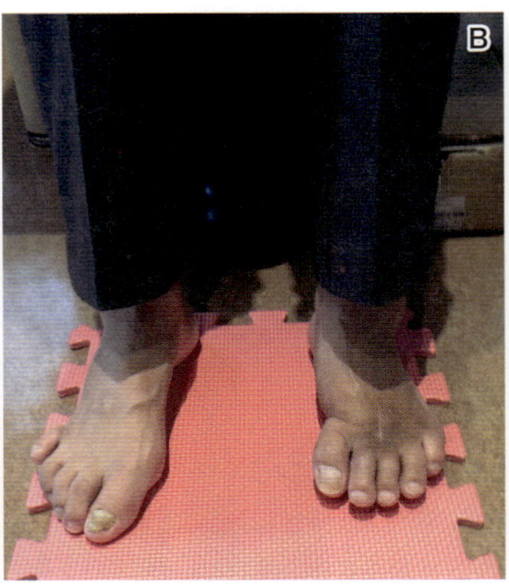

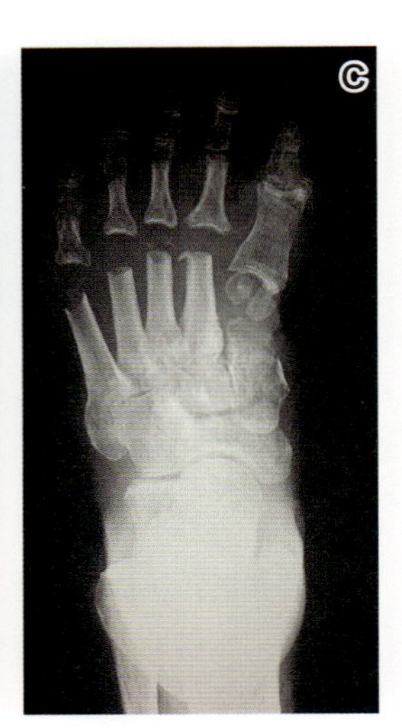

図7　術後の足部

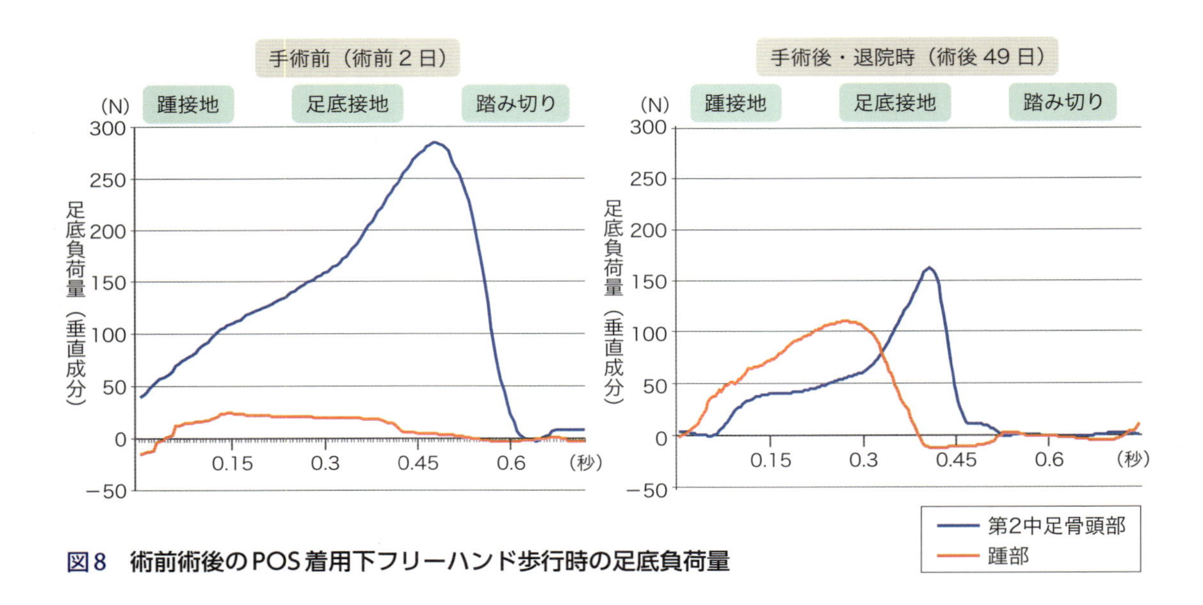

図8　術前術後のPOS着用下フリーハンド歩行時の足底負荷量

能力養成問題 解答

問3　② 50％

診療ガイドラインでは，50％以下に除圧した靴型装具の使用により再発率が減少するというエビデンスから目標値を提唱している．つまり，再発予防の場合の目標値である．創傷が存在する場合の除圧目標は最大限の除圧が推奨されている．

術前は踵には全く荷重がみられなかったが（23N），踵への負荷量が適切に出現していた（110N）.

③ 術前術後の下肢関節可動域

		術前（右/左）	術後49日（右/左）
膝関節	屈曲	140°/140°	140°/140°
	伸展	0°/0°	0°/0°
足関節	背屈（膝伸展位）	0°/－5°	5°/0°
	背屈（膝屈曲90°）	10°/5°	20°/10°
	底屈	30°/30°	40°/35°
	内返し	25°/15°	20°/20°
	外返し	－10°/－5°	－10°/0°
第1中足趾節関節	伸展	75°/－	70°/－
	屈曲	20°/－	25°/－

④ 術前術後の筋力（MMT）

		術前（右/左）	術後49日（右/左）
股関節，膝関節周囲筋		5	5
足関節	背屈	2＋/2	3/3
	底屈	2＋/2	3/3
第1中足趾節関節	伸展	2－/－	3/－
	屈曲	2/－	3/－

⑤ 歩行

術前は両下肢SHBを使用していたが，退院時は両靴型装具にて屋外歩行自立レベルを達成した．屋内歩行では，装具を使用しないこととなった．歩容は，歩行練習，足関節可動域の改善を反映し，アンクルロッカーがわずかながら出現するようになった．左下肢では踵接地を認めるようになった．

ii）介入によって

本症例の入院目的は外科的介入による免荷の達成にあった．これらは創傷の治癒と再発予防という2つのゴールをめざした介入である．入院中に創傷治癒は得られたため，残るは再発予防であった．理学療法の結果，退院時の歩行は踵接地が出現しアンクルロッカーも獲得され，かつ，前足部への負荷量が軽減した状況にあった．術前の歩行では，足関節の可動性を制限したSHBを使用していた．この装具の使用目的は，足関節を固定することでアンクルロッカーを制限し，重心の前方移動を抑制することにより中足骨頭部への負荷を減少させることにある．術前の高い足底負荷量，くり返す再発を考えた場合，必要な選択であったといえるが，足関節の可動域を制限するため，歩行という面からはデメリットもある．本症例は術後の理学療法により足関節可動域が改善し，歩容が改善した．特にアンクルロッカーをわずかながらも再獲得できたことは歩行能力としては大きな改善であったといえる．外科的介入により中足骨頭部の負荷量が十分に減少しているため，SHBによる足関節制限の必要性が減少し，アンクルロッカーを活かす靴型装具が選択された．

また，本症例では退院後の自宅生活では，屋内はフットウェアを使用しないこととした．これらの判断の根拠は，足底負荷量の計測により術後に中足骨頭への荷重量が40％減少したことにあった．フットウェアの使用による足底負荷量50％の軽減で再発率が半減するという報告があり[8]，裸足歩行でも再発の抑制が期待できると考えたためである．その後本症例では術後1年経過しても再発はみられなかった．通常，屋内でも靴を履く欧米と異なり，本邦では屋内用フットウェアが用いられる．しかし，屋内で靴を履く習慣がないため，コンプライアンスは非常に低い状況である．本症例のように**外科的介入によりフットウェアを用いなくとも免荷（off loading）が達成できることはこれらの問題の根本的な解決につながる可能性がある．理学療法士は，足底負荷量に関連する歩行，関節機能，足底負荷量の評価，介入を行うことで，これらの治療に貢献することが求められている．**

■ 文献

1）糖尿病性神経障害を考える会：糖尿病性多発神経障害の診断基準と病期分類．末梢神経，23：109-111，2012

2）「糖尿病性足潰瘍の100例 あなたの患者さんはどのType？」（寺師浩人/著），克誠堂出版，2016

3）Guidance documents（http://iwgdf.org/guidelines/），Guidance on the management and prevention of foot

4）Castronuovo JJ Jr, et al：Skin perfusion pressure measurement is valuable in the diagnosis of critical limb ischemia. J Vasc Surg, 26：629-637, 1997

5）「糖尿病診療ガイドライン2016」（日本糖尿病学会/編著），pp239-261，南江堂，2016

6）Bus SA, et al：Elevated plantar pressures in neuropathic diabetic patients with claw/hammer toe deformity. J Biomech, 38：1918-1925, 2005

7）Brown HE & Mueller MJ ： A “step-to” gait decreases pressures on the forefoot. J Orthop Sports Phys Ther, 28：139-145, 1998

8）「理学療法診療ガイドライン 第1版（2011）」（http://jspt.japanpt.or.jp/upload/jspt/obj/files/guideline/00_ver_all.pdf），日本理学療法士協会

■ 参考文献

・「身体機能・歩行動作からみたフットケア」（野村卓生，河辺信秀/編），文光堂，2016

5 糖尿病症例における右下腿切断術後のリハビリテーション
低血糖発作と下肢血流障害に注意し，ADLの早期獲得をどう導くか？

鈴木康裕，岸本圭司，清水如代

目標

- 糖尿病と閉塞性動脈硬化症の合併による切断術後，何を評価し，どのような点に注意するのかを理解する
- 血流障害による切断症例の全身管理，断端管理，義足作製には，どのようなことを留意したらよいかを理解する
- 義足作製におけるソケットや足部の選択が義足の適合性に重要であることを理解する
- 切断患者のリハビリテーションでは多職種アプローチが重要であることを理解する

1 症例提示

i）概略

年齢	59歳
性別	男性
診断名	右下腿切断術後潰瘍
身長	175cm
体重	62.6kg
BMI	20.4kg/m^2
趣味	柔道（切断前は月に2回）
職業	警察官
既往歴	35歳時：糖尿病 43歳時：頸椎症性脊髄症に対し，頸椎椎弓拡大形成術施行 59歳時：閉塞性動脈硬化症（シロスタゾール内服中）
喫煙歴	40本/日×31年
Brinkman指数	1,240
糖尿病性合併症	腎症1期，網膜症：A2/A2（新福田分類）

ii）現病歴

12月に靴擦れをきっかけに右足趾が黒色化したため翌年1月に近医受診し，糖尿病性壊疽の

診断で保存的加療されていた．感染をきっかけに壊疽が増悪し，2月に前院入院．糖尿病および閉塞性動脈硬化症に伴う足壊疽による感染と診断され，3月に右足趾切断および右下腿動脈バイパス術を施行した．術後，血流改善乏しく，感染コントロールが困難であり，バイパス術の9日後に右下腿切断術が施行された．義足作製，歩行練習などのリハビリテーションを目的に4月に当院へ転院となった．

コラム　糖尿病性の下肢切断

わが国では，1950年ごろを境に外傷事故による下肢切断の件数が減少傾向にあり，1980年ごろより閉塞性動脈硬化症や糖尿病による切断者が著しく増加していることが報告されている[1)]．糖尿病患者に認める潰瘍・壊死などの足病変は虚血性が主因であり，末梢動脈疾患を合併する虚血性潰瘍では切断率が高く，患者の生命予後も不良である[2)]．

2 初期評価

i）問診

主訴：右下腿切断術後潰瘍を治したい

ニード：警察官としてもとの仕事に復職したい

ii）フィジカル・アセスメント

断端長は膝関節裂隙より14cm，膝蓋骨下縁より11.5cmであった．下腿周径は断端より近位5cmの部位で32.0cmであった．

右下腿断端創部の内側は創治癒しておらず15mm × 15mm大の不良肉芽を伴う潰瘍を形成しており，後上方へ10mm大のポケットを認めた（**図1**）．創周囲の熱感，発赤などの感染徴候は認めなかった．潰瘍部の疼痛は包帯交換時に軽度認めたが，その他断端部の疼痛はなく，幻肢痛も認めなかった．

仙骨部に4mm × 32mm大の真皮までの褥瘡（DESIGN-R[3)]：d2-e1s6i0g1n0p0，合計：8点）と左踵部に40mm × 32mm大，深さ15mm，10mm × 12mmの黒色壊死を伴う褥瘡（**図2**）（DESIGN-R：D4-e3s6i0g4N6p0，合計：19点）を認めた．

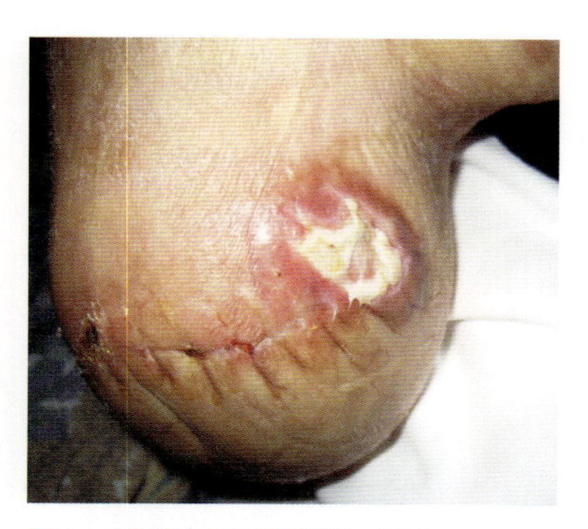

図1　初診時右下腿断端の潰瘍

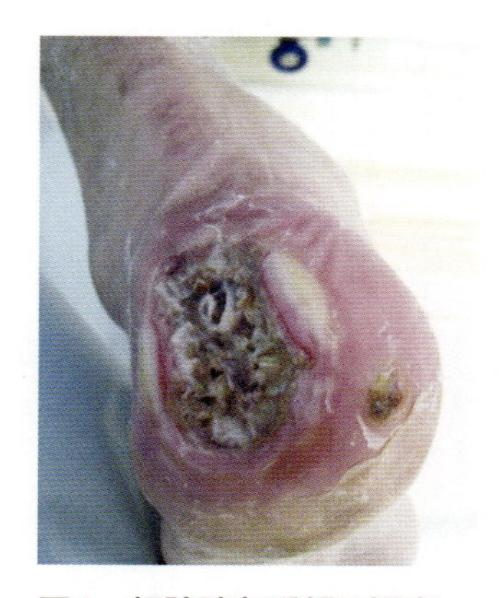

図2　初診時左踵部の褥瘡

コラム　褥瘡の経過を評価するための評価用紙（DESIGN-R）[3)]

DESIGN-Rでは，深さの数値は重症度の評価には関係しない．深さ以外の6項目（滲出液，大きさ，炎症/感染，肉芽組織，壊死組織，ポケット）の合計点（0～66点まで）がその創の重症度をあらわす．

DESIGN-R®　褥瘡経過評価用

カルテ番号(　　　　　　)
患者氏名（　　　　　　　　　）

					月日	/	/	/	/	/	/
Depth　深さ　創内の一番深い部分で評価し、改善に伴い創底が浅くなった場合、これと相応の深さとして評価する											
d	0	皮膚損傷・発赤なし	D	3	皮下組織までの損傷						
	1	持続する発赤		4	皮下組織を越える損傷						
	2	真皮までの損傷		5	関節腔、体腔に至る損傷						
				U	深さ判定が不能の場合						
Exudate　滲出液											
e	0	なし	E	6	多量:1日2回以上のドレッシング交換を要する						
	1	少量:毎日のドレッシング交換を要しない									
	3	中等量:1日1回のドレッシング交換を要する									
Size　大きさ　皮膚損傷範囲を測定:[長径(cm)×長径と直交する最大径(cm)]　*3											
s	0	皮膚損傷なし	S	15	100以上						
	3	4未満									
	6	4以上　16未満									
	8	16以上　36未満									
	9	36以上　64未満									
	12	64以上　100未満									
Inflammation/Infection　炎症/感染											
i	0	局所の炎症徴候なし	I	3	局所の明らかな感染徴候あり(炎症徴候、膿、悪臭など)						
	1	局所の炎症徴候あり(創周囲の発赤、腫脹、熱感、疼痛)		9	全身的影響あり(発熱など)						
Granulation　肉芽組織											
g	0	治癒あるいは創が浅いため肉芽形成の評価ができない	G	4	良性肉芽が、創面の10%以上50%未満を占める						
	1	良性肉芽が創面の90%以上を占める		5	良性肉芽が、創面の10%未満を占める						
	3	良性肉芽が創面の50%以上90%未満を占める		6	良性肉芽が全く形成されていない						
Necrotic tissue　壊死組織　混在している場合は全体的に多い病態をもって評価する											
n	0	壊死組織なし	N	3	柔らかい壊死組織あり						
				6	硬く厚い密着した壊死組織あり						
Pocket　ポケット　毎回同じ体位で、ポケット全周(潰瘍面も含め)[長径(cm)×短径*1(cm)]から潰瘍の大きさを差し引いたもの											
p	0	ポケットなし	P	6	4未満						
				9	4以上16未満						
				12	16以上36未満						
				24	36以上						
部位 [仙骨部、坐骨部、大転子部、踵骨部、その他（　　　　　）]					合　計*2						

＊1：“短径”とは“長径と直交する最大径”である
＊2：深さ(Depth：d.D)の得点は合計には加えない
＊3：持続する発赤の場合も皮膚損傷に準じて評価する

文献3より引用．

ⅲ）画像所見

単純X線画像：右下腿切断術後の断端（図3）．

両下肢MRA：左膝窩動脈以遠で動脈は描出されなかった（図4）．

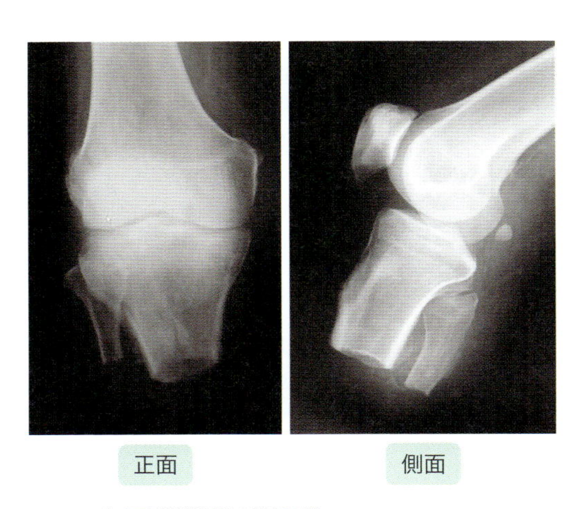

図3　右下腿単純X線画像

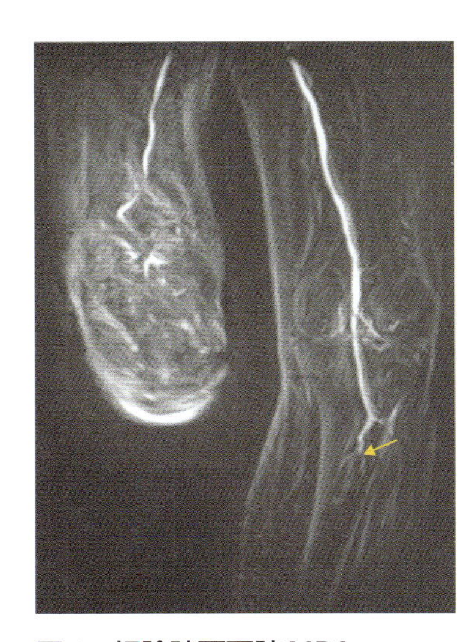

図4　初診時両下肢MRA

iv）その他の計測結果（問診および運動機能検査を含む）

振動覚検査（左下肢のみ）		128Hzで14秒
深部腱反射（ATR・PTR）		低下なし
自覚症状		明らかな感覚異常なし
自律神経検査（CVRR安静時/深呼吸時）		1.14％/1.86％
動脈硬化検査（左下肢のみ）		ABI：1.24，PWV：2,559cm/秒
生化学	Cre	0.69mg/dL
	脂質（空腹時）	T-Cho：160mg/dL，TG：65mg/dL，HDLコレステロール：62.8mg/dL，LDLコレステロール：76mg/dL，L/H比：1.2
	血糖値コントロール	HbA1c（NGSP）：8.5％，随時血糖値：116mg/dL，空腹時血糖値：206mg/dL，空腹時インスリン：90 μU/mL，空腹時Cペプチド：0.6ng/mL，CPR index：0.3
処方薬		インスリンアスパルト（3-3-4-0/単位），インスリンデグルデク（20-0-0-0/単位），アカルボース（450mg），ナテグリニド（90mg），ピオグリタゾン塩酸塩（15mg），アスピリン（100mg），アトルバスタチンカルシウム（5mg），シロスタゾール（100mg）
身体能力※1	握力	47kg（利き側のみ）
	足趾筋力	5.2kg（左側のみ）
	筋力（MMT，右/左）	股関節周囲：腸腰筋4/4，大殿筋4/4，中殿筋3/4，内転筋4/4 膝関節周囲：大腿四頭筋5/3＋，ハムストリングス4/5 足関節周囲：前脛骨筋 －/5，下腿三頭筋 －/4
ADL		食事自立，更衣軽介助，移動軽介助，排泄自立，整容自立，入浴中等度介助
FIM（減点項目）		下位更衣：3点，トイレ動作：5点，ベッド移乗：5点，トイレ移乗：5点，浴槽移乗：5点，階段：1点，合計：106/126点
股関節可動域（右/左）	屈曲	90°/110°
	伸展	－20°/－10°
	外転	10°/20°
膝可動域（右/左）		30°～120°/10°～130°

※1　両上肢・体幹の機能は歩行器・松葉杖など使用可能な能力は維持できている．
ATR：アキレス腱反射（Achilles Tendon Reflex），PTR：膝蓋腱反射（Patellar Tendon Reflex），ABI：足関節上腕血圧比（Ankle Brachial Pressure Index），PWV：脈波伝播速度（Pulse Wave Velocity）

コラム　下肢切断に対するチームアプローチ

義肢の処方は，患者の身体状況・心理状況，社会背景などを総合的に判断し，QOLの向上をめざすオーダーメイドの治療である．患者を中心とし，医師，理学療法士，作業療法士，義肢装具士，看護師，医療ソーシャルワーカー，臨床心理士などの多職種で構成されるチームアプローチが有効である[4]．糖尿病合併例では，血糖コントロールの観点から栄養士もこのチームに加わることもある．

能力養成問題　解答は次ページ以降に

問1　下肢切断者の切断術後早期の断端管理として適切なものはどれか？

❶ 切断術後のリジットドレッシングは，循環障害を呈する場合にも適応となる
❷ ハムストリングスの伸張練習を行う
❸ ソフトドレッシング練習において，セラピストは早期に介入する必要はない

問2　糖尿病患者による，血糖値コントロール目標（HbA1c値：%）について正しいものはどれか？（いずれも成人に対する目標値であり，妊娠期は除く）

❶ 血糖値の正常化をめざす場合の目標値は6.5%である
❷ 合併症予防のための目標値は7.0%である
❸ 治療強化が困難な際の目標値は，7.5%である

3 問題点

i）状況の共有と方針の決定

本症例は，糖尿病，閉塞性動脈硬化症に伴う足壊疽から足部や下腿に感染が生じたケースである．下腿動脈バイパス術を行ったものの血流が改善せず，足部の感染によって右下腿切断に至った．下肢血流障害の影響もあり，右下腿断端部の創部治癒が遷延し，潰瘍が形成されたと考えられた．仙骨部の褥瘡は改善傾向であったが，左踵部の褥瘡は閉塞性動脈硬化症に伴う難治性と考えられた．その後，医師および理学療法士，作業療法士，看護師，管理栄養士，義肢装具士といった多職種によるカンファレンスが開催され，糖尿病および潰瘍の治療のために食事管理を徹底的に行いつつ，右下腿義足を作製し歩行獲得をめざしたリハビリテーションを行う方針となった．

ii）右下肢断端の潰瘍と左踵部の褥瘡

断端の成熟のためには，シリコーンライナー装着が有効であるが，入院時には断端内側の潰瘍が治癒しておらず，装着できない状態であった．そのためソフトドレッシングを継続していたが，切断術1カ月を経過しても創が治癒せず，保存的治療では時間がかかるため，断端の成熟も遅れると判断し，潰瘍部の手術治療を行う方針となった．また左踵部の褥瘡も黒色の不良肉芽があり，病室でのデブリードマンでは強い疼痛を伴ったため，手術の際に洗浄とデブリードマンを行うこととした．その後，右下腿の創部が治癒したため，シリコーンライナーを用いて断端を成熟させ，義足を作製し歩行練習を行った．仙骨部の褥瘡は医師の処置にてポリウレタンフォームでドレッシングを行い，入院後54日で治癒した．

iii）関節拘縮

関節拘縮については，右股関節屈曲90°，右股関節伸展−20°，左股関節伸展−10°，右膝関

節伸展30°，左膝関節伸展10°に制限されており，特に通常歩行能力獲得に影響をおよぼす機能障害を呈していた．下肢筋力については，両側股関節・膝関節周囲筋のMMTが3＋〜4レベルと低かった．非切断脚は主支持脚としての筋力が必要であり，切断側についても義足をコントロールするための筋力は最低限必要である．本症例では，非切断側踵部（左踵部）の褥瘡もあることから，非切断側を長期に主支持脚にすることもリスクであり，早期に切断側の実用性を向上させる必要があると考えられた．

iv）不安定な血糖変動

本症例は，インスリンを導入されて以来たびたび誘因なく低血糖を生じるようになり，以前にインスリン抗体価が高値であることを指摘された経緯がある．これまで，低血糖は朝食後に生じる頻度が高く，食事摂取量や食後の身体活動量と低血糖発作の関連はみられず，朝食前の血糖値にも一貫性はみられなかった．入院後のフルターゲス，血糖自己測定（SMBG）の経過からは，朝食後に生じる低血糖の原因の1つとしてインスリン抗体が考えられ，また臍周囲に皮下硬結を触知することからインスリンボール※2の存在も血糖変動が安定しない一因として考えられた．さらに本症例は，自律神経障害が存在することから（CVRR：2％未満）低血糖の自覚症状に乏しく，またインスリン注射に加え経口血糖降下薬を3種類併用しており，この点

能力養成問題解答

問1 ❷が適切である

❶断端の状態を確認することが不可能となるため，断端の循環状態の変化に対応することが困難である．この場合，ソフトドレッシングの方が適応となる．

❷下腿切断は下腿長の短縮により膝関節屈曲拘縮が発生しやすい．よって膝関節伸展可動域練習は重点的に行う．膝窩に枕を入れることは避ける．

❸断端早期形成を目的に，セラピストは早期からソフトドレッシング練習を行う必要がある．

リジットドレッシング：四肢切断術直後の断端にギプスなどの硬い材料を巻いてソケットをつくり，血腫や浮腫を予防し断端の成熟を図る方法．実際の臨床では用いられることは少ない．

ソフトドレッシング：四肢切断端に弾性包帯を巻いて血腫の予防，断端の保護・成熟を図る方法．特別な設備を必要としないため最も広く普及している方法である．

問2 ❷合併症予防のための目標値は7.0％である

治療目標は，年齢，罹患期間，臓器障害，低血糖の危険性，サポート体制などを考慮し，個別に設定することが望ましい．

目　標	コントロール目標値		
	血糖正常化をめざす際の目標※4	合併症予防のための目標※5	治療強化が困難な際の目標※6
HbA1c	6.0％未満	7.0％未満	8.0％未満

※4　適切な食事運動療法だけで達成可能な場合，または薬物療法などで副作用がない場合
※5　空腹時血糖値130mg/dL未満，食後2時間血糖値180mg/dLである場合
※6　低血糖などの副作用がある場合も含む
文献7をもとに作成．

からも低血糖のリスクが高いことが特徴的であった．

以上のことから，運動療法における注意点として，プログラム実施は原則夕刻，プログラム前および中，終了後もSMBGを必須とし，また低血糖発作時に服用するブドウ糖を必ず携帯してリハビリテーション室へ来室していただいた．

※2 **インスリンボール**：インスリン注射を，部位を変えずに行うことで皮膚に変化が起こり，インスリンの効果が十分に得られずに，血糖値コントロールが不良になる場合がある．インスリン自体がアミロイドを形成しボールのような硬い皮下腫瘤を形成していることからインスリンボールとも提唱されている[5)]．

v）動脈硬化

その他の問題点として，PWVが高値であることから全身に高度の動脈硬化が生じていると考えられた．下肢の動脈にも機能低下が引き起こされるため，虚血による下肢壊疽のリスクが高いことに留意する必要がある．

能力養成問題　解答は次ページ以降に

問3 経口血糖値降下薬について，副作用で低血糖を誘発させる薬剤はどれか？

❶ ピオグリタゾン塩酸塩（チアゾリジン薬，インスリン抵抗性改善）
❷ ナテグリニド（製品例：ファスティック，速効型インスリン分泌促進薬）
❸ アカルボース（製品例：グルコバイ，αグルコシターゼ阻害薬）

4 介入

i）理学療法プログラム

❶ 義足を使用しない状態での車椅子ADL自立練習
❷ 患者自身で行えるよう，弾性包帯によるソフトドレッシング法の指導
❸ 両股関節・膝関節の関節可動域練習
❹ 両下肢股関節・膝関節周囲筋の筋力トレーニング
❺ 起居動作から床上動作までの動作練習
❻ 義足未装着から装着＋ロフストランド杖使用までの歩行練習

ii）理学療法プログラムの根拠

まずは義足を使用しない状態のADLを自立させることが重要である（❶）．また，断端部の創部が治癒するまではソフトドレッシングを行った（❷）．術後2週間で治癒したため，抜糸後シリコーンライナーの装着を開始した．股・膝関節の可動域練習，上下肢筋力トレーニングを行い，断端の荷重練習を開始した（❸，❹）．その際，断端の成熟度が進むにつれてライナーを小さいものに変更した．ソケットはプラスチックキャストを用いて義肢装具士が作製し，ゆるみが生じた場合はその都度巻き替えを行った．創縫合術後1カ月時に義足の作製を開始した．患者が警察官であり復職を希望していることを考え，また，身体活動量に見合うように，シリ

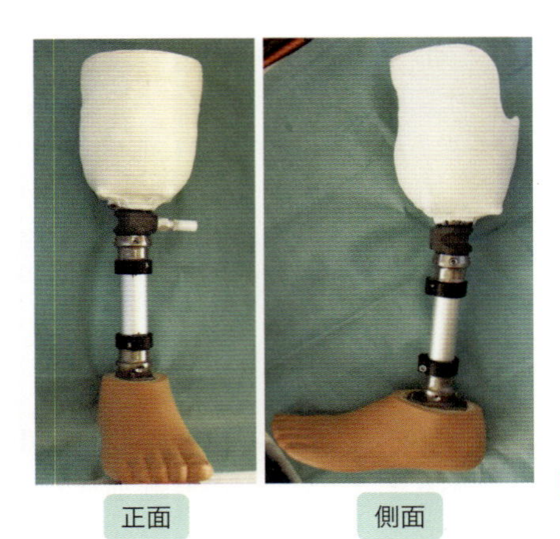

図5　右下腿義足
シリコーンライナー＋TSBソケット＋SACH足.

コーンライナーと断端全表面に均等に圧力をかけることができ，義足のコントロールがスムーズに行えるTSB（Total Surface Bearing）ソケットを選択した（図5）．懸垂方法としては装着が容易なキャッチピンを選択し，つま先と踵部にクッションを装着することで歩行時の踏み返しを容易にすることが可能なSACH（Solid Ankle Cushion Heel）足部を選択した．

関節可動域練習において，このレベルの関節拘縮では，立位姿勢での脚長差が発生することはもちろんのこと，両股関節伸展制限によって歩行時の重心の上下制御が困難となり墜落性歩行・側方動揺などがみられる可能性が高かった．両膝関節伸展制限は歩行における二重膝作用を困難とする．これは，重心の上下制御に影響するため，エネルギー効率が低くなる可能性がある．実用的な義足歩行能力を考慮し，股・膝関節の屈曲・伸展拘縮を改善するためにストレッチを重点的に行った（❸）．

筋力トレーニングにおいては，非切断脚の筋力向上を第一に考え，平行棒などを使用して，

能力養成問題解答

問3 ❷ナテグリニド（製品例：ファスティック，速効型インスリン分泌促進薬）

起こりやすい副作用と症状

スルホニル尿素（SU）薬	低血糖 体重増加（食事療法や運動療法を怠ると起こりやすい）
速効型インスリン分泌促進薬	低血糖
DPP-4阻害薬	低血糖（SU薬と併用した場合）
α-グルコシダーゼ阻害薬（α-GI）	消化器症状：お腹が張る，おならの回数が増える，下痢など（特に飲みはじめや飲む量を増やしたときに起こることが多い）
ビグアナイド（BG）薬	消化器症状：下痢，おなかが張る，食欲不振，胃がむかつくなど（特に飲みはじめや飲む量を増やしたときに起こることが多い）
チアゾリジン薬	むくみ（女性に多い） 体重増加（食事療法や運動療法を怠ると起こりやすい）

文献8をもとに作成.

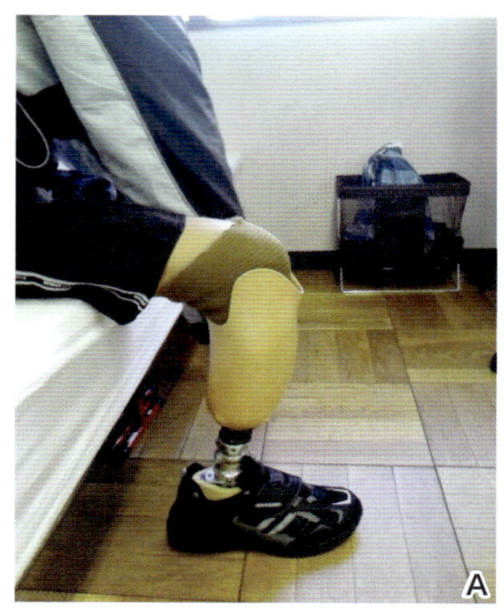

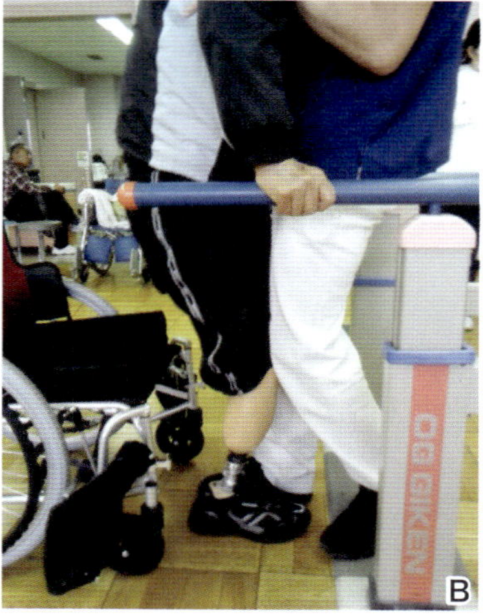

図6　義足装着下での筋力トレーニング

A）端座位での義足装着．B）理学療法士との平行棒内片脚立位保持練習．

片脚立位保持・片脚スクワットを行い（図6），またSLR（Straight Leg Raising）※3を指導しセルフエクササイズとして自主的に行ってもらうようにした（❹）．筋力を術後より早期に向上させることで，義足歩行の練習も早い段階で可能になるため，より優先的，可及的に行った．

動作練習については離床から立位までの各姿勢保持を獲得することを目標に，四つ這い，膝立ち，片膝立ち，高這いなどの姿勢保持練習を行った（❺）．

歩行練習は，まず義足未装着での非切断側下肢のみでの片脚歩行（平行棒内）を自立させ，次いで歩行器使用での病院内移動のADLを確立させた（❻）．義足作製後もまずは義足装着下での歩行器歩行から開始し，次に両松葉杖→ロフストランド杖と進めることにした．既往の頸椎症性脊髄症や股関節拘縮も鑑みて，独歩ではなくロフストランド杖使用歩行をゴールとして設定した．

※3　SLR（Straight Leg Raising）：仰臥位にて膝伸展位で，下肢をゆっくり90°もしくは痛みが発生する位置まで挙上（股関節屈曲）する動作．臨床では，この動作をくり返すことで，下肢筋力トレーニングとして用いられることが多い．またSLRについては，検査方法としても以下①，②の臨床的意義が存在する．

①理論的根拠：腰部の局所痛は椎間板の損傷を疑う．②臀部・大腿後側に放散痛がある場合（坐骨神経痛症状），椎間板ヘルニアを疑う．膝背側の鈍痛は，膝関節屈曲筋の伸張時痛である．

ⅲ）ここがポイント！

動作性向上のため，断端の成熟を待つ早期から離床を図り義足実用化のための介入を，切断側・非切断側ともに行うべきである．

下肢血流障害を呈する症例であり，断端部内側の難治性潰瘍も生じているためドレッシング法をソフトドレッシングに設定した．

断端管理としては早期の段階で弾性包帯を使用し，創治癒後にはシリコーンライナーを用いて断端の成熟を促す方法を選択した．シリコーンライナーは，断端保護の観点から有効である．これはシリコーンライナーと断端表面が密着しているために創の原因となるピストン運動が抑制され，またライナー自体に歩行時の緩衝作用をもつためである[6]．さらに断端の形状は刻々と変化しソケット適合が不良となるため，断端の成熟まで何度も調整が必要となる．

幸い本症例では治癒したが，断端治癒遅延または潰瘍などでライナーソケットでの荷重が困難な場合はPTB義足を選択すれば潰瘍部を免荷状態にすることが可能となる．早期に歩行を行うことができ，ADLの確保のためには必要な手段となる．

関節拘縮改善については，重点的にセラピストが介入すべきは当然であるが，症例自らの管理と環境も重要である．例えば，就寝中は膝窩の枕などは使わず自然に伸展位にさせる，なるべく腹臥位をとるなど常に持続的伸張を図ることのできる環境管理についての教育的指導を行うべきである．

ⅳ）運動療法中の低血糖対策について

経口血糖降下薬やインスリン注射にて血糖コントロール中の患者では，低血糖を生じることがあるため，その症状には留意しておく必要がある（表）．経口血糖降下薬としては，スルホニル尿素薬が低血糖を生じやすいが，血糖降下薬を2種類以上併用している場合も注意が必要となる．

本症例は，SMBGを行えるため，頻繁に血糖値の確認が可能である．看護記録や糖尿病手帳に自己記録された血糖値の推移を把握し，運動療法の前に低血糖を生じていないかを確認した．また理学療法プログラムの初期では，事前だけでなく運動中，直後，運動後においても血糖値を測定し，定量的な運動負荷に対する血糖値変化を把握することにした（血糖値が70mg/dLの低下であれば低血糖と診断する．また運動後48時間は糖の利用が高まるとされている）．

表　低血糖による症状

・意識障害，不安，せん妄	・動悸，頻脈
・眠気，あくび	・手指振戦
・けいれん	・顔面蒼白
・発汗	

能力養成問題

解答は次ページ以降に

問4　下腿義足のソケットについて誤っているものはどれか？

❶ PTB（Patellar Tendon Bearing）は自己懸垂機能をもつ
❷ PTS（Prothese Tibiale Suplacondylienne）は最も汎用されているソケットである
❸ TSB（Total Surface Bearing）は全面吸着性となっているため，カフベルトを必要としない

5 介入結果（術後1年間の経過）

i ）断端の管理および経過について

本症例では糖尿病と閉塞性動脈硬化症があり，入院中に血糖コントロールや褥瘡管理が行われた．右下腿断端潰瘍は，創部には感染徴候もなく保存治療を選択することも可能であったと考えられるが，断端の成熟や早期義足作製を考えて手術が選択された．下腿周囲径は断端末より近位5cmの部位で入院時の32cmから退院時は28cmに短縮した（図7）．左踵部の褥瘡は40mm × 32mm → 18mm × 10mmと縮小した（DESIGN-R：D3-e1s6i0g3n3p0，合計：13点）（図8）．切断患者に対しては全身管理が基本であり，そのうえに断端管理，義足作製といったリハビリテーションがあることを強く認識する必要がある．

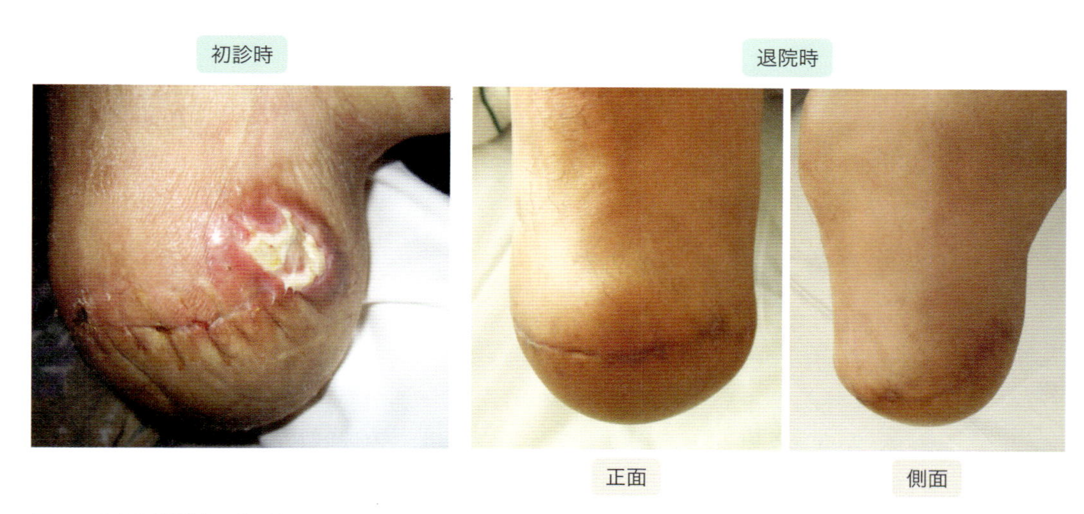

図7　右下腿断端の経過

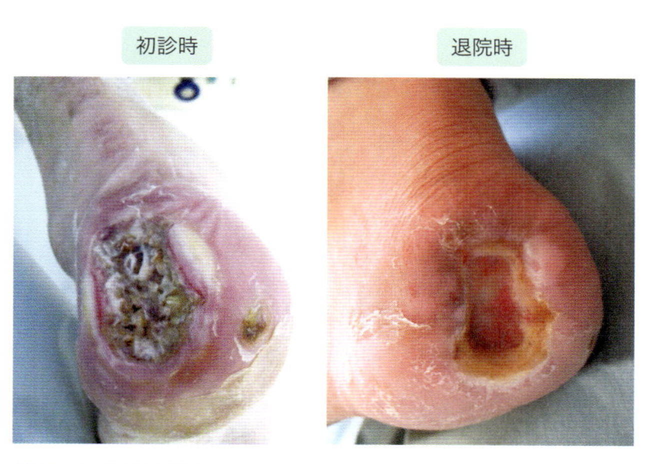

図8　左踵部褥瘡

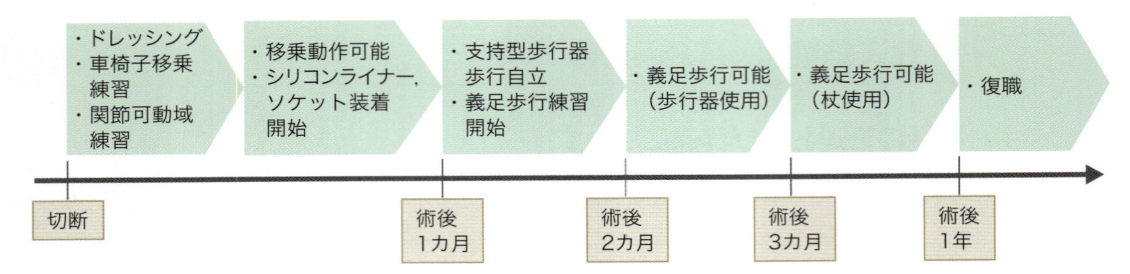

図9　術後1年間の経過

ii）身体機能および歩行能力の変化

理学療法介入初期は，車椅子移乗の自立を目標としベッドサイドにて移乗練習と両股関節，両膝関節の関節可動域練習を主体に行った（図9）．2週間が経過し，車椅子移乗の自立が達成された．1カ月後，支持型歩行器歩行が自立し，義足の装着・歩行練習を開始した．右膝関節伸展可動域は30°から10°へ改善した．2カ月後，義足作製が終了し歩行器歩行が可能となった．右股関節伸展可動域は−20°から−5°まで改善した．

術後3カ月で，義足の装着は自立，室内歩行は義足を用いて杖なし自立，屋内歩行はロフストランド杖2本でほぼ自立し，6カ月後にはロフストランド杖一本での屋外歩行が可能となった．術後1年で復職を果たすことができた．

iii）血糖値コントロールの変化

全身状態の向上によりHbA1c：8.5％→5.5％と初診時と比べて血糖値コントロールが改善し，貧血，低アルブミン血症も補正された（Hb：7.7g/dL→14.4 g/dL，ALB：2.3g/dL→4.4g/dL）．また当初懸念されていた重篤な低血糖症状は発生せず，プログラムが完遂できた．義足を使用しての歩行が可能となったため，身体活動量の向上からインスリン抵抗性が改善し，結果的にインスリン使用量を減らすことができた（20→14単位）．

能力養成問題解答

問4 ❷が誤っている

PTBはカフベルトによる自己懸垂機能をもつ．PTSはPTB式と異なり大腿骨顆部の全面および側面を覆うため支持面積が広く側方安定性に優れているが，膝関節屈曲60°で抜け落ちるため自転車や階段を降りる際に問題が生じる場合がある．PTSソケットは，PTBとは異なるプラスチック製ソケットであり，懸垂は断端形状を利用して行われる方式である．TSBソケットは，PTBのような選択的荷重方法ではなく，下腿の全表面での分散支持機能をもつ．現在はTSBソケットとライナー，ピンによる下腿義足が主流である．

6 本症例に対する理学療法で留意した点

・復職をめざしていたため，1カ所に応力が集中することを避け，圧が適切に分散する必要があり，使い勝手のよい着脱可能なライナー式下腿装具を選択した
・糖尿病による下肢切断であり，下肢血流障害を呈していたため，断端保護を目的としてシリコーンライナーを選択した
・術後早期に積極的にソフトドレッシングを用いた断端管理を行ったことにより断端成熟がスムーズとなり，義足完成が短時間で完遂できた
・糖尿病を罹患しているため全身管理に留意した．本症例は重篤な糖尿病合併症を有していなかったため義足歩行をゴール設定にすることが可能であった
・低血糖発作を頻発する症例であったため，低血糖発作のパターンを把握し運動を行うタイミングを調整した
・切断術後すぐにリハビリテーションを介入し，早期に移乗動作練習をとり入れるなど極力「できるADL」を獲得させることで，廃用を防ぎ全身パフォーマンスを維持することが可能となった

本症例のように，**糖尿病に伴う閉塞性動脈硬化症により下腿切断術を行った症例では全身管理を基本としながら断端管理，義足製作，運動療法を行うことが重要である．特に本症例は低血糖発作を起こしやすい症例であり，徹底した血糖コントロールが必要であった．**このような症例に対応するため，患者を中心とした専門職種を構成したチーム医療を展開した．医師はゴール設定を含めたリハビリテーションの統括，血糖，断端，褥瘡管理を含めた全身状態管理，看護師による生活指導，理学療法士による運動療法，作業療法士によるADLトレーニング（下位更衣など），義肢装具士による断端の形状に鑑みた装具作製，栄養士による食事指導など，職種ごとに特色を活かし，随時コミュニケーションをとりながら行うチームアプローチが有効であった．

■ 文献

1）Hayashi Y, et al：Epidemiological Study on Reasons for Leg Amputation in Japanese. J Rehabil Health Sci, 4：1-9, 2006
2）「科学的根拠に基づく糖尿病診療ガイドライン2016」（日本糖尿病学会/編），南江堂，2016
3）日本褥瘡学会HP「DESIGN®」（http://www.jspu.org/jpn/info/design.html），日本褥瘡学会
4）清水如代：義肢・装具について．茨城県労災指定医協会『活』，pp3-9，2014
5）Nagase T, et al：The insulin ball. Lancet, 373：184, 2009
6）「義肢装具のチェックポイント 第8版」（日本整形外科学会，日本リハビリテーション医学会/監，伊藤利之，赤居正美/編），p168，医学書院，2014
7）「糖尿病治療ガイド2016-2017」（日本糖尿病学会/編著），p98，文光堂，2016
8）血糖値を下げる飲み薬（http://dmic.ncgm.go.jp/general/about-dm/100/020/02.html），国立国際医療研究センター研究所 糖尿病情報センター

■ 参考文献

・「理学療法士のための わかったつもり?!の糖尿病知識Q&A」（石黒友康，田村好史/編），医歯薬出版，2016
・「義肢装具のチェックポイント 第8版」（日本整形外科学会，日本リハビリテーション医学会/監，伊藤利之，赤居正美/編），医学書院，2014

糖尿病性腎症患者に併発したうっ血性心不全の急性期リハ

6 体水分貯留に伴うリスクを管理しつつADL再獲得を導くには？

塩見耕平

目標

- 糖尿病性腎症患者に合併する体水分貯留の評価について理解する
- 糖尿病性腎症に伴うリスク下においてどのような理学療法を行うのかを理解する
- 糖尿病性腎症患者のADLの予後予測について理解する

1 症例提示

i）概略

年齢	68歳
性別	男性
診断名	気道感染を契機とするうっ血性心不全
身長	167.5cm
体重	86.6kg（入院時）
BMI	30.9kg/m^2
趣味	通所リハビリテーションでのレジスタンストレーニング
職業	60歳までは建築業および接客サービス業，現在は無職
既往歴	53歳：糖尿病 59歳：高血圧 60歳ごろ：右白内障 62歳：前立腺がん（服薬治療継続中） 64歳：うっ血性心不全，発作性心房細動，慢性腎臓病 64歳：右橋出血による脳卒中左片麻痺
喫煙歴	20歳から25歳ごろまで20本/日
飲酒歴	機会飲酒
処方薬	フロセミド40mg，レボフロキサシン水和物250mg，テネリグリプチン臭化水素酸塩20mg，アムロジピンベシル酸塩2.5mg，エソメプラゾールマグネシウム水和物20mg，乳酸カルシウム，炭酸水素ナトリウム，ヘパリンナトリウム注14,000単位

ii）現病歴

血清クレアチニン5mg/dL前後の慢性腎不全（原疾患は糖尿病性腎症疑い）で当院腎臓内科外来に通院中であった．独居・生活保護で，右橋出血の既往はあるがADLは自立し，移動も杖歩行自立であり週2回の通所リハビリテーションに通っていた．これまで労作時呼吸困難や胸部症状を自覚したことはなかったが，入院前日のリハビリテーション時に労作性の呼吸困難を自覚し，その後倦怠感が持続した．翌日は起床時に咳嗽を認め，呼吸困難感も強かったが自然に軽快した．しかし，夜になり手足のつりも出現したため，救急要請され当院へ搬送された．

iii）入院からリハビリテーション開始までの経過

救急外来受診時，酸素リザーバーマスク6LでSpO_2：92％．呼吸困難感が強く，起座呼吸，乏尿，浮腫を認めた．スクリーニングで行った心エコーでは壁運動の異常を認めず，駆出率は保たれていた．血清クレアチニンは直近の外来データと比較し4.44mg/dLから5.35mg/dLと軽度な増悪を示していた．ただし，水分貯留の影響により血管内希釈が進行していること，貧血や低カルシウム血症の顕在化から，腎不全の進行による溢水が考えられ，値以上に増悪している可能性があった．フロセミドによる体液管理と乳酸カルシウムによる低カルシウム血症の補正を開始し，食事は入院2日目に経口摂取可能となった．2度目の心エコー評価では左室駆出率（LVEF）は60％～，心臓の壁運動異常や弁膜障害は指摘されず虚血性心疾患は否定的であった．以降も心拍数40回/分台と改善に乏しく，利尿も1,500mL程度で呼吸状態の改善も乏しかった．入院4日目には心拍数50～55回/分まで改善し，3,700mL以上の自尿が得られ起座呼吸は消失した．また炎症のフォーカスは明確でなかったが，上気道症状を認めたことなどから抗生剤（レボフロキサシン）内服を開始した．フロセミドの内服量を80mgに増量し，酸素投与なしとなった．また血清クレアチニンも直近のデータと比較し，7.38mg/dLから5.95mg/dLまで腎機能は改善し，尿量は2,500～3,700mLの自尿が得られた．さらに入院時の体重に比べ10kg以上減量でき，呼吸状態も終日酸素投与なしの状態と体液管理は安定した．

2 初期評価

i）問診（入院12日目）

主訴：入院直前の2日間で基本動作および歩行が困難となった

ニード：在宅（独居）復帰，通所リハビリテーション復帰

ii）フィジカル・アセスメント

酸素投与なし（room air）にて呼吸数18回/分，SpO_2：98％，呼吸様式は胸腹式であるが，頸部筋の収縮は明らかではなかった．呼吸音は両側上肺野および両側中肺野で清音，両側下肺野で減弱を認めた．血圧158/86mmHg，心拍数68回/分であった．足部にわずかな圧痕浮腫（pitting edem）を認め，下腿および足部に熱感・腫脹および圧痛は認めなかった．既往の橋出血による運動麻痺は，ブルンストロームステージ（Brunnstrom stage）にて左上肢V，下肢Ⅲであった．感覚鈍麻は左上下肢で表在覚軽度鈍麻を認めた．関節可動域は左肩関節屈曲

150°，左足関節背屈15°，その他関節において明らかな制限は認めなかった．足趾の可動域もおおむね保たれ，明らかなハンマートゥ（hammer toe）やクロウトゥ（claw toe）は認めなかった．骨格筋量は，視診において右下肢は年齢相応程度の筋量であった．左大腿四頭筋は右側と比較して萎縮を認めたが，入院前は抗重力肢位で活動していたことが想定できる程度に保たれていた．筋力は右下肢粗大筋でMMT4～5，左下肢ではキッキング（kicking）の筋出力が良好であった．

iii）検査結果

① 生化学・血液検査（入院日）

ALB	2.9g/dL	Ca	5.6mg/dL	Ht	22.20％
K	5.1mEq/L	随時血糖	133mg/dL	PLT	184×10^3/μL
BUN	45.9mg/dL	BNP	1743.8pg/dL	Mg	1.7mg/dL
Cre	5.35mg/dL	WBC	9.1×10^3/μL	D-dimer	1.8μg/dL
eGFR	7.7mL/min/1.73m^2	RBC	2.35×10^6/μL		
CRP	3.57mg/dL	Hb	7.1g/dL		

② 血液ガス検査（入院日）

pH	7.346	Na^+	135.5mmol/L	Aniongap	8.2mEq/L
pCO_2	29.9torr	Cl^-	110.7mmol/L	A-aDO_2	54.5
pO_2	59.4torr	K^+	4.65mmol/L		
HCO_3^-	16.5mEq/L	Ca^{2+}	0.89mmol/L		

③ 尿検査（入院日）

クレアチニン	67.7mg/dL	尿タンパク	1.52g/day	尿量	1,444mL
タンパク尿	105mg/dL	ケトン体	(−)		

④ 心エコー（入院3日目）

左室	Dd	52.8mm	左房	LAD	43mm
	Ds	34.2mm		LAV	96mL
	EDV	134.2mL		LAVI	49mL/m^2
	ESV	48.1mL		僧帽弁閉鎖不全	2/4度
	EF	64％	下大静脈	IVC	25mm（呼吸性変動−）
	FS	35％		推定RAP	15mmHg
	SV Index	44mL/m^2		推定RVSP	39.4mmHg
	LV mass Index	93.5g/m^2	判定		右房圧上昇，右室拡大，軽度肺高血圧，両心房拡大，軽度僧帽弁閉鎖不全，壁運動は正常

⑤ 下肢静脈エコー検査（入院11日目）

血栓：右ヒラメ静脈中央枝に血栓を認めた．一部高輝度で周囲に血流を認めたため，亜急性期と考えられた．

⑥ 1日の血糖推移（入院11日目）

朝食前	104mg/dL	昼食前	149mg/dL	夕食前	106mg/dL
朝食後	156mg/dL	昼食後	108mg/dL	夕食後	146mg/dL

⑦ 生化学・血液検査（入院12日目）※リハビリテーション介入日

ALB	3.0g/dL	eGFR	8.2mL/min/1.73m^2	RBC	3.40 × 10^6/μL
K	5.1mEq/L	CRP	1.04mg/dL	Hb	10.3g/dL
BUN	45.9mg/dL	Ca	7.1mEq/L	Ht	30.8％
Cre	5.95mg/dL	WBC	9.6 × 10^3/μL	PLT	365 × 10^3/μL

iv）画像所見

入院日の胸部X線画像を図1に示す．心胸郭比（CardioThoracic Ratio：CTR）は59.1％，心横隔膜角（Cardio–Phrenic angle：CP angle）は鈍化し，両側肺野（特に右優位）に透過性の低下を認めた．すりガラス影は認めなかった．

リハビリテーション介入前日（入院11日目）の胸部X線画像を図2に示す．入院時と比較し，CTRは54.5％と改善，CP angleはややシャープとなり，両側肺野における透過性改善を認めた．

v）その他の運動機能評価

基本動作は起居および端座位保持自立，起立動作は上肢プッシュアップを併用することで55cm座面高から可能であった．本人用の短下肢装具（Ankle Foot Orthosis：AFO）を使用し，T字杖歩行は近位監視レベルであった．Timed UP & GO testは22.8秒であった．

vi）入院前生活

独居，屋内外T字杖を使用した歩行自立，近所のコンビニまで買い物に行くことが可能であった．要介護2，ヘルパー，通所リハビリテーションを利用していた．

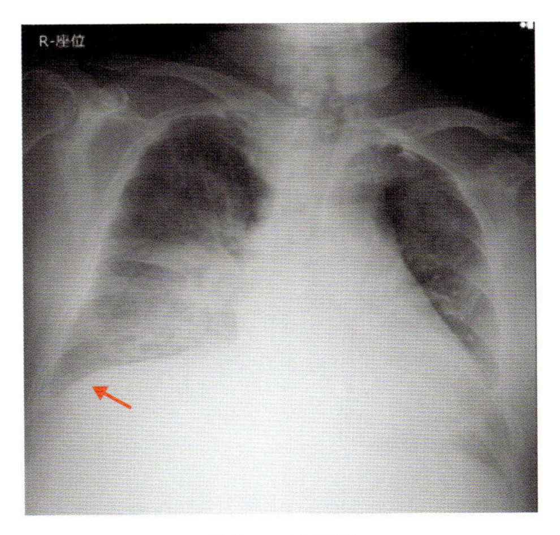

図1　入院日の胸部X線画像

心横隔膜角（CP angle）（➔）．

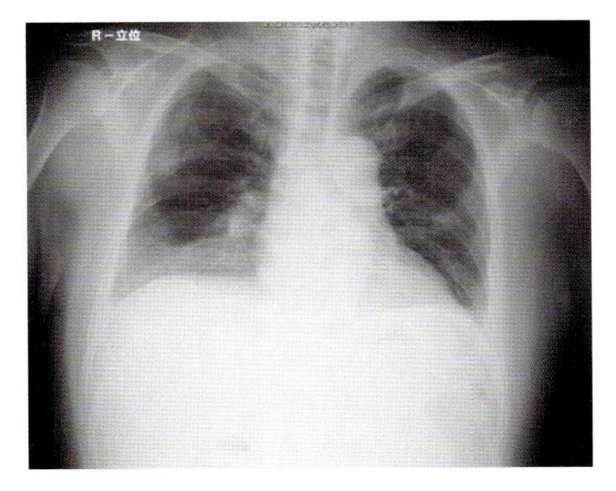

図2　リハビリテーション介入前日の胸部X線画像

能力養成**問題** 解答は次ページ以降に

問1 血清カリウムの基準値は下記のいずれか？

❶ 1.6～4.0mEq/L

❷ 3.4～4.7mEq/L

❸ 5.4～7.2mEq/L

問2 本症例において，低酸素症のリスク因子は何であるか？

❶ 胸水

❷ 肺線維化

❸ 心臓左室収縮能低下

3 問題点

i ）体水分貯留と酸素化能の低下

入院時点において酸素リザーバーマスク6Lで SpO_2：92％と低酸素を認めていること，X線画像では著明なCTR上昇および胸水を認めていること，生化学・血液検査ではBNPが高値となっていることから，体水分が貯留し，うっ血性心不全を呈していたと判断された．

入院時点では，うっ血性心不全に伴う酸素化能の低下が生じていたものの，その原因は腎機能低下が主と考えてよいのだろうか？

入院3日目に実施された心エコーでは，下大静脈の拡大および右房圧の上昇を認めた．このように右心系の数値で上昇を認めている一方，壁運動に異常はなく左室収縮能が保たれていた．すなわち，呼吸不全の主因は心臓のポンプ機能低下でなかったものと考えられた．また肺実質について，肺機能検査は実施されていないが，胸部X線画像で明らかなすりガラス影などを認めなかった．さらに，リハビリテーション介入時点において上肺野および中肺野の呼吸音はクリアであり酸素化が保たれていたこと，下肺野の呼吸音減弱は胸部X線画像における胸水貯留と一致する所見であることから，肺実質の器質化が生じている可能性は低いと考えられた．以上のことから，低酸素は体水分貯留に依存した変化であったと考えられた．

ii ）電解質濃度異常と橋出血による動作能力の低下

呼吸不全による呼吸困難感から動作の遂行が困難となった可能性が考えられた．しかし，呼吸困難感のみが原因で，連続運動ではない一回の起立動作が行えなくなるとは考えがたかった．そこで入院時点における生化学・血液検査を確認したところ，Kが高値，CaおよびMgが低値であり，筋収縮に影響をおよぼす電解質濃度が基準値外となっていた．それぞれの電解質濃度異常と筋収縮との関連について，高カリウム血症では筋力低下（脱力感），低カルシウム血症では腱反射亢進および筋けいれん，低マグネシウム血症では腱反射亢進，筋けいれん，運動失調などが生じるとされている．さらに，本症例は既往に右橋出血が存在し，電解質濃度異常を認める以前から左上下肢に筋緊張異常が存在したものと考えられた．そのような背景から不使用の学習（learned non-use）によって動作能力が低下し，ADL低下状態がリハビリテーション介入時点まで続いていたものと考えられた．

能力養成問題 解答は次ページ以降に

問3 本症例の自宅退院に向けて必要な理学療法士の役割はどのようなものか？

❶ 筋力強化運動
❷ 呼吸リハビリ
❸ ADL自立度の早期改善

4 介入

i）理学療法プログラム

❶足部，左上肢関節可動域運動
❷ストレッチ（腓腹筋，ハムストリングス）
❸起立性低血圧の確認（臥位，ギャッジアップ座位，端座位，立位での血圧測定）
❹起立練習（病棟ベッドを調節し，座面60cmから開始）
❺T字杖歩行練習（監視下で行う）
❻トイレ動作練習
❼速歩練習，大股歩行練習（両腋窩介助）

ii）理学療法プログラムの根拠

① 関節可動域

糖尿病患者では末梢部の筋萎縮がしばしば認められ，特に足部や足関節で関節可動域制限を生じやすい．足部の可動域制限は，足部潰瘍の原因となりうるため注意が必要である．また足関節背屈制限は歩行中のつまずきの危険因子となりやすい．本症例では，既往の脳卒中左片麻痺の影響もあり，足部の変形が生じている可能性も考えられたが，明らかな変形は認めなかった．しかし，2週間程度の臥床期間を経ていたことから，筋の短縮が生じはじめている可能性があり，愛護的な可動域練習を実施した（❶）．腓腹筋やハムストリングスは仰臥位で短縮した状態となりやすく，筋短縮を生じやすいため，ストレッチを実施した（❷）．

② 起立性低血圧

起立性低血圧に関して，腎症を合併している糖尿病患者では神経障害も合併していることが少なくない．糖尿病神経障害のうち，広範性対称性神経障害である多発性神経障害と自律神経障害は緩徐に進行する．そのため，本人もそれほど気に留めていない場合があるが，理学療法の実施にあたり忘れてはならない合併症である．本症例のリハビリテーション介入時点では，従前の自律神経障害に加え，うっ血性心不全や臥床期間を経ていたことから，自律神経機能がより低下している可能性が考えられた．そこで，運動療法を行う前には必ず起立性低血圧の確認を行った（❸）．

③ 運動療法

起立練習，T字杖歩行練習，トイレ動作練習は，できるだけ早期に病棟ADLを改善する目的で評価および練習を実施した（❹〜❻）．速歩と大股歩行練習については，本症例に右橋出血の既往があったことから，不使用の学習（learned non-use）や転倒不安感が歩容に影響を与えやすいと考え，歩行速度低下，歩幅の狭小化を改善させるため実施した（❼）．

能力養成問題解答

問1 ❷ 3.4〜4.7mEq/L

糖尿病性腎症の患者では，カリウム排泄能が低下しており，高カリウム血症となりやすい．高カリウム血症は心室細動を誘発し致死的な病態を引き起こす可能性がある[2)]ことから，十分な注意が必要である．高カリウム血症における心電図波形は，T派の増高（テント状T波）などの特徴を呈することに注意し，バイタルサイン測定や心電図モニタリングを必要に応じて実施しながら理学療法の介入を行う．

問2 ❶ 胸水

低酸素症となる直接的な原因は肺におけるガス交換の不全であるが，その背景にはさまざまなリスク因子が隠されていることがある．本症例は糖尿病性腎症患者であるため，平常時から尿量が十分ではなかった可能性がある．何らかの感染症に罹患した状況では，血管内水分量の保持や腎血流量の減少などにより，さらに尿量の減少が生じるため，体水分量が増大した溢水状態をまず疑うべきである．

問3 ❸ ADL自立度の早期改善

本症例における運動能力低下の原因は，呼吸不全，電解質異常，短期間の不使用の学習（learned non-use）に集約される．これらのうち，呼吸不全と電解質異常については理学療法開始以前におおむね改善されていた．残るlearned non-useに関しては，短期間で生じたものであり，理学療法介入で大幅な改善が予想されることから，長期的かつ専門的な理学療法の必要性が高いとは考えられない．そのため，自宅退院に向けて最も重要なことは，安全に病棟ADLを拡大させ身体活動量を増やすことである．病棟ADL拡大のためには，糖尿病性の末梢神経障害，自律神経障害，網膜症の影響や筋力および運動麻痺などを評価し，転倒を生じやすい場面や介助方法などを病棟スタッフに理解してもらう必要がある．さらに，2週間弱の臥床期間後であったことから，歩幅の縮小や歩行速度低下が生じている可能性が考えられた．そのため，理学療法プログラムとしては，大股および高速度の歩行などを経験させることが重要である．

iii）ここがポイント！

本症例は，気道感染を契機にうっ血性心不全となり，急性期に入院された糖尿病性腎症患者であった．気道感染は改善傾向であり，うっ血もコントロールがついてきた状況でリハビリテーションオーダーとなった．このとき，診療科医師が理学療法士に求めた情報は，早期退院が可能かどうかのADLの予後予測であった．

ADLの予後を決定する要因は種々存在する[1]が，内科系疾患の急性期管理中において以下の3点はきわめて重要なことが多い．

①身体的活動レベルの推移

②骨格筋量

③病態の可逆性

①について，活動制限や廃用症候群が生じてからの期間が短いほど運動機能は回復しやすい．ADLの予後予測には，入院直前だけでなく，1カ月前，3カ月前，1年前など中長期的な身体的活動レベルの情報も重要である．そして可能であれば頭のなかで図3のような身体活動のグラフを想像すると，その後の運動機能の回復が予測しやすい．

②について，骨格筋量は①の情報の裏付けとなる．筋力は，意識レベル，薬剤，電解質，痛み，モチベーションなどにより大きく変動する評価である．そのため急性期管理中に筋力からADLを予後予測することは難しいことが少なくない．一方，骨格筋量は筋力と比較して変化が緩徐であり，それまでの身体活動レベル，栄養や慢性炎症の状態を表現している場合が多い．そのため，骨格筋量は急性期におけるADLの予後予測にきわめて重要である．

③は，発症した疾患，それに伴う薬剤管理，栄養摂取，安静制限などの改善が可能であるか，また遷延する場合にはどの程度の期間を要するかについてである．

本症例を，前述の①～③に当てはめると，①4年前に右橋出血を発症しているが，その後の数年は屋外T字杖歩行自立であり，身体活動レベルは入院直前まで保たれていた．②骨格筋量は非麻痺側で年齢相応程度に保たれており，麻痺側の大腿四頭筋もある程度保たれていた．③炎症反応は改善傾向にあり，うっ血性心不全や電解質はコントロールされつつあり，ADLを著しく低下させ続けるような遷延性の病変は存在しない．以上のことから，本症例では早期に入院前ADLの再獲得が可能と考えた．

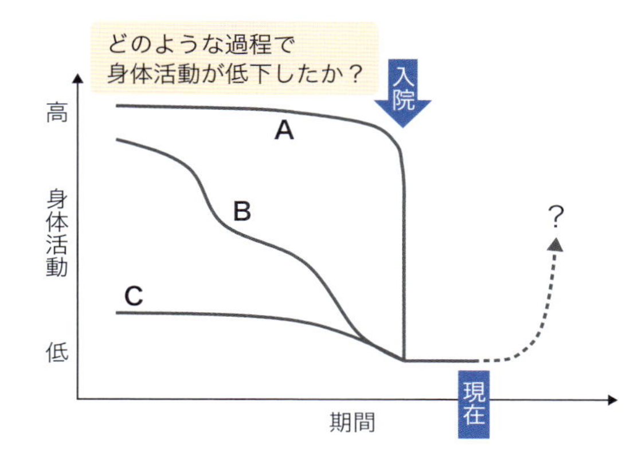

図3　身体活動レベルの経過

ADLを予後予測するためには，入院以前における身体活動レベルの情報がきわめて重要である．Aのように急速な運動機能の低下は，一時的な病態悪化に起因することが多く，病態改善に伴って早期に改善する可能性が高いためである．Cのように慢性的な低身体活動状態にあった方では，短期間のリハビリテーションによって運動機能を改善させることは困難であることが多い．Bのようにゆっくりと身体活動が低下してきた方は，運動機能もゆるやかに改善していく．

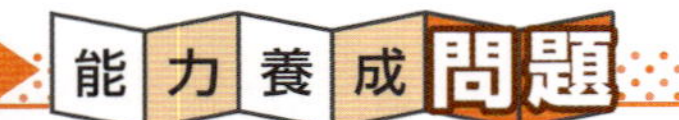

解答は次ページ以降に

問4 理学療法の実施に適していると考えられる血糖値はいずれか？

❶ 随時血糖値50mg/dL以上

❷ 随時血糖値100mg/dL以上

❸ 随時血糖値80〜170mg/dL

5 介入結果

i）経過

① 入院12日目

・初回評価後，診療科医師に早期のADL改善が見込まれる旨を伝達した

・担当医に連絡のうえ，監視下での病棟歩行を開始した

② 入院16日目

・T字杖歩行が連続100m可能，歩行後心拍数98回/分，血圧116/64mmHg，SpO_2：97％

・病棟杖歩行自立できた

・膝折れ感を訴えたが，AFOの固定をきつくすることで改善した

③ 入院17日目

・昨日と比較して労作時の疲労感が強かった

・心電図モニターでT波増高を認めたが，リズムは洞調律であった

④ 入院18日目

・自宅退院となった

ii）入院時・退院時の検査所見

① 生化学・血液検査

	入院時	退院時		入院時	退院時
ALB	2.9g/dL	3.3g/dL	WBC	$9.1 \times 10^3/\mu L$	$8.5 \times 10^3/\mu L$
K	5.1mEq/L	5.5mEq/L	RBC	$2.35 \times 10^6/\mu L$	$3.65 \times 10^6/\mu L$
BUN	45.9mg/dL	76.3mg/dL	Hb	7.1g/dL	10.9g/dL
Cre	5.35mg/dL	6.85mg/dL	Ht	22.20%	33.40%
CRP	3.57mg/dL	0.17mg/dL	PLT	$184 \times 10^3/\mu L$	$291 \times 10^3/\mu L$
Ca	5.6mg/dL	6.7mg/dL	D-dimer	1.8 μg/dL	2.3 μg/dL

② 尿検査

	入院時	退院時
クレアチニン	67.7mg/dL	43.2mg/dL
タンパク尿	105mg/dL	99mg/dL
尿タンパク	1.52g/day	1.68g/day
尿量	1,444mL	1,695mL

iii）退院時画像所見

胸部X線画像では，肺野の透過性は改善し，CP angleはさらにシャープとなった．CTRは46.1％となった（図4）．

iv）考察

本症例に対して担当理学療法士が担った役割は，**運動機能評価を行ったうえでコンディショニングを整えながら適切な病棟ADLを促したというものである．糖尿病性腎症患者の急性期管理では，溢水，低酸素，高血糖，電解質濃度異常などさまざまなリスクが潜んでおり，運動療法実施にあたり注意しなければいけない指標が数多く存在する．さらに，複雑な病態のなかで早期退院に向けた役割を担うためには予後予測の精度を上げること，担当医や病棟看護師と連携することが重要である．**

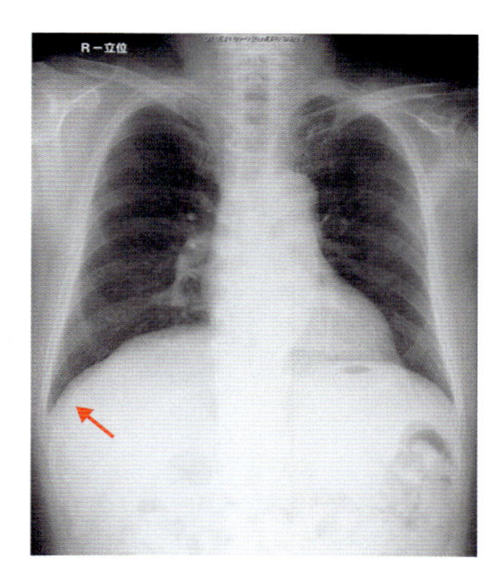

図4　退院時の胸部X線画像
心横隔膜角（CP angle）（➔）．

■ 文献

1)「一目でわかる 水電解質 第3版」(飯野靖彦/著), pp52-53, メディカル・サイエンス・インターナショナル, 2013
2) 塩見耕平：8章 高齢者理学療法の実践−応用編− 5. 家庭復帰が難しい場合のゴール設定.「高齢者理学療法学」(島田裕之/総編集, 牧迫飛雄馬, 山田 実/編), pp536-541, 医歯薬出版, 2017
3)「糖尿病診療ガイドライン2016」(日本糖尿病学会/編著), pp239-261, 南江堂, 2016

■ 参考文献

・「ヴィジュアル糖尿病臨床のすべて 糖尿病患者の食事と運動−考え方と進め方」(山田祐一郎/専門編集, 荒木栄一/編集主幹), 中山書店, 2014
・「これが知りたかった！ 糖尿病診療・療養指導Q&A」(岩本安彦/監, 吉田洋子/編), 中山書店, 2017

能力養成問題解答

問4 ③随時血糖値80～170mg/dL

運動療法の実施にあたり，低血糖への配慮はきわめて重要である．低血糖のリスクが高い症例では食事の量や摂取時間，インスリンや経口血糖降下薬の使用を確認し，直前の摂食状況や食後からの時間をかんがみて運動療法を行うべきであり，必要に応じてブドウ糖などを携帯することが好ましい．一方，「糖尿病治療ガイドライン2016」[3] において高血糖による運動の中止基準は明記されていない．しかし，インスリン欠乏状態またはきわめてインスリン抵抗性の高い状況下において運動を行う場合，糖代謝に替わり脂質代謝が生じ，ケトン体が産生される．その結果，特に酸−塩基平衡の予備能が低下している腎不全期では，血液が酸性に傾きアシデミアとなる可能性がある．アシデミア条件下では内呼吸が障害されることから，運動の強度や実施時間には十分な注意が必要である．

巻末付録：検査項目一覧

堀田　旭，森沢知之

この巻末付録では，本書中に登場する代表的な検査項目について，基準値や単位，どのように用いられるのか，などをまとめています．各症例の初期評価から問題点や理学療法プログラムを考える際に，ぜひご活用ください．　（編集部）

◆ 身体計測

名称	略称	規準	単位	解説
体温	－	36.5±0.5	℃	－
膝伸展筋力	－	年齢別標準値あり	kgf または %BW	HHDなどの機器を用いて測定された膝の伸展筋力．
体脂肪率	－	男性：15～20 女性：20～25	%	全体重のうち体脂肪量が占める割合．男性で25%以上，女性で30%以上が「肥満」と判定される
握力	－	男性：26 女性：18	kg	握力計により計測された握力．AWGSによるサルコペニアの基準値としても用いられる．
大腿周径	－	－	cm	メジャーを用いて測定された大腿部の太さ．筋の萎縮や，浮腫の程度を評価する際に用いられる．
下腿周径	－	－	cm	メジャーを用いて測定された下腿部の太さ．筋の萎縮や，浮腫の程度を評価する際に用いられる．
基準体重比	%IBW	90以上	%	IBWはIdeal Body Weightの略．標準体重に対する体重の割合．現体重/基準体重×100で算出される．
体重減少率	%LBW	3%/カ月　未満	%（○カ月間）	LBWはLoss of Body Weightの略．（健常時体重－現体重）/健常時体重×100で算出される．健常時体重からの体重変化を表す．
上腕周囲長	AC	22（日本人の新身体計測基準値）	cm	Arm Circumference．メジャーを用いて測定された上腕部の太さ．筋の萎縮や，浮腫の程度を評価する際に用いる．
上腕三頭筋皮下脂肪厚	TSF	13.7（日本人の新身体計測基準値）	mm	Triceps Skinfolds．キャリパーを用いて計測された上腕の脂肪厚．
上腕筋肉周径	－	39.2	cm	上腕周囲長（cm）－0.314×上腕三頭筋部皮下脂肪厚（mm）により算出された値で，筋肉量の指標として用いられる．
上腕筋面積	AMA	〔上腕周囲長(cm)－0.314×皮下脂肪厚(mm)〕÷4π	cm^2	Midupper Arm Muscle Area．上腕筋周囲長^2（cm^2）÷（4×3.14）で算出される骨格筋の指標．
骨格筋率	－	－	%	体重のうち「骨格筋の重さ」が占める割合．
腹囲	－	男性：85 女性：90	cm	臍上で測定される腹部周囲径で，肥満度の判定に用いられる．
Functional Reach Test	FRT	41～69歳：男性は37.8 女性は37.1 80～97歳：男性は33.5 女性は26.7	cm	立位で90°前方に両腕を伸ばし，バランスを維持しながらできるだけ遠くへ手を伸ばす能力を測定する方法で，動的バランスの指標になる．

◆ 疼痛

名称	略称	規準	単位	解説
Numerical Rating Scale	NRS	0～10	－	痛み強さの評価で，0から10の11段階で判定される．
機能的自立度評価表	FIM	1～126	－	Functional Independence Measure．「できるADL」ではなく「しているADL」を評価するため，信頼性，妥当性も高く，リハビリテーション分野のADL評価において幅広く使用されている．
Performance Status	PS	0～4	－	全身状態を総括的に評価する方法．日常生活に必要な作業を自分でどの程度こなせるかという視点でスコアリングされ，がん患者などに使用される．

◆ 必要・摂取エネルギー量

名称	略称	規準	単位	解説
エネルギー量	BEE	男性：66.47＋(13.75×体重kg)＋(5.0×身長cm)－(6.76×年齢) 女性：655.1＋(9.56×体重kg)＋(1.85×身長cm)－(4.68×年齢)	kcal/日	Basal Energy Expenditure．安静状態の健常人が必要とするエネルギー量．Harris-Benedictの式で算出される．
タンパク量	－	50	g/日	摂取タンパクの推定平均必要量．

◆ 呼吸機能検査

名称	略称	規準	単位	解説
肺活量	VC	男性：0.045×身長cm－0.023×年齢－2.258 女性：0.032×身長cm－0.018×年齢－1.178	－	Vital Capacity．最大吸気位から最大呼気位までゆっくりと呼出させたときの肺気量で，一回換気量，予備吸気量，予備呼気量の総和．
対標準肺活量	%VC	80以上	%	予測肺活量に対する実測肺活量の割合．80％以下は拘束性換気障害と判断される．
努力性肺活量	FVC	－	－	Forced Vital Capacity．最大吸気位から最大呼気位まで一気に呼出させたときの呼出量．健常人では肺活量とほぼ差はない．VC＞FVCが5％以上認められる場合には閉塞性病変が疑われる．
1秒量	FEV1	男性：0.036×身長cm－0.028×年齢－1.178 女性：0.022×身長cm－0.022×年齢－0.005	－	Forced Expiratory Volume in 1 Second．努力性肺活量のうち，最初の1秒間に呼出された空気の量．
対標準1秒量	%FEV1	80以上	%	標準値に対するFEV1の割合で閉塞性換気障害の判定に用いられる．
1秒率	FEV1%	70以上	%	努力性肺活量に対する1秒量の比率で，70％以下では閉塞性換気障害と判断される．
最大呼気流量	PEF	－	L/s（%）もしくはL/min	Peak Expiratory Flow．最大吸気位から最大に呼出した際の呼気流速で，気管支の状態を客観的に評価する際などに使用される．
最大咳嗽時呼気流速	PCF	270以上	L/min	Peak Cough Flow．最大吸気位から強く咳嗽した際の呼気流速を示し，咳嗽力の指標となる．
肺拡散能力	DLco	25～35	mL/min/mmHg	Diffusing Capacity of the Lung Carbon Monoxide．単位時間（1分間）あたりの吸入気から肺胞毛細血管内へのCOの移動量を測定したもので，肺胞のガス交換能力を表す．
－	%DLco	70以上	－	DLcoの予測値に対する実測DLcoの割合．
－	DLco/VA	5～7	mL/min/mmHg/L	肺容量がガス交換面積を反映すると仮定し，単位肺容量（単位ガス交換面積）あたりのDLcoを表したもの．

◆ 人工呼吸器設定

名称	略称	規準	単位	解説
吸入気酸素濃度	FiO_2	－	%	Fraction of Inspiratory Oxygen．吸入時の気体に含まれる酸素濃度．
－	PS	－	cmH_2O	Pressure Support．自発呼吸が弱い患者に対して，毎回一定の圧で吸気時に換気を補助するモード．
呼気終末陽圧	PEEP	－	cmH_2O	Positive End Expiratory Pressure．人工呼吸管理中の呼気終了時に一定の陽圧をかけ，酸素化の改善を図る方法．
動脈血酸素分圧/吸入気酸素濃度比	P/F ratio	－	－	PaO_2/FiO_2にて算出される酸素化の指標．300以下が呼吸不全の目安．
補助/調節換気	A/C	－	回	Assist/Control．自発呼吸がない，もしくは非常に弱い患者に使用される補助/調節換気のモード．
－	PSV	－	cmH_2O	Pressure Support Ventilation．吸気時に人工呼吸器よりかかる圧サポート．
一回換気量	Vt	－	mL	Ventilation Threshold．一回の換気で出入りするガスの量のことで，人工呼吸器管理下では肺損傷を少なくするために，体重1kg当たり6～8mLに設定されることが多い．

◆ 運動機能検査

名称	略称	規準	単位	解説
安静時SpO_2	－	96～99	%	動脈血に含まれる酸素飽和度を表したもの．90％以下では呼吸不全と判断される．
長崎大学呼吸器ADL評価表	NRADL	－	○/100点	The Nagasaki University Respiratory ADL Questionnaire．入院患者の呼吸器疾患特異的なADL評価法．食事，排泄，整容，入浴，更衣，病室内移動，病棟内移動，院内移動，階段，外出・買物の10項目を，動作速度，息切れ，酸素流量の3指標で評価する．最高で100点になる．
修正Borg Scale	－	－	－	呼吸困難に関する直接評価法であり，0の「何も感じない」から10の「非常に強い」の10段階で表現される．
心拍数（安静時心拍数）	HR	60（50）～100	回/分（bpm）	Heart Rate．一定時間内に心臓が拍動する回数．60回/分未満は徐脈，100回/分以上は頻脈である．
－	修正MRC	－	Grade	Medical Research Council Dyspnea Scale．呼吸困難に関する間接的評価法であり，呼吸困難の程度を質問票を用いて簡便に評価する方法．0～4のグレードがある．
ベースライン呼吸困難指数	BDI	－	－	Baseline Dyspnea Index．呼吸困難の程度を表す指標．呼吸困難の影響を受ける3つの要素（ADL障害，労作の程度，呼吸困難を引き起こす作業の程度）を5段階でスコア化．
健康関連QOL	SGRQ	－	－	St. George's Respiratory Questionnaire．COPDにおける疾患特異的な健康関連QOL評価尺度．Symptom（症状），Activity（活動），Impact（衝撃）の3つのコンポーネントに分けてそのスコアが計算される．
－	CATスコア	－	点	COPD Assessment Test スコア．8つの質問からなる自己記入式のQOL評価法で，COPDの状態が患者の健康と日常生活におよぼす影響を評価するもの．

（次ページへ続く）

（前ページからの続き）

名称	略称	規準	単位	解説
体重支持力指数	WBI	0.6～0.8	－	Weight Bearing Index．膝伸展筋力/体重で求められ，自身の体重を支える下肢の筋力を表したもの．0.6以下となると，ADL上，何らかの支障が生じるとされている．
6分間歩行距離	6MWD	男性：（7.57×身長cm）－（5.02×年齢）－（1.76×体重kg）－309 女性：（2.11×身長cm）－（2.29×年齢）－（5.78×体重kg）＋667	m	6-Minute Walk Distance．運動耐容能の指標で，6分間にできるだけ長い距離を歩いたときの歩行距離．
平均歩数	－	－	歩/日	1日の平均歩数で，年齢と性別により平均値は異なる．本邦における年代別，性別の平均歩数は厚生労働省より公表されている．
10m歩行速度	－	0.8	m/秒	10mの平地を歩行したときの速度で，通常歩行時と最大歩行時の歩行速度を測る方法．
血圧	BP	130/85　未満	mmHg	Blood Pressure．血管内の圧力で，心臓から流れる血液が血管を押す力．収縮期血圧と拡張期血圧がある．
徒手筋力テスト	MMT	－	－	Manual Muscle Testing．筋または筋群の筋力を，徒手的な方法で簡易的に測定する方法．0～5の6段階で評価する．

◆ 心肺運動負荷試験

名称	略称	規準	単位	解説
最高酸素摂取量	PeakVO_2	21以上	mL/kg/min	運動負荷テスト中に記録された最高の酸素摂取量であり，運動耐容能の他にも予後の指標になる．
－	%PeakVO_2	－	%	PeakVO_2の予測値に対する実測値の割合．
嫌気性代謝閾値	AT	15以上	mL/kg/min	Anaerobic Threshold．有酸素的なエネルギー産生に無酸素的エネルギー産生機構が加わる直前の運動強度．
最大負荷量	－		W	Peak Work Rate．漸増運動負荷試験中の最大の負荷量．
酸素脈	VO_2/HR	男：（身長－年齢）×20/（220－年齢） 女：（身長－年齢）×14/（220－年齢）	－	酸素摂取量を心拍数で除した値で，心臓が1回拍動した際に末梢組織で摂取された酸素量を表す．
－	$\Delta VO_2/\Delta WR$	10～11	m L/min/W	漸増負荷試験において負荷が1W増加することにより，酸素摂取量がどの程度増加するかを表す指標．心拍出量の増加率を示し，心疾患患者では低下する．
－	VE vs. VCO_2 slope	34以下	－	CO_2を1mol排出するのに必要な換気量を表し，心不全患者では低下する．
仕事率	－	－	W	Work Rate．運動負荷試験中に用いられる運動強度．

◆ 心エコー

名称	略称	規準	単位	解説
左室駆出率	LVEF（EF）	55以上	%	（左室拡張期容積－左室収縮期容積）÷左室拡張期容積×100で求められる．左室収縮能の指標．
左房径	LAD	20～35	mm	左房の大きさを表し，42㎜以上は左房拡大と判断される．
左室拡張末期径	LVDd（Dd）	40～55	mm	拡張期の左室の大きさを表し，55mm以上は左室拡大と判断される．
左室収縮末期径	LVDs（Ds）	30～45	mm	拡張期の左室の大きさを表す．
－	E/e'	8	－	左室急速流入血流速度と僧帽弁輪部の拡張早期最大速度の比であり，左室拡張能の評価として用いられる．
左室拡張末期容積	EDV（EDV-bp）	90～140	mL	収縮期の左室内の容積を表す．
左室収縮末期容積	ESV（ESV-bp）	27～95	mL	拡張期の左室内の容積を表す．
左室内径短縮率	FS	30～50	%	（左室拡張期径－左室収縮期径）÷左室拡張期径×100で求められ，LVEF同様，収縮機能の評価に用いられる．
1回拍出係数	SV Index	30～60	mL/m^2	1回拍出量を体表面積で除した値で，心拍出量の指標．
左室容量係数	LV mass Index	男性：118以下 女性：104以下	g/m^2	左室容量を体表面積で補正した値．
下大静脈径	IVC	15～25	mm	21mm以上で呼吸性変動がない場合，右心のうっ血が疑われ，10mm以下で呼吸性変動がある場合は脱水，循環血流量低下が疑われる．

◆ 血液ガス

名称	略称	規準	単位	解説
－	pH	7.35～7.45	－	体内の酸・塩基平衡状態を表す．通常では7.35～7.45の範囲に保たれているが，7.35以下をアシドーシス，7.45以上をアルカローシスと判定する．
動脈血二酸化炭素分圧	$PaCO_2$（pCO_2）	35～45	torr	動脈血中の二酸化炭素分圧を表す．$PaCO_2$は肺胞換気量と反比例の関係にあり，肺胞換気量が低下すれば$PaCO_2$は上昇する．
動脈血酸素分圧	PaO_2（pO_2）	80～100	torr	動脈血中の酸素分圧を表す．正常値以下の異常な低値を示す状態を低酸素血症という．
重炭酸イオン	HCO_3^-	22～26	mol/L または mEq/L	酸塩基平衡の指針として用いられ，不揮発性酸の緩衝作用に大きな働きをする．

（次ページへ続く）

（前ページからの続き）

名称	略称	規準	単位	解説
動脈血酸素飽和度	SaO_2	95以上	%	動脈血中のヘモグロビンのうち，何%が酸素と結びついているかを表したもの．
Aniongap	ー	10〜14	mEq/L	血液中の陽イオン総量と陰イオンの差．
ー	$AaDO_2$	15以下	ー	肺胞内の酸素分圧（PAO_2）と動脈血酸素分圧（PaO_2）の差で，ガス交換能の指標として用いられる．

◆ 生化学・血液検査

名称	略称	規準	単位	解説
白血球数	WBC	3,700〜9,400	/μL	組織傷害の修復などに関与し，炎症反応の指標として用いられる．
赤血球数	RBC	男性：4.4〜5.8 × 10^6 女性：3.8〜5.2 × 10^6	/μL	血液中の赤血球数で，貧血の指標となる．
ヘモグロビン	Hb	男性：14〜18 女性：12〜16	g/dL	赤血球中に含まれるヘモグロビン濃度で，RBC同様，貧血の指標となる．
血小板数	PLT	14〜38 × 10^4	/μL	主な働きは止血作用である．血小板の減少により出血傾向になるため出血性素因のスクリーニング検査として用いられる．
ー	GOT（AST）	10〜33	U/L	肝機能検査の代表的な検査．ASTは肝臓，心筋，骨格筋，血球に障害が生じたときに高値となる．ALTはASTより肝臓に対する特異性が高い．
ー	GPT（ALT）	5〜42	U/L	
ー	γ-GTP	50未満	IU/L	ASTやALTと同様，肝臓に存在する酵素で，特に肝障害や胆道の閉塞を原因とする胆汁排泄障害によって高値を示す．
乳酸脱水素酵素	LDH	100〜200	IU/L	心筋，腎臓，骨格筋，膵臓，脾臓，肝臓などに存在し，これらの臓器が損傷を受けると上昇する．
総タンパク	TP	6.5〜8.0	g/dL	血液中に含まれるタンパクの総量で，主に栄養状態の指標に用いられる．
C反応性タンパク	CRP	0.2未満	mg/dL	急性炎症あるいは組織崩壊病変で増加する炎症マーカー．炎症の存在・活動性・重症度の判定に有用である．
尿素窒素	BUN	8〜20	mg/dL	肝臓での尿素窒素合成の低下や，腎臓での排泄減少などによって変動し，腎機能あるいはその他全身諸臓器の機能の指標となる．
クレアチニン	Cre	男性：0.6〜1.1 女性：0.4〜0.8	mg/dL	腎臓糸球体の濾過機能を，正確に反映する指標となる．
総コレステロール	T-cho	120〜220	mg/dL	脂質代謝異常の指標で動脈硬化のリスクファクターである．
アルブミン	ALB	3.8〜5.3	g/dL	血清タンパクの50〜70%を占め，栄養状態の指標として用いられる．
総リンパ球数	TLC	1,800	/μL	免疫機能の指標で，ウイルス感染症やリンパ球性の血液疾患などで増加する．
血清鉄	Fe	50〜160	μg/dL	赤血球中のヘモグロビンを構成する成分の1つで，貧血を診断するために必要．
血清ナトリウム	Na	135〜147	mEq/L	細胞外液中の陽イオンの約90％を占め，水の分布，浸透圧の調節にかかわる．
血清カリウム	K	3.6〜5.0	mEq/L	Kは筋収縮・神経伝達において重要な役割を果たしており，特に心筋の活動に大切な働きをしている．
血清マグネシウム	Mg	1.8〜2.4	mg/dL	体内の代謝を助け，さらに心筋や筋肉の収縮，神経の情報伝達にもかかわる必要不可欠なミネラル．
血清カルシウム	Ca	8.5〜10	mg/dL	Caの99％は骨組織内に集まっており，骨の重要な構成成分である．
ー	Cl	98〜107	mmol/L	NaやKと同様に浸透圧の維持や酸塩基平衡の調節機能をつかさどる．
ヘマトクリット	Ht	男性：40〜55 女性：35〜50	%	血液全体に対する赤血球の容積比率．
クレアチンキナーゼ	CK	60〜250	U/L	骨格筋や心筋，平滑筋，脳に存在する酵素．これらの部位が損傷すると高値となる．
ー	CK-MB	12未満	U/L	心筋に多くみられ，代表的な心筋マーカーとして心筋梗塞の診断に用いられる．
推算糸球体濾過量	eGFR	60	$mL/min/1.73m^2$	腎臓にどれくらい老廃物を尿へ排泄する能力があるかを示す指標．濾過機能障害があれば低値を示す．
総ビリルビン	T-Bil	0.2〜1.0	mg/dL	肝機能の低下や胆道系に障害がある場合には血中に流れ込み，高値を示す．
ー	NT-proBNP	55以下	pg/mL	BNP同様，心不全のバイオマーカーとして用いられる．
血糖値	BG（BS）	65〜110	mg/dL	血液中に存在する糖質のことで糖代謝異常症や関連疾患の診断，経過観察などに有用である．
ヘモグロビンA1c	HbA1c	4.3〜5.8	%	糖尿病の診断と経過観察に必要な検査．過去1〜3カ月間の平均血糖値を反映する．
中性脂肪（トリグリセリド）	TG	50〜150	mg/dL	血液中の中性脂肪の量．高値は動脈硬化症や膵炎の危険因子となる．
LDLコレステロール	LDL-C	65〜139	mg/dL	一般的に悪玉コレステロールと呼ばれる．高値では動脈硬化症の危険因子となる．
HDLコレステロール	HDL-C	40〜80	mg/dL	一般的に善玉コレステロールと呼ばれる．低値では動脈硬化症の危険因子となる．
ー	BNP	18.4以下	pg/dL	主に心室で生合成されるホルモンで，心室負荷や心筋虚血により分泌が亢進する．心不全など心疾患の重症度の把握や治療効果の判定に用いられる．

（次ページへ続く）

（前ページからの続き）

名称	略称	規準	単位	解説
フィブリノーゲン分解産物	FDP	10 未満	μg/dL	フィブリンが分解されて生じる物質．DIC など血栓症の診断・評価に使用する．
D-dimer	－	1 未満	μg/mL	血栓症などの血液凝固の異常をきたす疾患で増加する．血栓溶解療法の効果判定にも利用される．
トロポニンT	－	0.014 以下	ng/mL	心筋の筋原線維を構成するタンパクの一部．心筋が損傷した場合，迅速に血中に逸脱して，心筋損傷の指標となる．
血中インスリン値	－	2～10	μU/mL	早朝空腹時の血中インスリン値が 15μU/mL 以上を示す場合は，インスリン抵抗性の存在が疑われる．
－	HOMA-IR	1.6 未満	－	早朝空腹時の血中インスリン値と空腹時血糖値から算出され，インスリン抵抗性の簡便な指標として使用される．
－	HOMA-β	40～100	%	膵β細胞のインスリン分泌能を表す指標．
C ペプチド	－	1.2～2.0	ng/m	膵臓のインスリン分泌能力を表す指標．
アルカリホスファターゼ	ALP	100～300	IU/L	核酸代謝に関与する酵素で，肝・胆道系疾患，骨疾患などで高値となる．
プロカルシトニン	PCT	0.05 以下	ng/mL	カルシウム代謝に重要な副甲状腺ホルモンであるカルシトニンの前駆体で，重篤な全身性炎症，感染症，および敗血症により上昇する．
血中ミオグロビン	Mb	60 以下	ng/mL	心筋や骨格筋などの筋細胞に存在し，急性心筋梗塞や筋ジストロフィーなどにより上昇する．
乳酸値	－	2～5	mmol	組織の血流低下や敗血症性ショックなどの診断に利用される．

◆ 尿検査

名称	略称	規準	単位	解説
クレアチニン	－	男性：1.0～1.5 女性：0.7～1.2	mg/dL	筋肉内でクレアチンから産生され，尿の濃縮度の補正や蓄尿の妥当性を評価するのに用いられる．
尿タンパク	－	0.4～1.5	g/day，±	尿の中に含まれているタンパクの総称で，おもに腎臓や尿路の機能を調べる検査．
蓄尿量		1,000～2,000	mL	1 日に排泄された総尿量．
尿酸	UA	2.5～7.0	mg/dL	Uric Acid．プリン体代謝異常や腎機能障害の診断に用いられる．

◆ 動脈機能検査

名称	略称	規準	単位	解説
心臓足首血管指数	CAVI	－	－	Cardio-Ankle Vascular index．大動脈起始部から，下肢，足首までの動脈全体の弾性を表す指標．10 以上で冠動脈疾患と脳卒中のイベント発症予測に有用．
足関節上腕血圧比	ABI	1.0～1.2	－	Ankle-Brachial Pressure index．足首収縮期血圧／上腕収縮期血圧で算出され，0.9 以下では閉塞性動脈硬化症が疑われる．
血流依存性血管拡張反応	FMD	6.0 以上	%	Flow-Mediated Dilation．血管径の最大変化率を用いて血管内皮機能を評価する方法で，5％未満で血管内皮障害が疑われる．

◆ 神経伝導検査

名称	略称	規準	単位	解説
運動神経伝導速度	MCV	50～70	m/s	Motor Nerve Conduction Velocity．末梢神経の伝導速度であり，末梢神経障害を診断するための指標．
運動神経複合筋活動電位	CMAP	－	m/V	Compound Muscle Action Potential．神経の走行に沿って遠位部と近位部で電気刺激を加え，誘発された複合筋活動電位の振幅と潜時を計測したもの．
感覚神経伝導速度	SCV	上肢：50 下肢：40	m/s	Sensory Nerve Conduction Velocity．末梢神経を電気刺激して誘発される筋反応（MAP）あるいは神経活動電位（NAP）から末梢神経の機能を調べる検査．

◆ その他

名称	略称	規準	単位	解説
Body mass index	BMI	18.5～25	kg/m^2	体重／身長^2（kg/m^2）で算出される肥満度を表す指標．25 を越えると肥満と判断される．
Brinkman 指数	－	－	－	1 日の喫煙本数×喫煙年数で表される喫煙指数．指数が高くなれば肺がんや COPD の発症リスクが上昇する．
Barthel Index	BI	0～100	点	食事，車椅子からベッドへの移動，整容，トイレ動作，入浴，歩行，階段昇降，更衣，排便コントロール，排尿コントロールの 10 項目から構成された基本的 ADL の評価指標．
心電図 R-R 間隔変動係数	CVR-R	10～19才：6.1～2.4 20～29才：5.8～2.1 30～39才：5.0～1.9 40～59才：3.2～1.0 60才以上：2.5～1.2	%	Coefficient of Variation of R-R intervals．心電図検査から得られる自律神経の評価方法．安静仰臥位にて連続 100 心拍の心周期（心電図の R 波の頂点の間隔）を計測し，変動係数（CVR-R）を求める．CVR-R の値が小さくなれば（変動が小さければ）自律神経障害が疑われる．

索　引

◎ 数　字 ◎

◎ 欧　文 ◎

A・B

C・D

F・G

I・K・L

M

N・O・P

R・S

T・U・V

W

◎ 和文 ◎

あ行

か行

さ行

た行

な行

は行

ま行

や行

ら行

Profile

編　集

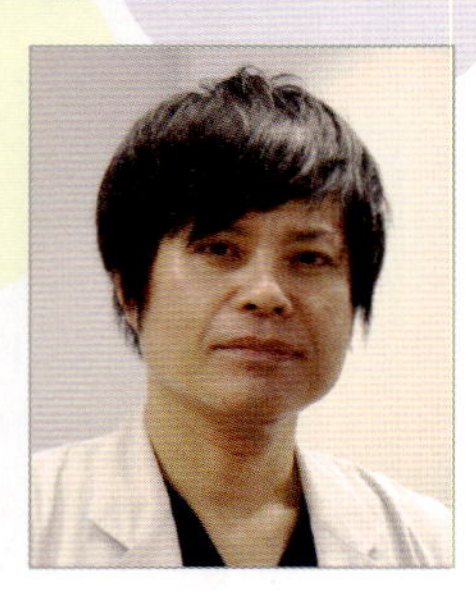

玉木　彰（たまき　あきら）

兵庫医療大学大学院医療科学研究科・研究科長
兵庫医療大学リハビリテーション学部理学療法学科・教授

1988年，京都大学医療技術短期大学部（現：医学部人間健康科学科）卒業，星ヶ丘厚生年金病院，大阪府立大学助手，京都大学大学院医学研究科准教授を経て現職．2004年兵庫医科大学にて博士（医学）取得．専門理学療法士（内部障害），認定理学療法士（呼吸），臨床工学技士，呼吸療法認定士，呼吸ケア指導士の資格を有する．日本呼吸理学療法学会副代表幹事，日本呼吸ケア・リハビリテーション学会常務理事，日本呼吸療法医学会代議員，European Respiratory Society（ERS），American Thoracic Society（ATS）member，American Association for Respiratory Care（AARC）International Fellow．これまで監修や編集を務めた書籍に「15レクチャーシリーズ 理学療法テキスト 内部障害理学療法学 呼吸」（中山書店），「DVDで学ぶ呼吸理学療法テクニック」（南江堂），「リハビリテーション運動生理学」（メジカルビュー社）などがある．

編集協力

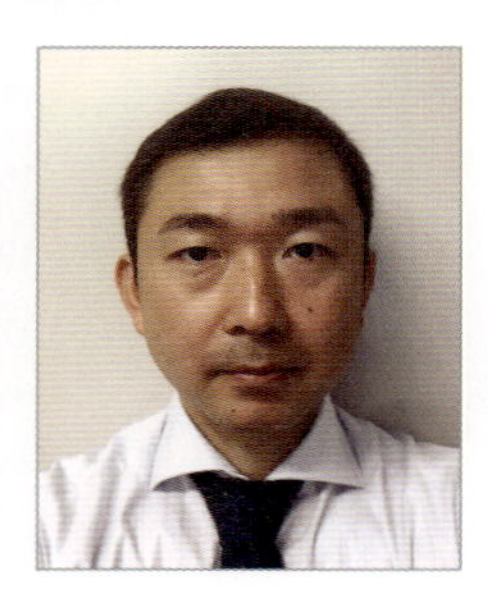

森沢知之（もりさわ　ともゆき）

兵庫医療大学リハビリテーション学部理学療法学科・講師

1998年，中部リハビリテーション専門学校卒業．兵庫医科大学大学院にて医学博士取得．兵庫医科大学病院，国際医療福祉病院，高知医療センター，心臓病センター榊原病院を経て，2008年より現職．社会貢献として日本心臓リハビリテーション学会評議員，日本呼吸療法医学会代議員，日本心血管理学療法学会運営幹事に従事．専門理学療法士（内部障害），認定理学療法士（循環），心臓リハビリテーション上級指導士の資格を有する．主な論文は「Significance of sequential cardiac rehabilitation program through inter-hospital cooperation between acute care and rehabilitation hospitals in elderly patients after cardiac surgery in Japan」（Heart and Vessels, 32：1220-1226, 2017）などがある．

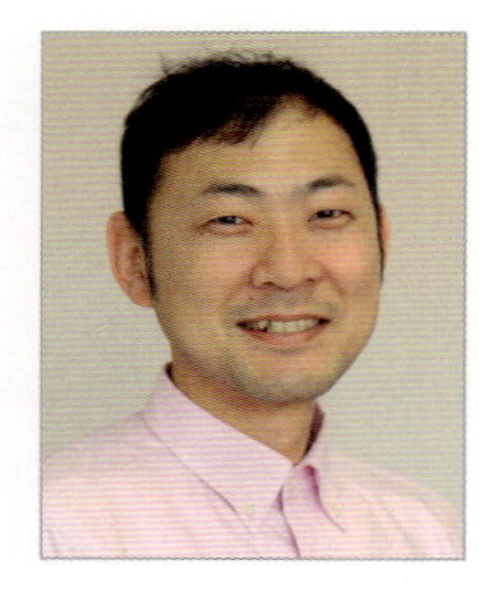

宮本俊朗（みやもと　としあき）

兵庫医療大学リハビリテーション学部理学療法学科・講師

大阪大学工学部応用理工学科を卒業後，2005年京都大学医療技術短期大学部理学療法学科にて理学療法士免許を取得．天理よろづ相談所，京都市立病院を経て，2013年京都大学大学院にて博士（人間・環境学）を取得（指導教員：森谷敏夫教授）．2013年より現職．専門は運動生理学で，主な論文は「Effect of percutaneous electrical muscle stimulation on postprandial hyperglycemia in type 2 diabetes」（Diabetes Res Clin Pract, 96：306-312, 2012），「Non-locomotive physical activity intervention using a tri-axial accelerometer reduces sedentary time in type 2 diabetes」（Phys Sportsmed, 45：245-251, 2017），「Effect of Neuromuscular Electrical Stimulation on Brain-derived Neurotrophic Factor」（Int J Sports Med, in press, 2017）などがある．

解いて納得！ 身につける理学療法
内部障害の症例検討
エキスパートPTが出会った20症例の問題点と効果的なリハプログラム

2017年11月20日　第1刷発行

編　集　　玉木　彰
編集協力　森沢知之，宮本俊朗
発行人　　一戸裕子
発行所　　株式会社　羊　土　社
〒101-0052
東京都千代田区神田小川町2-5-1
TEL　03（5282）1211
FAX　03（5282）1212
E-mail　eigyo@yodosha.co.jp
URL　www.yodosha.co.jp/
イラスト　内山弘隆
装　丁　　ごぼうデザイン事務所
印刷所　　株式会社 平河工業社

ISBN978-4-7581-0226-1

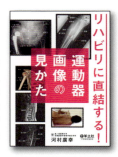

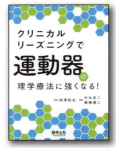

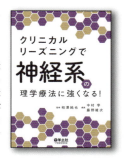

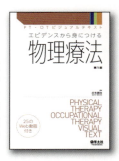